LE
MÉDECIN DU PEUPLE,

ENSEIGNEMENT

METTANT A LA PORTÉE DES HOMMES DE CONSCIENCE ET DE BON
VOULOIR LES PROCÉDÉS LES PLUS PARFAITS
ET LES RÉCENTES DÉCOUVERTES DE L'ART DE GUÉRIR ;

INDIQUANT

LES MOYENS PRATIQUES DE TRAITER TOUTES LES MALADIES
SELON LES PRINCIPES DE L'HOMŒOPATHIE.

PAR

LE DOCTEUR MURE,

Fondateur du Dispensaire homœopathique de Palerme, de l'Institut homœopathique
de Paris, et de l'Institut homœopathique du Brésil,
Président de l'Institut de l'Industrie.

AUGMENTÉ

DE LA SPHÈRE D'ACTION ET DES PROPRIÉTÉS CARACTÉRISTIQUES
DES 32 MÉDICAMENTS INDIQUÉS DANS L'OUVRAGE.

PAR

LE DOCTEUR FRESCHI,

Fondateur de l'école homœopathique dans l'Égypte, Vice-Président de l'Académie
Homœopathique de Turin, et Membre de plusieurs Académies
homœopathiques d'Europe et d'Amérique.

Prix : 1 fr. 25 c.

EN VENTE

CHEZ L'AUTEUR, Dʳ FRESCHI, BOULEVARD BEAUMARCHAIS, 74,
ET

A L'ADMINISTRATION DE LIBRAIRIE,

RUE NOTRE-DAME-DES-VICTOIRES, 32.

1855

LE
MÉDECIN DU PEUPLE.

Paris. — Typ. Dondey-Dupré, rue St-Louis, 46, au Marais.

LE
MÉDECIN DU PEUPLE,

ENSEIGNEMENT

METTANT A LA PORTÉE DES HOMMES DE CONSCIENCE ET DE BON
VOULOIR LES PROCÉDÉS LES PLUS PARFAITS
ET LES RÉCENTES DÉCOUVERTES DE L'ART DE GUÉRIR;

INDIQUANT

LES MOYENS PRATIQUES DE TRAITER TOUTES LES MALADIES
SELON LES PRINCIPES DE L'HOMŒOPATHIE.

PAR

LE DOCTEUR MURE,

Fondateur du Dispensaire homœopathique de Palerme, de l'Institut homœopathique
de Paris, et de l'Institut homœopathique du Brésil,
Président de l'Institut de l'Industrie.

AUGMENTÉ

DE LA SPHÈRE D'ACTION ET DES PROPRIÉTÉS CARACTÉRISTIQUES
DES 32 MÉDICAMENTS INDIQUÉS DANS L'OUVRAGE.

PAR

LE DOCTEUR FRESCHI,

Fondateur de l'école homœopathique dans l'Égypte, Vice-Président de l'Académie
homœopathique de Turin, et Membre de plusieurs Académies
homœopathiques d'Europe et d'Amérique.

Prix : **1 fr. 25** c.

EN VENTE

CHEZ L'AUTEUR, Dr FRESCHI, BOULEVARD BEAUMARCHAIS, 74,

ET

A L'ADMINISTRATION DE LIBRAIRIE,

RUE NOTRE-DAME-DES-VICTOIRES, 32.

1853

A l'heure qu'il est, la lumière a déserté les sommités officielles. Le peuple seul a le sentiment de l'avenir et l'intuition du vrai. Toutes les créations sociales depuis un siècle viennent de lui. C'est par lui que la liberté a trouvé ses lois et fait le bonheur d'une nation géante par delà l'Océan Atlantique. Aussi aveugles que les hommes d'État, les corps savants tournés vers le passé, nient le présent en haine de l'avenir. Il n'y a en France que les académiciens assez ignorants des lois de la vie, pour nier encore le magnétisme animal, et méconnaître l'homéopathie. Quant aux travaux de Priestnitz, de Ling, de Dally, de Triat, inutile d'en parler aux membres de cet Institut qui a repoussé le fait matériel de la vapeur expérimentée sous ses yeux par Fulton. Inquisiteurs modernes, les académiciens écrasent du poids de leur tout-puissant pédantisme tous ces Galilées, qui, du fond des limbes sociales, crient qu'ils ont vu tourner l'axe du monde dont on a décrété la pétrification éternelle. Parlera-t-on au cœur de ces docteurs modernes ?

— Inutile. Cet organe est aussi atrophié chez eux que le cerveau. Peu leur importe que la mort enlève par leur faute, chaque jour, plusieurs milliers de leurs concitoyens, que les progrès de la science auraient infailliblement sauvés? Ils ferment les yeux à la vue des douleurs des malheureux et leur conscience aux cris du remords qui doit assiéger leurs insomnies, si la vengeance divine n'est pas un vain nom.

Lève-toi donc, ô peuple qui, seul, as compris l'émancipation politique. Embrasse l'émancipation plus féconde encore de la science; sauve-toi par tes propres efforts; double la durée moyenne de ta vie; écarte loin de toi les secours empoisonnés que la science officielle te présente ! C'est de ton sein que doivent sortir les guérisseurs prédestinés de l'avenir, les Ling, les Van-Lede et les Priestnitz, ces Hippocrates illettrés de notre siècle, docteurs véritables, sacrés par Dieu et réprouvés par la Faculté. Les travailleurs comprendront toute la grandeur de cette homéopathie arrivée aujourd'hui à un degré rigoureux *d'exactitude mathématique*, et que les docteurs officiels refusent obstinément d'examiner, sans doute parce qu'ils vivent de la maladie et qu'ils craignent ce qui peut multiplier la guérison.

LE
MÉDECIN DU PEUPLE.

PREMIÈRE SÉANCE.

Le Choléra.

Par une belle journée du mois de juillet 1849 , les habitants d'une petite commune du Berry étaient presque tous rassemblés à l'église du village , où venaient d'être apportés les restes du modeste médecin qui, depuis dix ans, soignait leurs maladies avec plus de bonne volonté que de succès, et que le choléra-morbus venait d'enlever à l'improviste.

La peur de la maladie et de la mort est moins forte aux champs qu'à la ville. Le travail de la terre et le contact de la nature sont un préservatif contre ces délicatesses excessives du système nerveux et du moral, qui décuplent le mal en l'exagérant; cependant nos villageois paraissaient consternés et atterrés au moins autant par le danger qui les menaçait que par la perte qu'ils venaient de faire. Et en effet la circonstance paraissait grave. L'épidémie avait sévi avec rigueur sur toutes les communes environnantes, et un cinquième de la population avait été emporté dans le village même, malgré les soins dévoués du médecin qui venait de succomber à son poste, et malgré les prières publiques et privées ordonnées par M. le curé et récitées avec ferveur, mais en vain, par la partie féminine de ses ouailles.

Pendant la cérémonie funèbre, quelques groupes s'étaient formés à la porte de l'église, et après l'inhumation ils se confondirent en un seul, au centre duquel le fermier Thibault prit la parole en ces termes : «M'est avis que nous devons monter au château, et demander secours à M. Ferny, qui a toujours quelques bons conseils à nous donner, sinon nous allons tous mourir comme des chiens sans secours et sans pitié. J'ai ma femme et trois enfants malades; ma fille aînée reste seule pour les soigner, et il en est quasi de même chez chacun de vous. Le médecin est mort. Les prières de M. le curé ne remédient à rien. Les instructions que nous a lues M. le maire ne m'ont rien appris, tant elles sont embrouillées, et puis nous n'avons pas toutes les drogues dont elles parlent. Aller chercher un autre médecin à la ville, nous ne sommes pas assez riches pour cela. Ces messieurs gagnent trop d'argent à traiter leurs malades de la ville, pour venir perdre leur temps chez des paysans. Allons donc voir M. Ferny; lui seul nous indiquera ce qu'il nous reste à faire dans cette passe douloureuse et embarrassante. »

M. Ferny était un petit vieillard arrivé depuis trois ans dans le village et acquéreur d'une aile du vieux château, seule partie du manoir qui n'avait pas été démolie, et d'un arpent de terre, seule parcelle du vaste domaine qui était restée annexée au débris du castel féodal. Là il vivait seul, cultivant lui-même un parterre et un petit potager, cueillant les fruits de son verger et n'appelant l'aide de personne, si ce n'est pour une modeste récolte de foin ; du reste, serviable, complaisant, toujours prêt à donner de bons conseils, et heureux quand il avait pu empêcher quelques discussions de dégénérer en procès.

Il était assis dans sa cour, au soleil couchant, la tête ombragée par la boule verdoyante d'un jeune acacia, et écoutant mélancoliquement la cloche du village, qui tintait pour un nouveau convoi ; lorsque Thibault vint, accompagné des principaux du pays, lui exposer les terreurs et l'anxiété de la population.

Aux premiers mots, M. Ferny s'était levé et leur dit: «Vous avez eu raison, mes amis, de compter sur moi. Que ne l'avez-vous fait plus tôt ! nous eussions, peut-être, évité bien des malheurs ! j'ai déjà, dans mes voyages, vu souvent la cruelle affection qui ravage le canton, et je l'ai étudiée pour la première fois dans les climats lointains où elle a pris naissance en 1817. Il n'est point au-dessus des ressources de l'art humain de la vaincre et de s'en préserver, et j'ai tout ce qu'il faut à ma disposition pour cela; mais je n'avais point reçu du gouvernement le droit officiel de sauver votre vie, et tant que vous ne veniez pas me forcer pour ainsi dire à le faire, que vous recouriez au médecin, qui avait le droit légal de disposer de votre santé, j'ai dû me contenter de déplorer en silence tant de morts inutiles. Aujourd'hui que vous venez à moi, poussés par la force des circonstances et vaincus par la nécessité, je cède à mon tour à la force majeure, comme le matelot qui devient capitaine après un combat, et Dieu aidant je vous mènerai tous à bon port. En ce moment il n'y a pas de temps à perdre; donc point de paroles inutiles ! Nous allons préparer des médicaments pour porter les premiers secours aux malades, et vous ne vous en irez pas d'ici sans être pourvus d'armes efficaces contre l'ennemi que nous devons vaincre. Vois-tu, Thibault, là, à côté de toi, cette plante qui arrive à la hauteur de ta main, aux feuilles oblongues, marquées de nervures, plissées sur leur largeur ; et qui a encore quelques fleurs, en grappes terminales d'un vert pâle ? C'est la *Varaire*. C'est le spécifique souverain du choléra-morbus. Arrache-la et détache la racine.—Bien; nettoie-la dans un peu d'eau. Mettons-la maintenant dans un mortier de marbre et concassons-la avec le pilon. Prenons une goutte du jus exprimé et faisons-la tomber dans cette bouteille longue ; ajoutons cent gouttes d'eau pure à l'aide de cette petite mesure préparée d'avance, donnons cent secousses à tour de bras à notre bouteille, et nous aurons une première dilution de *Varaire* ou de *Veratrum*. Prenons maintenant une goutte de cette première dilution et faisons-la tomber avec cent gouttes d'eau dans une deuxième bouteille, que nous secouerons cent fois pour avoir la deuxième dilution. Prenons de nouveau une goutte de ce mélange, joignons-lui cent gouttes d'eau, aussi mesurées d'avance, secouons et nous aurons la troisième dilution. Maintenant je vais vous distribuer le produit de nos opérations. Prenez chacun une des fioles qui sont sur la table de mon laboratoire. Mettez-y cent gouttes d'eau et je vais vous remettre une goutte de la troisième dilution de *Varaire*. Secouez avec force le nouveau mélange et prenez-en dès à présent une goutte sur la langue, comme préservatif du fléau.

» Arrivés dans vos familles, donnez-en d'heure en heure une goutte aux malades déjà atteints, et vous verrez bientôt diminuer la violence des symptômes.

» S'il arrive de nouveaux cas, ayez un peu d'eau-de-vie camphrée, vous leur en donnerez une goutte tous les quarts d'heure et vous en frictionnerez les jambes et les parties où les crampes se manifesteront. Continuez tant que l'amélioration se prononcera, jusqu'à guérison complète. Si le mal s'aggrave et que les vomissements et la diarrhée se déclarent et augmentent, donnez une goutte de votre teinture de Varaire toutes les heures.

» Retenez bien cette instruction sommaire. Allez porter secours à vos chers malades... Répandez l'usage du préservatif dans votre voisinage, et revenez demain me donner un compte détaillé de tout ce qui vous sera arrivé. »

Les paysans, un peu étonnés de la prescription de M. Ferny et de la dose si minime du remède qu'il leur donnait, se hâtèrent néanmoins d'en faire usage. La nuit se passa à secourir les mourants et à rappeler les agonisants à la vie.

Le lendemain de bonne heure, M. Ferny vit avec plaisir revenir tous ses auditeurs de la veille. Aucun ne manquait ; nul n'avait donc été atteint, et le préservatif n'avait pas été inutile. Quant aux malades, aucun n'avait succombé, et sur plus de cent, que comptait le village, cinquante se sentaient mieux et donnaient bon espoir. Le peu de nouveaux cas qui s'étaient produits avaient été arrêtés par la teinture de camphre à l'intérieur et en frictions.

Maintenant, dit M. Ferny, nous allons procéder méthodiquement : nous allons écrire en détail l'histoire des malades qui nous restent, en commençant par les plus gravement atteints, et donner à chacun le médicament qui convient à son cas spécial. Tout en parlant il avait ouvert un registre sur lequel il cotait avec soin l'âge, le tempérament, la constitution, les douleurs variées et les symptômes de chaque malade, avec ses nuances les plus fugitives. A mesure qu'une histoire était achevée, il prenait dans une petite pharmacie portative quelques globules de Nonpareille, étiquetés de noms différents ; il les faisait dissoudre dans une petite fiole pleine d'eau et ordonnait de les prendre par cuillerées à des intervalles plus ou moins rapprochés suivant la gravité du cas,

Chaque chef de famille repartait avec les médicaments destinés à ses proches et déjà plein d'une toute autre confiance que la veille.

Quand toutes ces histoires furent rédigées et tous les médicaments expédiés, M. Ferny commença sa tournée pour surveiller les effets des premières prescriptions, et partout il trouva, douce récompense de ses peines, une grande amélioration chez les patients. Ce jour-là il ne mourut qu'un malade, et c'était un de ceux qui avaient persisté à prendre les potions ordonnancées par le médecin défunt et avaient refusé de prendre le liquide préparé par M. Ferny.

Le lendemain il n'y eut point de nouveau cas ;

Le troisième jour tous les malades allaient mieux ;

Le quatrième jour convalescence générale ;

Le cinquième jour il n'y eut que dix à douze malades trop faibles pour se lever.

Le huitième jour, enfin, tous étaient debout et se réunissaient sur la place du village pour venir en corps remercier M. Ferny leur libérateur.

Cet homme de bien, ému jusqu'aux larmes, fit grouper dans la vieille cour du château toute la population et lui tint ce petit discours :

« Mes amis, je suis bien heureux de voir ici réunis tant de braves gens, qui, sans les secours éclairés du nouvel art médical, auraient déjà disparu de ce monde. C'est à Dieu que vous devez reporter la première pensée de votre salut : cela fait, vous manqueriez à votre premier devoir d'hommes et de citoyens si vous ne cherchiez à vous préserver d'une manière permanente du danger que vous venez d'éviter, et si vous ne demandiez à la science humaine le secret de votre guérison inattendue.

» Soyez sûrs, mes amis, que le mal n'existe sur la terre que pour nous enseigner le bien. Aux premiers âges du monde, l'homme était le plus faible, le plus misérable, le plus nu des êtres ; les ouragans, les torrents, les météores, le noyaient et l'écrasaient, les monstres des forêts le dévoraient, le froid le gelait, le soleil le torréfiait. Peu à peu il a élevé une cabane qui l'a abrité contre la pluie et le soleil, il a construit un canot qui l'a porté sur les flots, il a courbé l'arc pour lancer des flèches aux animaux et les tuer à son tour pour s'en nourrir. De nos jours il supprime le temps et l'espace grâces aux chemins de fer et aux télégraphes. Ne pourra-t-il également surprimer la maladie et la douleur?

» Hier vous auriez pu en douter ; mais aujourd'hui, grâces au ciel et au faible échantillon que je vous ai donné de la puissance de l'art, vous devez penser que nous pouvons vaincre toutes les maladies puisque nous avons vaincu le choléra-morbus, qui est la plus meurtrière connue jusqu'à ce jour. Il me semble, permettez-moi, mes amis, cette comparaison, il me semble qu'en triomphant du choléra c'est comme si nous avions fait prisonnier le général de nos ennemis. C'est un beau commencement, comme vous savez, pour se défaire des officiers et des soldats. Eh bien, si vous voulez suivre mes conseils, je vous enseignerai le moyen de vivre sans maladies, et trois ou quatre fois plus longtemps qu'on ne vit aujourd'hui, de sorte que si quelqu'un souffre ou meurt avant le temps, dans ce village, nous puissions dire hardiment: c'est sa faute. Il y a parmi vous une douzaine de garçons intelligents, qui savent bien lire et écrire ; il y a aussi quelques braves femmes qui aiment leurs enfants et qui veulent les voir grandir et vivre. Qu'ils viennent tous ici, les dimanches après vêpres, cet été, et à la veillée, cet hiver; je leur enseignerai à connaître les simples pendant la belle saison, et le moyen de les employer pendant la mauvaise. De cette manière la santé fleurira peu à peu dans ce village, et quand nous n'aurons plus de malades, nous irons répandre de proche en proche et de village en village la doctrine de régénération et de salut. »

M. Ferny aurait encore continué, mais les jeunes mères, qui avaient amené leurs enfants avec elles, le pressaient de toutes parts en lui présentant leurs nourrissons ; les unes pour qu'il les embrassât, les autres pour réclamer ses soins pour les petits malades.

Il s'arrêta donc, et se contenta de rappeler à ses futurs élèves la réunion fixée pour le prochain dimanche.

DEUXIÈME SÉANCE.

Médecine des Simples.

Quinze ou seize élèves répondirent à l'appel de M. Ferny, le dimanche suivant. Il les reçut dans son petit parterre, où il leur montra diverses plantes toutes accompagnées d'un petit écriteau en ferblanc portant les noms suivants :

Aconit napel. Arnica des montagnes. *Belladonne. Bryone blanche. Chamomille vulgaire. Douce amère. Digitale. Jusquiame. Pulsatille*, et enfin la *Varaire*, presque entièrement détruite pour le traitement du choléra, mais cependant un pied avait été réservé. A l'un des bouts de la plate-bande, s'élevait un *Sumac* vénéneux, et à l'autre un *Thuia* du Canada ou Occidental.

Vous voyez, leur dit-il, ces dix plantes et ces deux arbustes. Ils suffiraient, s'ils étaient bien connus et appliqués à propos, pour combattre et prévenir toutes les maladies les plus communes et servir de base à une médecine vraiment rationnelle. Ils dispenseraient les villageois de toutes les dépenses de drogues, de médecins et d'apothicaires, s'ils voulaient les préparer eux-mêmes selon le procédé que je vous ai déjà indiqué pour la *Varaire* et les appliquer dès les premières atteintes du mal, dans les cas que nous allons énumérer ensemble et qui vont faire l'objet de notre petit cours.

Avant tout, faites bien connaissance avec les douze végétaux que vous avez sous les yeux et tâchez de ne les confondre avec aucun autre, de manière que quelque part que vous soyez, vous puissiez créer sans mon aide un petit jardin botanique et avoir sous la main un arsenal contre les principales incommodités qui peuvent atteindre vous et les vôtres.

Commençons par l'*Aconit.* Celui que nous employons est nommé *Aconitum Napellus* par les botanistes, parce que sa racine ressemble à un petit navet, que vous devez bien prendre garde de laisser déterrer par les enfants ; c'est un poison violent, qui pourrait les tuer s'ils en mangeaient. Les jeunes pousses ont aussi été prises pour des tiges de céleri ; elle sont moins dangereuses, et les paysans Russes les mangent, dit-on, en salade ; mais je ne vous conseille pas d'essayer, car elles peuvent causer de graves accidents. Les fleurs sont violettes et forment un long épi en haut de la tige ; il n'y a pas de calice, mais cinq pétales, dont le supérieur forme le casque ; les feuilles sont pétiolées, profondément incisées et divisées en 5-7 lobes.

Le suc de la plante appliqué sur la langue, cause une ardeur et une douleur mordicante qui s'étend jusqu'au gosier.

Vous verrez plus tard que cette plante si vénéneuse peut, quand elle est employée à petites doses, rendre de grands services à l'humanité, et qu'entre autres vertus, elle possède une action souveraine contre les symptômes de la fièvre inflammatoire, qu'elle dissipe avec plus de rapidité et de sûreté que les saignées si prodiguées par les médecins de la vieille école et qui souvent laissent subsister le mal et succomber le malade.

La deuxième plante que nous allons examiner s'appelle l'*Arnica des montagnes.* Malgré son nom elle réussit assez bien dans les plaines de nos climats ; mais en Provence, en Italie et en Espagne, elle ne vient que sur le sommet des montagnes. Vous savez que l'infusion d'*Arnica* est un remède souverain contre les suites des chutes, des contusions, des blessures de toute espèce ; mais ce que vous ne savez pas, c'est que c'est surtout l'infusion de ses racines qui est puissante dans ces cas-là et que celle des fleurs lui est bien inférieure. Ses racines sont grêles, noirâtres, fibreuses ; les tiges sont simples ; les feuilles ovales, opposées ; les fleurs sont grandes, radiées, d'un beau jaune ; les fruits à aigrettes plumeuses renfermées dans un calice ou involucre commun.

La *Belladonne,* qui vient après, s'élève à une hauteur de 2 ou 3 pieds ; sa racine est vivace ; la tige rameuse, pubescente, porte des feuilles alternes, ovales, glabres ou légèrement pubescentes, inégales, d'un vert sombre ; les fleurs sont pédonculées, noirâtres, et ont une baie globuleuse, à deux loges, entourée par le calice qui persiste après le flétrissement des pétales. Les baies, qui ont la forme d'une petite cerise et un goût douceâtre, peuvent tenter les enfants. Prenez garde qu'ils ne mettent la main sur cette dangereuse gourmandise. Elle leur ferait autant de mal qu'elle leur fera de bien si vous savez la leur administrer à propos et aux doses que je vous indiquerai : à l'époque de la dentition, dans la coqueluche, contre la scarlatine et la rougeole. Nous en reparlerons souvent, quand il sera question du traitement des maladies.

La *Bryone blanche*, comme vous voyez, s'élève en grimpant le long de la haie et s'étend à une grande distance. C'est la racine que nous employons. Elle est plus grosse que le bras, fusiforme, d'un blanc jaunâtre, marquée de cercles en dehors, acre, amère et désagréable au goût. C'est au printemps qu'elle jouit de toutes ses propriétés. Les feuilles sont palmées, tuberculeuses sur deux faces, les fleurs sont en grappe portées sur des pédoncules très-longs. Si l'on savait tirer parti de la *Bryone*, nous n'aurions besoin, mes amis, d'acheter aux Américains, ni le Jalap, ni l'Ipécacuanha, qu'ils nous vendent au poids de l'or. Elle peut les remplacer, presque dans tous les cas.

La *Chamomille* que nous employons est la *Chamomille matricaire*. Ne la confondez pas avec la *Chamomille romaine*, qui n'appartient pas au même genre, dont l'odeur est plus forte, la fleur plus grande, le réceptacle paléacé et la tige vivace. Notre *Chamomille* ne s'élève qu'à un demi-mètre, ses feuilles sont tripinnées, à découpures capillaires, glabres ainsi que la plante, qui est annuelle. Les fleurs sont nombreuses, blanches, à disques jaunes. Le calice est imbriqué, le réceptacle ovoïde, nu, les graines ovoïdes, fines, sans aigrette.

La *Douce-amère*, ainsi nommée parce que son écorce possède d'abord un goût douceâtre, puis amer quand on la mâche ; c'est comme la *Bryone* une plante volubile et grimpante à tige ligneuse et vivace. Les feuilles sont ovales en forme de cœur, les fleurs en grappe d'un joli violet, les baies oblongues, d'abord vertes, puis jaunes et opaques, et enfin rouges et transparentes comme des groseilles. La saveur des feuilles est fade et un peu acidule.

La *Digitale* vit deux ans ; dans la deuxième année, elle arrive à trois ou quatre pieds de hauteur. La tige est droite, simple, arrondie, velue. Ne confondez pas ses feuilles avec celles du bouillon blanc ou de la grande consoude, qui sont également velues. Les fleurs sont unilatérales, penchées, grandes, disposées en un long épi terminal, accompagnées chacune d'une bractée foliacée. La corolle est campanulée, ventrue, d'une couleur pourpre, d'où lui vient le nom de pourprée que nous lui donnons.

La *Jusquiame noire* est une plante bisannuelle, à tige cylindrique, rameuse, velue, visqueuse, d'un vert sombre, ainsi que toute la plante, laineuse par le haut. Les feuilles sont sessiles, anguleuses; les fleurs d'un jaune sale sont panniculées, composées d'un grand calice en cloche à cinq lobes aigus, d'un calice infundibuliforme, à cinq divisions inégales, renfermant cinq étamines inclinées, et un style à stigmate en tête; le fruit est une capsule operculée à deux loges; les graines sont petites, verdâtres, pointillées, irrégulières. Les racines ont été prises pour celles de la chicorée, ou pour de petits panais. Gardez-vous de semblables méprises. Car, sachez-le bien, tous les médicaments héroïques n'ont le pouvoir de rétablir la santé que parce qu'ils peuvent la modifier profondément, l'ébranler et la détruire, quand ils sont pris hors de saison. De même qu'un morceau de bœuf aux choux serait mortel pour un homme malade, ainsi la *Belladonne*, l'*Aconit* ou la *Jusquiame*, qui sont si salutaires aux malades quand on sait les approprier à leur état, ne valent rien pour les gens bien portants et ne peuvent que leur faire du mal, s'ils sont pris en trop fortes doses.

Maintenant passons à la *Pulsatille*, dite vulgairement *Coquelourde*. Cette jolie petite plante mérite, mes amis, toute votre attention. Je la recommande surtout à celle des dames, dont elle peut soulager presque toutes les incommodités.

Remarquez bien ses tiges sans feuilles hautes de sept pouces, portant une collerette découpée au-dessous des fleurs; celle-ci sont terminales, grandes, composées de 5-9 pétales renfermant, au milieu d'étamines et de pistils nombreux, des graines surmontées d'une longue queue soyeuse.

Passons la *Varaire*, que je vous ai montrée hier et qui mériterait d'être consacrée sur un autel d'or, si la reconnaissance des hommes déifiait encore, comme à Rome et en Grèce, les différents agents de la nature en raison des services qu'ils en reçoivent.

Il nous reste à examiner ces deux arbustes, qui vont compléter notre petite flore médicale.

Le premier est le *Rhus toxicodendron*, différant un peu du *Rhus radicans*, en ce que ses folioles sont incisées et pubescentes en dessous, tandis que celles du *Rhus radicans* sont glabres et presque entières.

Le *Thuia occidentalis*, qui s'élève à l'autre bout de ma plate-bande, est un des végétaux les plus précieux que la nature nous ait donné. Sous ses formes élégantes et son beau vert perpétuel, il contient des propriétés puissantes, qui ne le cèdent en rien à celles de ce terrible minéral que l'on nomme mercure ou vif-argent. Il est même des formes de la syphilis, qu'il guérit mieux que ce dernier et dont je vous entretiendrai quand il en sera temps.

En attendant, remarquez bien ses feuilles imbriquées, écailleuses, à ramifications comprimées. Ses fruits sont ovoïdes, à écailles renflées et recourbées au sommet. Ses branches ne s'élèvent pas en pyramide comme celles du *Thuia orientalis* ou arbre de vie, mais elles se distribuent moins uniformément en tous sens et s'étalent en ombrelles. Ses feuilles sont également d'un vert plus tendre et exhalent une odeur chaude, aromatique, résineuse, beaucoup plus marquée.

Après cette instruction substantielle, M. Ferny exerça ses auditeurs à reconnaître, à désigner et à décrire eux-mêmes les plantes cultivées par lui. Il ne manqua pas cette occasion de leur donner quelques notions de botanique ; cette belle science dont le goût est si naturel à l'homme, et qu'il apprendrait si volontiers, si on savait la lui exposer sous une forme attrayante et dégagée de l'attirail effrayant dont les pédants l'on entourée.

Il fut convenu que le dimanche suivant on s'occuperait des moyens de préparer, pour l'usage ordinaire, les parties des végétaux destinés aux malades et de se procurer à domicile les ressources d'une pharmacie suffisante pour les petites indispositions, qui viennent si souvent saisir à l'improviste la famille du pauvre ; maladies souvent mortelles quand elles ont été négligées et ruineuses pour les familles dont elles jettent le chef dans le tombeau ou au moins à l'hôpital, mais qui se guériraient facilement si elles étaient traitées dès leur début.

TROISIÈME SÉANCE.

Préparation des Médicaments.

Vous avez vu, mes amis, dit M. Ferny, comment, en un cas urgent, on peut en quelques minutes tirer d'une plante la partie active et l'appliquer aux besoins de l'humanité souffrante. La préparation et la distribution d'une racine de *Varaire* a sauvé plus de cinquante malades, que le choléra eût certainement emportés sur cent atteints, et cette préparation n'a pas exigé plus d'un quart d'heure. Dieu a voulu ainsi que les maladies aiguës trouvassent un remède aussi prompt, aussi énergique qu'elles-mêmes. Mais dans les cas ordinaire où l'on a le temps de procéder avec une sage lenteur on suit un procédé un peu plus compliqué.

Nous établissons en principe, vous avez pu le voir, que le feu est le plus puissant destructeur des propriétés actives des médicaments : toutes les manipulations où cet agent est employé ont pour résultat définitif de diminuer la force médicinale. Deux procédés le remplacent avec avantage : le broiement et les secousses. Ils deviendront, entre vos mains, des agents non moins féconds en merveilles que le magnétisme et l'électricité ne le furent entre les mains des physiciens et des chimistes. Je me sers, pour les triturations, de mortiers de porcelaine polie, ou simplement de verre, et de spatules d'argent ou d'ivoire pour détacher les particules adhérentes aux parois du mortier.

Pour les dilutions, j'emploie des fioles de verre contenant à peu près 6 cuillerées d'eau, bouchées avec des bouchons du meilleur liége que je puis me procurer.

De la substance médicinale que j'ai à préparer, je prends un grain (5 centigrammes) si elle est solide, ou une goutte si elle est liquide ; je l'incorpore à 99 grains de sucre de lait convenablement purifié, et je la triture (broie) avec soin pendant une heure, en détachant, à des intervalles réglés, les parties adhérentes au mortier.

Le sucre de lait est un corps solide, qui se dépose dans les grandes masses de petit-lait. A son défaut on peut employer l'amidon ou le sucre ordinaire, qui remplissent exactement le même but.

Un grain de la substance, ainsi préparée, est mêlé à 99 grains de sucre de lait, ou d'amidon, et trituré avec les mêmes précautions, fournit la deuxième trituration.

Enfin, un grain de cette deuxième trituration, broyé egalement pendant une heure avec 99 grains de sucre de lait, fournit la troisième, dans laquelle il n'existe plus qu'un dix-millième de grain de la substance employée dans le principe.

Quelque faible que cette fraction paraisse, comme la substance médicinale acquiert par la préparation autant en qualité qu'elle perd en quantité, on a dû chercher un nouveau moyen d'atténuer les médicaments. On a eu recours aux dilutions que je vais vous décrire.

Comme le sucre de lait se dissout mal dans l'alcool, on prend un grain de la troisième dynamisation (trituration) et on le dissout dans 50 gouttes d'eau distillée. Quand la dissolution est complète, on ajoute 50 gouttes d'alcool (esprit-de-vin), on secoue avec force cent fois, et l'on a la quatrième dynamisation du médicament. On prend une goutte de cette préparation et on la met dans une fiole avec 99 gouttes d'alcool à 36°, on la secoue de nouveau cent fois et on a la cinquième dynamisation. On prend de même une goutte de celle-ci pour la sixième, et ainsi indéfiniment, jusqu'à la dixième, la trentième dynamisation, qui sont parfois nécessaires dans les cas que je vous décrirai plus tard.

Tels sont les procédés que j'emploie et qui suffisent habituellement. Je vous dirai cependant, qu'il est des substances d'une ténacité tellement grande, que toute la force de mon poignet ne pourrait les réduire en poussière et que je suis obligé de les recevoir d'un de mes amis, qui possède un mortier mécani-

que assez puissant pour vaincre toutes les résistances. Un modèle de cette machine ingénieuse était cette année à l'exposition de l'industrie, où elle fixait l'attention des connaisseurs.
Elle a été inventée par un médecin, qui a voulu que tous ses
médicaments fussent préparés sous ses yeux et qui n'a pas
voulu se fier à un tiers pour la manipulation des agents qu'il
devait administrer à ses malades. Il possède également une
machine composée d'un long lévier au moyen duquel il secoue cinquante ou soixante fioles à la fois, de manière à sin-
plifier infiniment cette fastidieuse opération. Mais nous qui
n'avons quant à présent que douze substances à préparer, nous
pourrons bien tout faire par nos mains, et il est inutile de
nous donner un pareil souci.

Je ne vous décrirai donc pas davantage la machine avec
laquelle notre inventeur tire l'air contenu dans les fioles avant
de les secouer ; seulement vous seriez bien étonnés, si vous en-
tendiez le liquide frapper avec une force inouïe contre les parois de la bouteille et même la briser quand on secoue trop
fort, absolument comme cela aurait lieu, si au lieu d'eau elle
contenait un morceau de pierre ou un lingot de fonte. Vous
concevriez alors que le contact de l'air amortit le choc des liquides, comme un coussin interposé, et combien la préparation de nos médicaments doit être plus parfaite quand elle a
lieu dans un espace vide.

Quand nous aurons besoin de médicaments doués de toute
leur énergie, pour combattre les maladies chroniques, nous
nous procurerons ceux qui sont préparés par ces procédés per-
fectionnés ; mais commençons par bien savoir ce qui nous est
dès à présent nécessaire et ce que la Providence a mis à notre
portée. Nous nous occuperons du reste quand nous serons
plus savants.

Vous avez vu, mes amis, qu'au lieu d'eau pure, comme je
l'avais fait dans notre première séance, je vous ai souvent
parlé aujourd'hui d'alcool ou esprit-de-vin. Nous emploirons
souvent ce corps pour nos préparations, non qu'il soit préférable en lui-même, mais parce qu'il a la propriété de se conserver indéfiniment dans des vases bien bouchés, tandis que
l'eau la plus pure, malgré toutes les précautions, s'altère au
bout de quelques jours.

Les dilutions liquides, aussi bien que les triturations sèches, doivent être conservées dans un local sec, bien sain, sans odeur et à l'abri de la lumière.

Un grain de la poudre des trois premières triturations ou une goutte des suivantes, mêlé dans trois ou quatre cuillerées d'eau, est une dose suffisante. Si l'on veut avoir tous ses médicaments sous forme solide dans une petite pharmacie de poche comme celle que je vous ai montrée, il faut imprégner dans quelques gouttes de la teinture médicinale, quelques petits grains de *Nonpareille* semblables à ceux dont sont soupoudrés les pastilles de chocolat, et préparés avec de l'amidon, de la gomme arabique et du sucre de lait ou même du sucre ordinaire. On trouve la *Nonpareille* chez tous les confiseurs. Ces globules sont renfermés ensuite dans des petits tubes hermétiquement bouchés et contenus dans les cases d'une petite boîte, que l'on met dans sa poche comme un portefeuille. Il suffit, comme vous l'avez vu, de faire tomber deux ou trois de ces gobules dans un verre contenant, selon les cas, une, deux ou trois cuillerées d'eau pour faire une dose suffisante dans la plupart des circonstances.

Vous voyez que notre pharmacie nouvelle n'est pas coûteuse et que votre village peut faire les frais d'en acheter ou d'en fabriquer une sans compromettre le budget communal et sans ruiner les habitants ; celle que je tiens en ce moment, qui contient trente-deux médicaments préparés à Paris avec les machines dont je vous ai parlé, coûte seulement dix francs. Ce point économique a bien son importance et nous en reparlerons en analysant tous les bienfaits du nouvel art.

Nous commencerons cet examen dimanche prochain. Nous avons fait assez de pratique pour étudier un peu la théorie ou la science de ce que nous avons fait.

QUATRIÈME SÉANCE.

Les Doses médicamenteuses.

Heureusement, mes amis, j'avais guéri quelques-uns d'entre vous, avant de vous conter tout ce que je vous démontre depuis un mois, sans quoi plusieurs auraient pris mes discours pour des paroles en l'air et auraient cessé de venir m'écouter.

J'ai éprouvé un vif plaisir en voyant que je n'avais pas perdu votre confiance, même en vous racontant les choses les plus incroyables au premier aspect, et sur mon honneur, vous avez bien fait de me croire ; votre confiance ne sera pas trompée, et nous finirons ces entretiens, satisfaits mutuellement les uns les autres.

Votre médecin défunt vous ordonnait sans cesse des onces de sel purgatif, des litres de tisane et des kilog. de cataplasme, tandis que je ne vous parle, moi, que de grains, de 10e de 100e de $10,000^e$ de grain. Vous pensez donc bien que la nouvelle médecine, dont je vous parle, procède d'un tout autre principe que celle que l'on vous a si longtemps appliquée, et en cela vous avez parfaitement raison. Oui, mes amis, le vieil art de guérir a été complétement révolutionné de nos jours, comme presque toutes les sciences. Ainsi, pour me faire comprendre je vais vous faire une comparaison. Vous savez, car le paysan aujourd'hui n'est pas ignorant comme avant la révolution et comme beaucoup de bourgeois se le figurent encore ; vous savez en gros ce que c'est que le télégraphe électrique ; vous savez que ces fils de fer tendus à côté du chemin de fer d'Orléans servent à porter d'un bout à l'autre de la ligne des nouvelles qui courent mille fois plus vite que la locomotive la plus agile. Eh bien, mes amis, c'est en décomposant quelques parcelles de zinc et de cuivre dans des bains d'acides, que l'on envoie ainsi, en quelques secondes, des dépêches qui auraient autrefois exigé des journées entières et crevé des douzaines de chevaux.

La nouvelle médecine dont je vous parle est une découverte analogue ; elle fait avec des grains et des 100° de grain ce qui aurait autrefois exigé des onces et des livres de médicaments, au grand péril de votre santé et au grand détriment de votre corps, qui servait de cheval de poste aux drogues enragées de l'apothicaire.

Aujourd'hui il y a moyen, avec des atomes, de stimuler la force vitale sans perturbation et sans secousses.

Il y a déjà des milliers de médecins qui savent employer ces nouvelles ressources de la science. Malheureusement ils ont tellement affaire à traiter leurs riches clients, qu'ils n'ont pas le temps de s'occuper de vous, et que le bienfait du nouvel art est limité presque uniquement aux classes riches. Ainsi en ce moment à Saint-Petersbourg, à Londres, à Berlin, à Paris, à New-York, la *Varaire*, ce grand préservatif du choléra, se trouve dans une foule de maisons aisées où l'on dort bien tranquille, bien rassuré contre les atteintes du fléau, pendant que rien n'est fait pour en défendre les classes pauvres. On attend que le gouvernement le fasse, comme si le gouvernement, qui, entre nous soit dit, est une abstraction, un être idéal, qui n'a ni yeux, ni oreilles, ni raisonnement, pouvait penser, agir et prévoir à notre place.

Quant à moi, je pense faire mon devoir en devançant son action et vous ferez bien de faire comme moi.

D'un bout à l'autre du vaste continent Américain, qui est trente fois plus grand que la France, toutes les familles possèdent des petites pharmacies comme la nôtre. Un savant et célèbre médecin, le docteur Hering, n'a pas dédaigné de consacrer sa plume à un traité de médecine populaire, qui est entre toutes les mains aux États-Unis. Pour Dieu, mes amis, l'heure est-elle venue où la France sera en arrière sur tous les points ? Ne pouvons-nous pas aussi appliquer notre raison au problème capital de conserver notre santé et de prolonger notre vie ? Occupons-nous-en ensemble, croyez-moi, car le gouvernement n'y pensera pas pour nous, et les académiciens ont trop à faire pour veiller à la santé du peuple. Aide-toi, le ciel t'aidera.

Maintenant je vais tâcher de vous faire comprendre comment la médecine qui avait été si longtemps un grossier empirisme, appliquant au corps humain des moyens aussi matériels que ceux qui sont réservés aux corps bruts, est enfin devenue une science et peut se servir de ces moyens infinitésimaux déjà familiers aux physiciens, aux chimistes, aux mathématiciens, aux astronomes, enfin à tous les véritables savants.

Cette découverte a été faite par un médecin allemand aussi savant que consciencieux, qui voulut faire une expérience sur lui-même pour connaître le mode d'action du *Quinquina ;* car il faut que vous sachiez, mes amis, que nul de ces docteurs autorisés par le gouvernement pour veiller sur la santé publique, ne s'était encore fait cette simple question et que depuis des siècles on bourre le corps du pauvre monde des drogues les plus incendiaires, sans savoir comment elles s'y comportent. Or, il arriva à notre expérimentateur, qui avait pris du *Quinquina* en pleine santé, pendant plusieurs jours de suite, qu'avant la fin de la semaine il se trouva pris d'une solide fièvre qui lui faisait trembler le froid tous les matins pendant deux heures, et qui finissait par une transpiration très-abondante après une période de chaleur ardente. Comme le *Quinquina* guérit la fièvre, notre homme ne crut pas qu'elle venait de son essai; cependant il s'arrêta, et trois jours après il fut guéri. Il prit quelques jours pour se remettre et il recommença à prendre du *Quinquina*. Nouvel accès de fièvre, — nouveau temps d'arrêt, — nouveau rétablissement ; quinze jours après, troisième essai, répétition de la fièvre et guérison en suspendant le *Quinquina*. Enfin pour plus de sûreté, il recommença le même essai sur deux personnes de sa famille et les deux fois avec le même résultat.

Cette fois il n'y avait plus à en douter, le *Quinquina*, ce grand fébrifuge, qui guérit si bien les malades atteints de fièvre des marais, avait aussi une autre propriété dont on ne s'était jamais douté, c'était de produire chez les gens qui se portent bien une fièvre de même nature. Ce fait imprévu bouleversait toutes les idées reçues, et renversait complétement le point de vue sous lequel on avait jusque-là envisagé le problème médical. Notre inventeur sentait se confondre toutes ses idées, et tout le vieux monde médical, si longtemps immobile, arraché de ses bases antiques, tournait dans son cerveau, comme a dû le faire notre terre dans celui de Copernic, le jour où ce grand astronome s'aperçut que ce plancher solide, emblème de la stabilité, sur lequel nous élevons avec tant de confiance nos maisons et nos plans d'avenir, n'était qu'un globe tournant sur lui-même avec une vitesse prodigieuse et lancé à travers l'espace infini avec une rapidité bien plus grande encore.

Hélas ! mes amis, doués de sens bornés comme nous le sommes, il semble que notre premier point de vue soit toujours l'inverse de la vérité infinie et que nous ne puissions arriver à la vraie science que le jour où un observateur mieux avisé trouve un nouveau principe qui est l'inverse de l'opinion vulgairement admise et qui ouvre aux regards étonnés de la foule, un merveilleux point de vue sur le monde du réel et de l'infini.

Vous savez bien, mes amis, que lorsque vous croyez que le soleil tourne autour de la terre, vous êtes le jouet d'une illusion purement phénoménale. C'est une illusion pareille qui a dominé la médecine, jusqu'au jour où elle a enfin trouvé un rénovateur dans Hahnemann, qui lui a donné ses bases véritables et centuplé ses ressources.

Ce grand homme ne se contenta pas d'une seule expérience, il les multiplia pendant trente ans sous toutes les formes. Il les vit répétées par une centaine de disciples. Il découvrit ainsi que le *Mercure* produit des ulcères syphilitiques, que la *Varaire* donne la dyssenterie, le *Soufre* la gale, etc. C'est le résultat de tant de travaux que je vais mettre en quelques mois à votre disposition ; tant il est aisé de faire le bien, quand on est entré dans une voie vraiment rationnelle.

Maintenant prêtez-moi toute votre attention, si vous voulez vous rendre compte, en hommes intelligents, de ce que vous allez faire. Si le mercure, le soufre, le quinquina, la Varaire, guérissent la syphilis, la gale, la fièvre et le choléra, c'est-à-dire les mêmes maladies qu'ils produisent chez l'homme bien portant, c'est donc qu'il y a chez nous une force occulte dont on ne s'était pas rendu compte et qui est même directement l'inverse de l'opinion générale sur la santé humaine. En effet, cette force existe et nous l'appellerons force de réaction. Examinez un peu avec moi certains faits qui vous sont familiers, et vous verrez que cette qualité mystérieuse ne vous était pas inconnue, que c'était faute d'attention que vous ne vous en rendiez pas exactement compte.

Quand vous allez en moisson et que, sur le coup de midi, le soleil dardant sur vos têtes, le front ruisselant de sueur, vous voulez vous rafraîchir, est-ce que vous allez boire à la source? Vous vous en gardez bien, car vous savez que vous y prendriez le mal de la mort. Vous avez dans votre panier un peu de vin dont une gorgée vous réchauffe un instant l'estomac et vous ressuie, pour ainsi dire, la sueur de dessus le corps, et si vous aviez une goutte d'eau-de-vie, cela n'en vaudrait que mieux. Vous sentez bien, en ce moment, que le chaud combat le chaud et que le froid n'y pourrait rien et serait très-nuisible. L'hiver, au contraire, si vous vous plongez les mains dans l'eau glacée, elles deviennent toutes rouges ; quand vous les retirez, vous y sentez un picotement comme des milliers d'épingles et elles vous brûlent comme si vous les mettiez à deux doigts d'un feu de forge ; dans ce cas encore c'est la *force de réaction* qui agit, et son effet est aussi prolongé que l'action primitive est passagère et fugitive. Il en est de même des médicaments. Si nous voulons qu'ils agissent sûrement, efficacement et longtemps, il faut les adresser à cette force de réaction dont je vous signale l'existence, et alors nous ferons plus avec un grain qu'on ne faisait jadis avec une livre et nous guérirons ceux que la médecine ancienne empoisonnait.

Et non-seulement nous guérirons, mais nous préviendrons aussi les maladies. Comment faites-vous l'hiver, quand vous voulez prévenir les engelures produites par l'impression du froid? Vous profitez de la tombée de la première neige, pour vous en frotter vivement les mains, et par cette application du froid, vous vous préservez de son action future. Comment a-t-on arrêté les progrès de la petite vérole? En produisant par l'inoculation de la vaccine une maladie légère, qui en reproduit en petit la plus fidèle image. C'est ce qu'on appelle médecine des semblables ou homœopathique, mot dérivé du grec, comme vous pourriez le voir en analysant avec soin la racine du mot. En effet *homœ* vous est connu par les mots *homogène* ou semblable en genre, *homologuer* même inscription; —*pathie* vous est connu par les mots sym*pathie*, antipa*thie*, et veut dire affection ou souffrance ; c'est le mot qui nous a été transmis par les Latins dans les mots patience, passion, *pâtir* et patient. *Homœopathie* veut donc dire souffrance ou affection semblable. La vaccine, disions-nous, est une de ses branches. Par l'Homœopathie on prévient aussi la rougeole par de petites doses de *Pulsatille*, la scarlatine par la *Belladonne*, le croup par *Lycop.* et *Phos.*, et la coqueluche par la *Pulsatille*. Si elle eût voulu me croire l'année passée, la mère Madeleine n'aurait pas perdu son second enfant du croup, qui avait déjà enlevé le premier. Il lui reste encore deux fils, et ceux-là, mieux renseignée aujourd'hui, elle ne les perdra pas. Nous généraliserons dans la commune la méthode d'un modeste bienfaiteur de l'humanité, du docteur Gastier, l'un de ces savants praticiens du nouvel art, qui sauvent plus de malades en un an que leurs prédécesseurs n'en ont sauvé pendant des milliers d'années d'ignorance et de barbarie. Grâce à cette méthode, nous préserverons vos enfants, non-seulement de la petite vérole, comme on faisait avec la vaccine, mais de toutes les maladies si meurtrières de l'enfance et même de celles de l'âge mûr. Nous ne jouirons de tous les bienfaits du nouvel art que lorsqu'il nous aura garantis de tous les maux du présent et rassurés sur tous les dangers de l'avenir.

Mais en voilà assez pour aujourd'hui. Le soleil est couché ; il est temps de se retirer. Dimanche prochain nous nous entretiendrons de la manière d'administrer les médicaments et du régime à suivre, tant en santé qu'en maladie, pour vivre sainement et guérir vite.

CINQUIÈME SÉANCE.

Composition d'une Pharmacie de famille. Hygiène.

Avant d'aller plus loin nous allons, mes amis, faire l'inventaire des ressources médicales dont nous pouvons disposer, afin que lorsque je vous parlerai d'un médicament nous soyons sûrs de l'avoir à notre disposition. Outre les douze végétaux que je vous ai fait connaître, je pense qu'une pharmacie de famille doit se composer de vingt autres substances, de manière à faire une petite collection de trente-deux médicaments. La moitié de nos nouveaux agents se composera de minéraux européens, ou substances exotiques, et l'autre de substances recueillies spécialement au Brésil par une corporation de propagateurs dévoués du nouvel art.

Ne vous étonnez pas de voir figurer sur cette liste le nom de plusieurs poisons et même le venin des serpents. Je vous ai déjà dit que l'on ne pouvait combattre le mal qu'avec des substances énergiques, et qu'il n'y avait de poison que celles qu'on administrait mal à propos.

Végétaux indigènes.

Aconit. Arnica. Belladonna. Bryonia. Dulcamara. Chamomilla. Hyosciamus. Pulsatilla. Rhus. Veratrum. Digitalis. Thuia.

Médicaments retirés du Brésil.

Buffo sahytiensis. Crotalus cascavella. Elaps corallinus.

Hippomane mancinella. Hura Brasiliensis. Jacaranda caroba. Pediculus. Solanum oleraceum. Cannabis indica. Ocymum canum.

Substances diverses.

Calcarea carbonica. Lachesis. Mercurius vivus. Nux vomica. Sulphur. Lycopodium clavatum. Arsenicum album. Phosphorus. Silicea. Natrum Muriaticum.

(Les noms latins s'emploient de préférence ; on dira donc *Hyosciamus* pour Jusquiame, *Dulcamara* pour Douce amère, etc., etc.)

Je ne vous décrirai pas les qualités physiques et l'histoire naturelle de ces 20 substances comme je l'ai fait pour les 12 premières. Qu'il me suffise de vous dire qu'elles se préparent et se dosent de la même façon, sous forme de petits globules de non-pareille imprégnés d'alcool médicamenteux.

Maintenant dans le traitement des maladies ; il faut bien distinguer deux choses : les maladies aiguës à marche rapide, et les vieilles maladies ou affections chroniques, dont la marche est lente et dont l'origine est ancienne.

Les premières se manifestent avec des symptômes violents, inflammatoires, des éruptions douloureuses, telles que la scarlatine, la variole, les chancres vénériens ; elles sont le plus souvent accompagnées de fièvres continues, avec soif, chaleur à la peau, pouls plein et fréquent. Celles-ci exigent la répétition d'un globule, de 12 en 12 heures, ou même plus souvent, jusqu'à une dose toutes les heures, comme vous m'avez vu faire dans le choléra.

Les maladies chroniques sont celles qui ont survécu aux affections aiguës mal traitées ou négligées et qui persistent pendant des années entières en revêtissant successivement les formes les plus variées jusqu'à la mort du patient. Celles-ci n'exigent que des doses très-éloignées, de mois en mois ou au plus tous les 15 jours, quand il est évident que le médicment n'a produit absolument aucun effet appréciable. Il faut de plus administrer d'autres dilutions dans ce cas-là et ne pas s'en tenir aux 5mes dilutions contenues dans la petite boîte et usitées dans les maladies aiguës. Il faut en général commencer par la 10e ou 12e dynamisation pour la première fois et porter le médicament à la 15e ou à la 20e quand on le répète une 2me fois, à la 30e si on y a recours une 3e, puis à la 50e et à la 100e. En général tant que l'on aperçoit le moindre changement favorable dans l'état d'un malade, il faut s'en tenir constamment au même médicament, seulement en ayant soin de prendre chaque fois une dynamisation plus élevée.

Quant aux moyens de se procurer ces dynamisations plus élevées, je vous l'ai déjà décrit à deux reprises différentes, mais je vais le faire encore une fois, car j'ai remarqué que bien des gens avaient besoin de ces trois répétitions pour bien se figurer ce que c'était qu'une dilution.

Vous avez, je suppose, comme nous avons dit, une petite boîte contenant 32 médicaments sous forme de globules imprégnés de la 5me dilution, qui sont généralement les plus convenables dans les maladies aiguës et que l'on doit répéter de 12 en 12 heures, de 6 en 6 ou de 2 en 2 heures, quand le cas l'exige.

Admettons maintenant que nous ayons à traiter une maladie chronique et que nous devions par conséquent préparer des dynamisations plus élevées, voilà comment nous procèderons. Nous aurons une fiole neuve, un peu allongée, dans le genre des rouleaux qui contiennent l'eau de Cologne; nous y ferons tomber successivement cent gouttes d'eau de pluie bien pures et nous y jetterons un globule, que nous laisserons dissoudre lentement pendant une heure ou deux. Alors nous prendrons la bouteille de la main droite et nous lui imprimerons cent secousses bien distinctes, en faisant en sorte que le liquide heurte avec force contre le haut de la bouteille. Nous aurons ainsi la 6me dilution. Cela fait et après avoir marqué avec un trait à l'encre ou un bout de papier gommé, la hauteur précise où arrivent les cent gouttes d'eau, nous viderons tout le contenu de la fiole, en la secouant même deux fois pour l'en extraire plus complétement, et nous y verserons de suite assez d'eau pour atteindre le trait marqué pour les 100 gouttes. Cette nouvelle portion de liquide, combinée avec celle qui est encore restée adhérente aux parois du verre, secouée 100 fois également, constituera une 7me dilution. Vous en aurez une 8me, si vous jetez la précédente et si vous introduisez de nouveau 100 gouttes de liquide que vous secouez avec les mêmes précautions. Vous pouvez ainsi de suite aller jusqu'à 10, 20, 30, 50, 100 et même au delà. Maintenant pour savoir quelle dilution vous devez choisir pour chaque maladie chronique en particulier, je vais, à défaut de règle plus précise, vous indiquer celle qui paraît le plus acceptable et donner le résultat moyen le plus probable. Ajoutez à la 5me dilution autant de préparations nouvelles, que la maladie chronique compte d'années. Ainsi, par exemple, si le malade souffre depuis un an, vous donnerez une 6me dilution ; s'il souffre depuis deux, une 7me; s'il souffre depuis cinq, une 10me et ainsi de suite.

Dans le cas cependant où il resterait extérieurement un symptôme existant de la maladie aiguë qui a donné naissance à l'affection chronique, par exemple un chancre ou un ulcère vénérien, vous feriez bien de toujours commencer le traitement par une 5me comme si le cas était récent.

Il faut aussi considérer les tissus affectés, et, monter, par exemple, moins rapidement l'échelle des dilutions si la maladie affecte la peau, les os et les muscles, que si elle attaque les glandes, et les vaisseaux ou les nerfs; mais ces dernières considérations toutes théoriques, bonnes à étudier pour les médecins, seraient à peu près superflues pour vous. Ne vous embarrassez pas inutilement la mémoire. Vous ne guérirez pas moins sûrement en les laissant de côté.

N'oubliez pas, du reste, que je vous ai donné ces instructions additionnelles seulement pour que vous ayez une idée bien claire et bien nette de ce que vous faites. Les maladies chroniques n'exigeant pas un secours aussi instantané que les maladies aiguës, vous aurez toujours le temps de faire venir le médicament convenable dans chaque cas, de la pharmacie centrale de Paris, où l'on emploie les machines à faire le vide et à secousses, dont je vous ai parlé. On vous le fournit pour un prix minime et il vous est envoyé dans une lettre, mêlé avec un peu de sucre de lait.

Maintenant, que vous savez comment administrer vos médicaments, nous allons étudier ensemble le régime à suivre pour qu'ils agissent sans obstacle et fassent tout le bien possible.

C'est dans l'état de santé que l'on devra se prémunir contre l'invasion de la maladie par un régime bien entendu.

Le café, les liqueurs, les épices, le thé, devront être évités ou tout au moins pris à de longs intervalles, à petites doses, sans en faire une habitude suivie, et, le plus possible, en variant l'emploi de ces excitants, qui se serviront ainsi mutuellement d'antidote et se neutraliseront, si on sait les opposer les uns aux autres.

L'usage du tabac est une détestable habitude, d'autant plus contraire aux lois de l'hygiène qu'elle s'invétère avec le temps et ne peut plus être vaincue par les efforts de la raison. Ce qui d'abord n'était qu'un passe-temps sans conséquence devient un besoin impérieux que l'on est obligé de satisfaire à tout prix. Le cerveau, engourdi par la fumée narcotique, perd une partie de son ressort et devient impropre aux travaux suivis, aux résolutions énergiques. Pris en poudre, le tabac cause dans les fosses nasales une irritation chronique qui se manifeste par une sécheresse absolue ou une sécrétion excessive de mucosités, et finit quelquefois par des ulcérations incurables ou des polypes, si l'on ne renonce pas à la cause qui l'a produite.

Le sommeil, pour être calme, doit être précédé, le soir, d'un intervalle de repos et de délassement, occupé par la lecture, une conversation amicale ou quelque autre distraction innocente qui efface la trace des travaux et des soucis quotidiens et prépare l'esprit à partager le repos réparateur réclamé par nos organes.

Il faut se coucher de bonne heure pour se lever matin. C'est en suivant cette loi de la nature, que l'on se soustraira aux influences malfaisantes que l'obscurité laisse multiplier, et que, dès le jour, on respirera à pleins poumons l'air revivifié par la respiration des plantes.

Il faut s'habituer le moins possible à l'usage des rideaux, des lits de plume, des couvertures épaisses, surtout dans le jeune âge. La literie doit être souvent renouvelée, exposée au soleil et au grand air. La tête doit être légèrement couverte d'un simple serre-tête en fil.

Aussitôt après le lever, on fera bien de se laver la figure, le cou, la poitrine et les bras, avec de l'eau aussi froide que possible, en se frictionnant aussitôt avec un linge bien sec.

On se rincera la bouche avec de l'eau pure et on se brossera les dents avec une brosse trempée dans de la poudre de charbon de pain grillé. Si les gencives sont saignantes, on pourra aussi tremper sa brosse dans dix petites cuillerées d'eau auxquelles on pourra ajouter une cuillerée d'esprit-de-vin.

On se lavera les yeux avec de l'eau bien pure habituellement, ou un peu tiède si l'œil est atteint d'une affection inflammatoire.

On nettoiera également les oreilles, mais il faut prendre garde de ne pas se servir de cure-oreilles, ni d'autres corps durs, qui peuvent blesser la membrane du tympan.

Les parties génitales doivent être lavées tous les jours soir et matin. L'humeur sébacée qui recouvre le gland chez l'homme devra être enlevée avec précaution et toutes les parties environnantes mouillées et essuyées pour enlever toute odeur désagréable. Il va sans dire que cette mesure de propreté est encore plus indispensable pour les femmes. Pendant leur époque mensuelle elles emploiront à cet usage de l'eau tiède. Combien de maladies cruelles auraient été évitées par des soins bien entendus ! La plupart des flueurs blanches si fréquentes aujourd'hui et des affections même de la matrice, n'existeraient pas, si l'habitude de se laver régulièrement n'était étrangère à un si grand nombre de femmes. En province surtout et dans les campagnes, nous ne savons quel préjugé absurde entretient une malpropreté dégoûtante, au mépris des devoirs de la femme envers son époux, envers ses enfants, envers elle-même. Puisse notre recommandation contribuer à le détruire !

Les vêtements doivent être larges, sains, et aussi légers que la saison le comportera. Les jarretières doivent être en tissu de caoutchouc, assez larges pour embrasser la jambe, sans presser trop fort sur la peau. La cravate doit être large et pas trop serrée. La coiffure elle-même ne sera ni gênante, ni trop étroite. On ne la mettra que pour sortir et l'on tâchera d'avoir la tête découverte chez soi, pour pouvoir en faire autant chez les autres sans s'enrhumer. Les bretelles seront avantageusement remplacées par une ceinture serrée à la taille et qui suffit pour soutenir le pantalon en donnant un point d'appui à la colonne vertébrale.

Arrivons au point culminant de notre tâche. Abordons la question du corset. Les femmes doivent-elles renoncer au corset ? Si nous soutenions cette thèse, il est probable que nous prêcherions dans le désert, et que nous ne serions pas écoutés. L'usage du corset, peut-être nécessité par la faiblesse du tempérament de la femme, doit donc être toléré. Seulement cette partie du costume devra être moins serrée que de coutume, et entièrement supprimée chez les jeunes filles et les femmes enceintes. Ce n'est qu'après l'établissement des règles, que l'on permettra son usage aux jeunes personnes; il pourra être jusque-là remplacé par une simple ceinture qui soutienne les formes sans les comprimer. Si la tournure d'esprit des femmes ne les éloignait pas autant des progrès de l'industrie, elles auraient déjà trouvé dans l'usage du caoutchouc une matière propre à confectionner d'excellents corsets. Le buste de la femme devrait être moulé en gélatine ou en stéarine, et sur ce modèle serait façonnée la matière plastique laissant des jours comme les bas en caoutchouc pour les varices destinée à reproduire tous les détails de la stature. La place des seins devrait être complétement réservée et l'on y adapterait une de ces feuilles diaphanes de Gutta-Percha, moulées également sur le sein et qui lui restant adhérente, en soutiendrait la forme et la conserverait intacte jusqu'à la vieillesse, ainsi qu'il arrive aux femmes de l'Inde, qui emploient à cette fin une mince enveloppe de baudruche. Ces corsets seraient simplement agrafés par-devant et seraient aussi faciles à mettre qu'à quitter. Ils se prêteraient à tous les mouvements du corps et à l'action de la respiration, et ne seraient pas plus chers que d'autres. Si quelque couturière intelligente veut profiter de notre indication, nous lui prédisons une belle fortune et une immense clientèle.

Les femmes feront bien de mettre habituellement des caleçons. Elles préviendront ainsi ou même guériront souvent des flueurs blanches, qui n'ont d'autre cause que l'impression trop vive de l'air sur les cuisses.

Les repas devront être composés d'aliments sains et substantiels, relativement à la nature des travaux auxquels on se livrera. Le pain noir, le lard et la soupe aux choux, excellents pour le laboureur ou le forgeron, ne vaudraient rien pour l'horloger, le tisseur ou le relieur. La couturière et l'enlumineuse ont besoin de pain blanc et de laitage, d'œufs, de potages et d'autres aliments trop légers pour l'homme employé à des travaux pénibles. Le lait qui se caille dans l'estomac du robuste villageois fera place au bouillon de viande, qui traverse simplement celui de l'habitant des villes, en lui apportant tout préparés les éléments réparateurs dont il a besoin. Les personnes qui travaillent à des travaux un peu rudes pourront mettre moitié d'eau dans leur vin. Les autres se contenteront d'eau pure ou tout au plus d'un quart de vin dans leur eau.

En tous cas on fera bien de faire trois repas par jour, pour diviser ainsi le travail de l'estomac. On devra mâcher lentement.

Pour manger comme pour dormir, il est bien de se préparer par quelques instants de repos, et de ne pas se livrer au travail immédiatement après avoir mangé, surtout après le repas principal de la journée.

Tout ce que l'on mangera devra être presque froid. Les boissons ainsi que les aliments trop chauds énervent à la longue, en les surexcitant, les forces digestives. On se prémunira contre les aliments sophistiqués autant que l'on pourra le faire au milieu des fraudes universelles qui nous enlacent de toutes parts.

Le *vin* est généralement falsifié, surtout à Paris. Il contient des principes colorants, qu'on peut reconnaître, soit en le filtrant à travers du papier brouillard gris sans colle, soit par quelques gouttes d'ammoniaque liquide qui le feront devenir bleu.

Vous reconnaîtrez les sels de plomb en faisant dissoudre du sulfate de soude qui laissera déposer un sédiment blanc.

Si vous laissez séjourner une pièce d'argent dans du vin et qu'elle y noircisse rapidement, soyez sûr qu'il contient du soufre et même de l'arsenic dont le soufre le plus pur est mélangé.

Le *vinaigre* est frelaté de tant de façons, qu'il serait le plus sûr de le fabriquer soi-même, comme faisaient nos pères.

Il est prudent d'essayer quelques échantillons de son beurre. En le faisant fondre lentement, vous verrez peu à peu se déposer la craie, le sable, les fécules dont on le surcharge et les couleurs dont on le pare.

L'eau doit être filtrée avec le plus grand soin et, au besoin, bouillie et exposée à l'air, si l'on soupçonne qu'elle contienne quelque principe malfaisant.

Le *sel* ne doit pas se liquéfier facilement à l'air. Il se dissout à froid dans l'eau de pluie, dans la proportion de vingt-cinq grammes sur cent, sinon il contient du plâtre ou quelque autre ingrédient.

Non-seulement le *lait* est altéré de mille manières, mais souvent aussi l'alimentation des vaches est si mauvaise, qu'elles ne donnent qu'un lait déjà malsain avant l'intervention du falsificateur.

Les ustensiles de cuisine sont la source de maladies de toutes les espèces. Ceux en cuivre, quoique en apparence bien étamés, laissent parfois dissoudre des particules de ce métal. Laissez-y séjourner du vinaigre pendant une nuit et ajoutez le lendemain un peu de sulfure de chaux. Si le liquide noircit, c'est que vous subissez un empoisonnement lent par l'acétate de cuivre. Avec les robinets en cuivre il n'est pas besoin d'essai, on est sûr de la chose.

Si au lieu de ses fabriques de luxe si coûteuses, les gouvernements voulaient encourager la fabrication de verre dévitrifié, on aurait pour tous les usages domestiques, des vases aussi sains que ceux en métaux précieux et aussi économiques que ceux en fer battu ; mais bien fou qui compte encore sur les lumières et la volonté d'une institution décrépite. C'est à chacun de nous d'aviser et de pourvoir.

Empoisonnons-nous donc par tous les pores, car si les casseroles, les aliments et les boissons nous épargnent, nous avons toutes les peintures de nos maisons composées de sels vénéneux ; nous avons les bonbons, les pains à cacheter, les boîtes de couleur que nous donnons à nos enfants pour apprendre à enluminer, et des cartes de visite brillantes et lustrées à l'arsenic, qui peuvent causer les plus graves accidents. Les vermifuges dont on surcharge les malheureux enfants, le fard dont se parent les coquettes, le camphre, le musc, dont on embaume ses effets pour les conserver, les sels anglais que l'on respire, sont autant de poisons, qui par notre faute et en pure perte usent la trame de notre vie.

Que la vigilance individuelle s'éveille enfin sur ces graves questions, et bientôt la vie humaine pourra s'étendre jusqu'à ses limites naturelles, dont elle est si loin aujourd'hui.

Pour en revenir à notre régime, voici une liste en deux colonnes des aliments permis et défendus.

DU CHOIX DES ALIMENTS.

PERMIS.

Viande de bœuf, mouton, lapin, lièvre, poulet, dinde, chapon, perdrix, pigeon, poisson d'eau douce, sole, maquereau, alose.

Des huîtres en petite quantité.

Parmi les légumes : les pommes de terre, les haricots, les choux, les carottes, les raves, les potirons, les petits pois, les haricots verts, les choux-fleurs, les cardons, les lentilles.

Les fruits cuits ou crus, mais bien mûrs, comme les poires, les pommes, les prunes, les raisins, les abricots, le melon, les figues, les fraises, les oranges et les confitures des mêmes fruits, les marrons, les châtaignes, etc., etc.

Un peu de sel et quelques gouttes de vinaigre dans la sauce, des oignons bien cuits.

Le pain, la farine de blé, de haricots, de fèves, de châtaignes, le sagou, le tapioca, le riz, les pâtes sans safran, l'orge, etc.

Le lait, le beurre frais, le café d'orge ou de châtaigne, le chocolat sans arôme, les œufs, le fromage frais, la crème, etc.

Pour boisson : l'eau pure, l'eau pannée, rougie d'un peu de vin, édulcorée par du réglisse ou du sirop de gomme, froide habituellement ou tiédie, lorsque l'estomac est irrité, surtout pendant l'été et la chaleur de la fièvre.

DÉFENDUS.

Les aliments crus et échauffants, la viande de porc et des animaux trop jeunes ; les moules, les poissons de mer à chair huileuse ou colorée, la graisse de porc, d'oie et de canard.

Les légumes qui ont un goût amer ou aromatique, comme le cresson, les asperges, la chicorée, le persil, le cerfeuil, les tomates, les câpres, les cornichons.

Les fruits acides ou astringents, la cerise courte-queue, les groseilles.

La salade, le vinaigre, le suc de limon, les épices, le poivre, la cannelle, la girofle.

Les pâtes safranées, le café, le thé, le chocolat à la cannelle, à la vanille, au lichen.

La bière et les vins falsifiés, les boissons fermentées de toute espèce, l'eau de Seltz, la glace, les sorbets, les limonades, etc.

Enfin, toutes les substances que chaque malade aura reconnues comme nuisibles à son tempérament particulier, quoique permises généralement.

On pourra prendre deux ou trois bains par mois pour entretenir la propreté du corps; et aussi souvent que l'on pourra pour animer les fonctions de la peau, quand on pourra se baigner l'été dans l'eau courante. Dans ce dernier cas on devra commencer par des bains de quelques minutes, après lesquels on se frictionnera avec un linge sec, on s'habillera vivement et on fera un exercice suffisant pour amener la sueur à la peau.

Les malades ne prendront pas de bain sans permission du médecin.

Tous les cosmétiques, pommades, parfums, sont expressément interdits.

Les remèdes domestiques, tisanes, sirops, onguents, baumes, purgatifs, le sont à plus forte raison.

Tous les soins physiques que nous venons de passer en revue ne seraient rien, du reste, s'ils n'étaient aidés par un régime analogue pour l'esprit. Si l'on vous défend un peu de poivre dans les aliments, bien plus encore on vous défend un accès de colère; la jalousie n'agit pas moins violemment sur nous qu'un verre de liqueur, et les émotions du jeu ne sont pas moins nuisibles que l'action du thé et du café. Sachez donc dominer l'ennemi intérieur aussi bien qu'écarter les dangers extérieurs, de manière que le jeu de la vie puisse s'exercer librement pendant la santé et se reconstituer énergiquement dans la maladie. Voyez aux divers organes les prescriptions, et notamment chapitre VII, parties génitales de l'homme et de la femme: *Age critique,* § 166; *Onanisme,* § 163; *Nymphomanie,* § 174.

Ces prescriptions devront être religieusement observées dans les maladies chroniques. Quant aux maladies aiguës, on leur appliquera de ce régime ce qui pourra naturellement s'adapter à leur état. Si les malades ont de la fièvre, ils resteront au lit et s'abstiendront d'aliments solides. Mais dès que la fièvre aura cedé à quelques doses d'*Aconit* ou d'un autre médicament mieux approprié, il faudra donner au malade quelques potages ou d'autres aliments légers s'il les désire, en se guidant sur ses indications, s'il est en âge d'apprécier la portée de ses demandes.

L'hygiène de l'homme bien portant devrait, comme nous l'avons dit, être conforme à celle du malade. Cependant quand il commettrait quelques infractions comme de prendre une demi-tasse de café, un peu de salade, du thé ou une goutte de liqueur, cela n'aurait aucun inconvénient, à la condition que l'infraction ne soit pas habituelle et continue. La nature nous a donné une grande variété de goût pour que nous entrassions en rapport avec tous les règnes de la création. C'est méconnaître cette grande loi, que de s'abrutir systématiquement par l'usage quotidien du café, du thé, du tabac, du porter ou du genièvre. Toutes ces influences hostiles se neutraliseraient, si on les faisait succéder mutuellement dans son régime, et même jusqu'au certain point elles prépareraient l'homme à lutter contre les influences épidémiques. D'un autre côté un régime trop excitant rendrait la force vitale tout à fait obtuse et incapable de sentir l'impression des médicaments. Ce serait donc une mauvaise disposition si la maladie nous surprenait dans cet état-là, et le plus sûr est de s'en tenir à peu près constamment au régime tracé ci-dessus, sans se priver cependant à de longs intervalles, des excitants, qui peuvent nous être offerts à doses modérées dans une réunion d'amis.

Il est maintenant quelques autres classes de stimulants, que l'homme ne doit pas éviter et auxquels il faut, au contraire, qu'il s'habitue. Notre organisme, avons-nous dit, doit être en rapport avec toutes les parties de l'univers. Il doit se familiariser avec toutes les luttes, sous peine de succomber, quand la nature lui envoie à l'improviste une maladie inattendue.

Or comment aurait-il pu résister à ces ennemis inconnus, que l'on nomme des maladies, lorsque leur essence était complétement inconnue, aussi bien que les remèdes propres à les combattre ? Grâces au ciel cette lacune est aujourd'hui comblée, et par la découverte de nos doses infinitésimales employées à guérir, nous pouvons nous faire une idée complète des moyens que la nature emploie pour nous rendre malades. Les miasmes répandus dans l'air, qui nous apportent la souffrance, la maladie et la mort, et quelquefois dépeuplent toute une contrée, sont simplement des dilutions médicinales accidentellement préparées, que nous prenons à notre insu en aspirant l'air dans nos poumons, et si nous succombons si facilement sous leur perfide atteinte, c'est que, faute de bien connaître leur nature, nous n'avons pas su nous préparer à les vaincre.

L'Européen qui se croit si **avancé de nos jours** et dont la civilisation est si pompeuse extérieurement, se trouvait, il y a peu d'années, dans une aussi misérable condition que le Hottentot imbécile, qui s'endort sans savoir si un tigre ne s'élancera pas la nuit pour le saisir au milieu de ses compagnons et en faire sa proie. Aussi l'homme du 19me siècle, qui a supprimé les distances, attelé le feu, percé les montagnes, ouvert les routes du ciel, n'est pas sûr cependant que le choléra, la peste, le typhus, la phthisie, ne viendront pas le saisir au milieu de ses grandeurs et le coucher en quelques heures dans son tombeau. C'est un puissant correctif à l'orgueil de notre époque, c'est un terrible revers pour une si brillante médaille ; car en définitif en fait de médecine, nous n'étions pas plus avancés hier que les Grecs ne l'étaient cinq cents avant Jésus-Christ.

Eh bien ! grâce à l'inventeur du nouvel art, nous pouvons aujourd'hui défier ces monstres invisibles et cruels, ces messagers de mort, qui nous guettaient au milieu de nos projets et de nos fêtes, et qui nous emportaient, comme un vil troupeau, pauvres rois de la création, vainqueurs de la matière, esclaves de la maladie. Nous le pouvons ; mais il faut, surtout dans ces premiers moments, employer toute notre vigilance pour assurer notre triomphe. Il ne faut pas se contenter de guérir la maladie qui nous atteint, il faut aussi nous exercer à vaincre celles qui peuvent nous atteindre plus tard, et grandir notre force vitale par cette gymnastique nouvelle pratiquée dans le champ des infiniment petits.

Je vous ai dit que l'on pouvait se préserver de la variole, de la scarlatine, de la rougeole, du croup, de la coqueluche, enfin de toutes ces maladies qui, généralement, ne nous attaquent qu'une fois. C'est l'emploi de ces préservatifs qui constitue cette gymnastique vitale, destinée à nous donner cette vigueur capable de triompher du mal sous toutes ses formes ; mais il ne faut pas se fortifier seulement contre trois ou quatre maladies bien déterminées, il faut généraliser cette pratique pour être prêt contre toutes les attaques ; il faut, par une répétition fréquente, se familiariser avec ces agents terribles qui seront des instruments de mort, si, d'avance, nous n'avons su en faire des armes de salut.

Je vous conseille donc, mes amis, de prendre, de temps en temps, quelques globules médicamenteux et d'en faire prendre à vos enfants, pour les fortifier et les garantir des maladies naturelles.

L'ordre dans lequel vous procéderez n'est point indifférent. C'est en procédant par gradation que l'on se rend capable de l'action la plus énergique. Je vais donc classer pour votre usage les trente-deux médicaments de notre pharmacie, en empruntant aux travaux de l'école homéopathique, dont je fais partie, la méthode philosophique qu'elle a suivie dans la distribution de ces nouvelles richesses, recueillies sur un point encore inexploré de la nature. Les premiers médicaments sont ceux dont l'action est le plus innocente et le plus en harmonie avec les actes ordinaires de la vie ; les derniers sont ceux qui heurtent au contraire presque directement l'action vitale de nos organes et qui exigent le plus grand déploiement de forces pour être éliminés de notre corps quand nous les y avons admis. En marchant graduellement des uns aux autres, vous vous habituerez facilement à réagir contre eux, et bientôt une santé plus robuste vous fera agréablement apprécier le chemin que vous aurez parcouru.

Enfin, quand vous aurez achevé votre petit cercle de substances diverses, je vous proposerai de continuer l'œuvre entreprise dans votre intérêt, en y ajoutant pour stimulant l'appât d'une bonne action à faire. Au lieu de prendre dans un but purement personnel des médicaments déjà connus, je vous proposerai de prendre quelques nouveaux médicaments imparfaitement étudiés et de noter avec soin les effets qu'ils produiront sur vous, de manière que plus tard on puisse les consulter pour les appliquer à la guérison des malades. De cette manière, vous serez doublement utile à vous et aux autres, et l'Institut de propagande de Paris, avec lequel je corresponds et qui fait d'immenses efforts pour répandre le bienfait du nouvel art, apprendra avec transport que dans ce coin de la France, il a trouvé de nouveaux et zélés collaborateurs.

Voici la liste des 32 médicaments à employer dans l'ordre le plus convenable, avec la durée de leur action pendant laquelle il faut observer avec soin le régime, et avant la fin de laquelle il ne faut pas prendre de nouveaux médicaments, à moins de circonstances spéciales que nous indiquerons plus tard. Nous y joignons aussi l'abréviation par laquelle ils seront désignés dans le cours de cet ouvrage.

Abréviations.	Nom latin des médicaments.	Durée d'action.
Péd.	Pediculus	20 jours.
Acon.	Aconitum napellus	2
C. Ind.	Cannabis Indica	10
Arn.	Arnica montana	30
S. Oler.	Solanum oleraceum	15
Bry.	Bryonia alba	30
Bell.	Belladonna atropa	40
Buf.	Buffo sahytiensis	30
Lach.	Lachesis trigonocephalus	20
Phos.	Phosphorus	40
Calc.	Calcarea carbonica	40
Dulc.	Dulcamara	30
Jac. C.	Jacaranda caroba	40
Thuy.	Thuia occidentalis	40
Puls.	Pulsatilla nigricans	30
Hyosc.	Hyosciamus niger	10
Ocy.	Ocymum canum	30
Dig.	Digitalis purpurea	40
Lyc.	Lycopodium clavatum	40
Hur.	Hura Brasiliensis	40
Nat. M.	Natrum muriaticum	40
Nux V.	Nux vomica	30
Cham.	Chamomilla vulgaris	5
Rhs.	Rhus toxicodendron	30
Hipp.	Hippomane mancinella	30
Sulph.	Sulphur	40
Sil.	Silicea	40
Merc.	Mercurius vivus	40
Crotal.	Crotalus cascavella	30
Verat.	Veratrum album	20
Arsen.	Arsenicum album	40
Elaps.	Elaps corallinus	50

Familiarisez-vous avec ce petit tableau. Étudiez les symptômes caractéristiques de chacun de ces 32 médicaments que vous trouverez à la fin de l'ouvrage. Cette étude vous rendra capables non-seulement de mieux choisir, entre les 2, 3 ou 4 remèdes indiqués pour chaque maladie, celui qui aura le plus de ressemblance au cas donné; mais aussi de guérir une foule d'autres cas, pour lesquels les indications données dans le chapitre du *Traitement des Maladies* pourraient être insuffisantes.

SIXIÈME SÉANCE.

Fin de l'Hygiène et description des Maladies.

Mes amis, ne vous étonnez pas, je vous le répète, de ce que je vous entretiens du régime de l'homme bien portant. Plus vous vous occuperez de la conservation de votre santé, moins vous aurez à vous occuper de maladie. Il vaut mieux prévenir le mal que le guérir. Si j'avais suivi une méthode rigoureuse, j'aurais même dû commencer par cette partie de mon sujet et rejeter le régime des maladies à la fin. Mais, dominés par le préjugé vulgaire, vous vous seriez étonnés de m'entendre parler de santé, quand vous veniez me demander des secours contre la souffrance, et j'ai dû suivre la pente naturelle de votre esprit pour captiver plus facilement votre attention. Nous faisons du reste comme le gouvernement lui-même, qui, au lieu d'avoir des écoles de santé, a fondé des écoles de médecine, où la maladie remplit le premier rôle et où l'hygiène est sur le troisième plan. Suivons donc en cela la routine, tout en signalant nous-même la déviation de notre route directe à laquelle nous sommes entraînés par la force des mauvais exemples.

Le régime de l'homme bien portant, avons-nous dit, doit être moins rigoureux que celui du malade.

En somme il pourra prendre une nourriture saine, en évitant seulement les épices, le poivre, la cannelle, le café, le thé vert, le tabac, les liqueurs, la bière si souvent frelatée par des drogues malfaisantes, en un mot tout ce qui peut porter un trouble sensible dans les fonctions ; et dans le cas où il commettrait quelque infraction au régime, ce ne devrait jamais être d'une manière suivie et continue, mais à de rares intervalles, avec beaucoup de modération, et en variant les excitants qu'il croira pouvoir se permettre.

Il est bien entendu que pendant qu'il fera des expériences pures ou prendra quelque préservatif, il devra rigoureusement suivre toutes les prescriptions données au commencement de notre dernier entretien.

Il va sans dire, qu'il se lèvera de bonne heure, se livrera à un travail suivi sans lequel il n'y a pour l'homme ni santé réelle, ni bonheur effectif.

L'habitation devra être aérée, dans un local entouré, s'il se peut, d'arbres et de verdure. Si vous demeurez dans l'intérieur d'une ville, compensez les inconvénients de ce séjour en logeant aussi haut que possible. Quand je demeurais à Paris, j'ai souvent observé du haut de Montmartre la grande cité enroulée dans son linceul de fumée et de brume au-dessus duquel s'élevait seulement le sommet des édifices publics et de quelques maisons très-élevées. C'est de cet observatoire que je choisissais généralement mon domicile. Je remarquai les îles de maison, qui élevaient la tête le plus haut au-dessus de l'océan de brouillard, et je tâchais les jours suivants d'y trouver un appartement au 5me ou 6me étage, où j'avais au moins la vue du ciel et un air moins vicié par les exhalaisons du gaz, des égouts, des cuisines, des cours, et par toutes les manipulations du ménage, de l'industrie, de la science et du commerce. Je m'en suis toujours parfaitement trouvé.

Ne craignez le contact de l'air, ni aux champs ni à la ville. Ce n'est pas en fuyant son action, mais en la bravant, que vous parviendrez à en triompher. Habituez-vous aux intempéries des saisons et ne soyez pas de ces hommes efféminés qu'un courant d'air terrasse et qu'une ondée de pluie enrhume.

Réagissez contre le monde extérieur sous toutes ses formes, et ici je dois vous entretenir des admirables travaux d'un des hommes marquants dans la science du 19e siècle, de Priestnitz de Grafenberg, simple paysan comme vous, mes amis, que les plus grands docteurs vont visiter de tous les points du monde pour s'inspirer au feu de son génie, qui guérit les malades abandonnés par toutes les facultés et qui transmettra à la postérité un nom illustré par un talent d'observation qui ne le cède qu'à celui de Hahnemann.

Méconnaissant l'importance de cette loi de réaction qui constitue notre nature, les hommes depuis longtemps avaient cherché la santé en se dérobant à l'action du monde extérieur. L'usage des bains, si fréquents dans l'antiquité, avait été presque complétement supprimé depuis deux siècles ; des tissus plus parfaits, des habitations mieux closes, des guerres moins générales, tout avait contribué à soustraire l'homme à la lutte des éléments, et l'avait prédisposé à une sensibilité maladive qui se manifeste de nos jours par des maladies innombrables et surtout par la phthisie pulmonaire, cet effroi des familles, ce fléau des populations.

Priestnitz a rappelé l'homme aux lois de la nature et lui a tracé, avec un talent sans égal, les moyens de soutenir et d'éveiller la réaction vitale par l'usage de l'eau froide employée sous toutes les formes. Il est parvenu, par ce moyen, à rétablir les constitutions les plus délabrées et à débarrasser, par la sueur, des malades gorgés de drogues accumulées dans leur corps par les traitements stupides des médecins officiels. Aussi, paysan qu'il était, et ne sachant ni lire ni écrire, il a, malgré l'opposition des académies, fini par obtenir du gouvernement la permission de continuer ses merveilleuses guérisons. Il est vrai que ceci se passait en Autriche, et qu'il n'aurait pas aussi bien réussi dans notre France, qui a laissé condamner à l'amende, pour exercice illégal de la médecine, les deux plus grandes intelligences qui s'en occupent en ce moment : Raspail et Mme Hahnemann. Et nous aussi, mes amis, nous faisons une chose illégale en parlant ensemble ici de notre santé. Quant à Jésus, s'il vivait de nos jours, grâce à l'Académie, aidée de la police et du procureur de la République, il serait plus souvent sur les bancs de la police correctionnelle que guérissant les aveugles et les paralytiques sur la place publique, aux portes de la cité et sous le parvis du temple.

Pour en revenir à Priestnitz, notre grand médecin sans diplôme, ce que nous devons surtout apprendre de lui, c'est à fortifier notre corps par l'application répétée de l'eau froide. Il faut pour cela avoir soin d'établir aussitôt une puissante réaction par des couvertures bien chaudes ou mieux encore par l'exercice. Ainsi, tous les matins, vous ferez bien de vous laver à grande eau la figure et la poitrine et de vous jeter sur le dos une serviette trempée ; après quoi vous vous

essuierez et vous habillerez rapidement, et, après avoir bu
deux ou trois verres d'eau bien froide, vous ferez à grands
pas une promenade d'une demi-heure jusqu'à ce que la transpiration s'établisse et que la chaleur circule dans tous les
membres. Vous pourrez également, le soir, vous laver avec
un linge légèrement humide avant de vous mettre au lit, et
vous couvrir jusqu'à l'instant où le froid fait place à un sentiment de chaleur bien prononcé. Quand vous vous serez
familiarisé avec l'impression du liquide, vous finirez par
pouvoir vous tremper soir et matin, hiver comme été, dans
un demi-bain et vous laver tout le corps. Alors vous aurez
fortifié de beaucoup votre force vitale. Vous ne saurez plus
ce que c'est qu'un rhume, un catarrhe et une fluxion de
poitrine, et vous ne porterez plus ni tricot ni gilet de flanelle. Seulement, je vous le répète, il faut s'habituer graduellement à l'impression de l'eau froide en commençant à se
passer seulement sur la figure et la poitrine un linge légèrement mouillé et fortement tordu, et n'augmenter cette
dose qu'au fur et à mesure que la peau reprendra sa chaleur
naturelle. Il est bien entendu que l'été il sera très-bon de
prendre plusieurs bains froids par semaine ; mais les premiers de chaque saison devront être seulement de 5 à 6 minutes et suivis de suite d'un exercice suffisant pour rétablir
les fonctions de la peau. (Voir plus loin, *Névralgies*, § 181.)

Quant aux enfants, il sera bien de les accoutumer peu à peu
au même régime, mais procédez sans précipitation. Ne faites
pas comme certaines mères anglaises, qui dès la naissance
plongent chaque jour leurs enfants dans l'eau froide, sans comprendre le danger de cette pratique empirique. N'oubliez pas
que l'action de l'eau n'est utile qu'autant que la réaction vitale
peut se développer franchement. Or cette réaction est fort difficile aux premiers jours de la vie, lorsqu'elle est déjà assez occupée par l'impression nouvelle de l'air, de la lumière et des
corps environnants.

N'accablez donc pas le nouveau venu dans la vie par des
efforts excessifs et attendez quelques semaines avant de le
préparer à l'usage de l'eau froide, par celle de l'eau tiède sa-
gement graduée. Gardez-vous surtout de lavages excessifs
pendant les 5 ou 6 premiers jours après la naissance. L'épiderme à cette époque est revêtu d'une substance grasse et

onctueuse, qu'il serait imprudent de délayer et d'enlever trop rapidement, surtout en hiver. Faites tout en son temps, avec modération et sans vous presser. C'est le seul moyen de réussir en tout.

Il est encore deux hommes de génie qui ont complété par leurs inventions ce grand art de développer la vitalité humaine par un exercice particulier, Mesmer par le contact de deux fluides nerveux, et Ling le Suédois par des mouvements provoqués dans les diverses parties de notre organisme lui-même.

Voyez une mère dont l'enfant souffre, elle le flatte, elle le caresse, elle le couve du regard et le pénètre de ce fluide vivifiant, qui s'écoule de chacun de nous, parfois à notre insu, sous l'influence de notre volonté fortement tendue. Eh bien, cette mère, sans s'en douter, fait du magnétisme animal et souvent elle soulage son enfant plus efficacement que par tout autre moyen. L'orateur dont le regard puissant domine avec autorité son auditoire attentif, les dompteurs de bêtes féroces, qui fascinent les lions et les tigres comme Carter et Van Amburgh, sont tous dans leur genre de puissants magnétiseurs, et Mesmer seul donne la clef des effets prodigieux obtenus par eux. Mais cette puissance mystérieuse n'est point le privilége de quelques élus, elle est dans chacun de vous, et vous pourrez l'employer chaque fois que le désir du bien enflammera vos cœurs et sanctifiera votre volonté.

Quand vous rencontrerez un être souffrant, languissant, faible, épuisé par des maladies ou des saignées meurtrières prodiguées par des médecins vulgaires, quand vous verrez un individu atteint de crises nerveuses, de convulsions ou de mal caduc, ne craignez pas de vous approcher de lui et de lui prendre les mains en appuyant vos pouces contre les siens, avec le ferme vouloir de lui donner une portion de votre vie pour rétablir la sienne ; passez ensuite vos mains devant lui en descendant lentement depuis le front jusqu'aux genoux, et bientôt vous verrez se dissiper les symptômes les plus alarmants. Si vous continuez quelque temps, vous verrez une fois sur deux ou trois fois le patient fermer les yeux et tomber dans un paisible sommeil. Laissez-le dans cet état pendant un ou deux quarts d'heure, et si vous voyez sa respiration oppressée, haletante, des spasmes à la gorge, mettez-y fin en passant rapidement la main de droite à gauche avec vivacité, comme si vous vouliez l'éventer ; si cela ne suffit pas, soufflez-lui avec force sur le front avec le désir intense de lui reprendre ce fluide invisible que vous lui avez transmis en lui faisant des passes, et bientôt vous le verrez ouvrir les yeux avec étonnement et attacher sur vous son regard avec reconnaissance. S'il arrive que ce réveil ne s'effectue pas de suite, ne vous troublez pas pour cela. Laissez reposer le malade pendant un quart d'heure; après cet intervalle, magnétisez-le de nouveau, comme vous avez fait dans le principe, pendant deux ou trois minutes, et après cela, réveillez-le en lui passant les mains en travers devant la figure et en lui insufflant un air frais avec votre bouche ; le réveil alors ne se fera pas attendre. Si par extraordinaire le sommeil persiste encore, faites dissoudre dans une petite cuillère à café pleine d'eau un globule de *Cann. Indica*, faites avaler ce liquide au patient, et après un quart d'heure recommencez à le magnétiser avec énergie et puis à l'éventer en travers, soit avec les mains, soit avec une petite feuille de carton. Le réveil ne peut alors manquer d'avoir lieu.

J'ai insisté sur les moyens de rappeler le magnétisé à la vie ordinaire, parce que c'est le seul cas qui puisse, dans la pratique du magnétisme, étonner un peu les commençants. Ces difficultés sont du reste extrêmement rares et ne vous arriveront pas une fois en dix ans. Généralement le patient se réveille à la première insufflation d'air froid. Quant aux moyens d'endormir, ils sont tellement variés, que je n'essayerai pas de vous les décrire tous. Toutes les passes faites de haut en bas sont bonnes. Si vous voulez enlever une douleur, promenez légèrement le bout des doigts sur la partie souffrante, sur la mâchoire, si ce sont les dents, sur le front, si c'est la tête, sur le genou, les coudes, les poignets, si ce sont des douleurs articulaires, en ramenant vivement la main à vous, comme si vous vouliez extirper le mal de la partie où il est fixé.

Il est bon, du reste, que vous sachiez que les deux doigts par lesquels le fluide magnétique émane de vous en plus grande abondance sont le pouce et le petit doigt. Vous pouvez également appliquer les mains sur le creux de l'estomac, à la région du cœur, sur les tempes, sur le sommet de la tête, ou bien, l'une sur la poitrine, et l'autre sur le dos. Toutes ces méthodes vous donneront des résultats différents selon les cas, et vous connaîtrez à l'impression ressentie par le malade celles qui seront le plus efficaces.

Il vous arrivera aussi de trouver parmi les personnes endormies quelques-unes de celles qui jouissent de ces propriétés merveilleuses dont on a dû vous parler sous le nom de somnambulisme. Celles-là, si ce n'est à la première séance, au moins à la troisième ou à la quatrième, répondront à vos questions sans s'éveiller pour cela, et vous indiqueront elles-mêmes ce qu'il convient de faire pour leur santé, l'instant auquel il convient de les réveiller et l'époque où il conviendra de les magnétiser de nouveau. Traitez avec bonté les êtres intéressants doués de ce don sublime. Parlez-leur avec douceur et avec onction des idées religieuses vers lesquelles s'élève avec bonheur leur âme allégée du poids de la matière, et ne les rabaissez jamais jusqu'à les entretenir d'intérêts matériels auxquels leur esprit est étranger en ce moment.

Gardez-vous surtout de faire de ces facultés sublimes l'élément d'un grossier spectacle et de faire parade des résultats que vous aurez obtenus, soit pour étonner les faibles, soit pour convaincre des incrédules. Ne vous inquiétez jamais de ce dernier point. S'il est encore des gens qui doutent aujourd'hui du magnétisme animal, ce n'est pas seulement une infirmité de l'esprit, c'est aussi un vice du cœur qui se refuse à reconnaître cette grande manifestation de la bonté céleste.

Quant à vous, ne vous étonnez de rien ; pas même s'il vous arrive de rencontrer des voyants qui jouissent des facultés somnambuliques même dans l'état de veille et qui, dans une carafe ou une boule de verre, voient les événements et les choses à distance. La plupart des somnambules jouiront de ce don de seconde vue si vous leur ordonnez pendant leur sommeil de s'en occuper à leur réveil.

M. Morin, un des plus habiles et des plus puissants magnétiseurs de notre siècle, donne à cette forme de somnambulisme la préférence sur toutes les autres et la développe souvent chez les malades du dispensaire homéopathique, curieux d'en faire l'expérience. Il est bien à désirer que M. Morin veuille bien mettre en ordre et publier les précieux matériaux qu'il a recueillis sur la théorie du magnétisme, la cosmogonie, les sciences occultes et les formes primitives de l'intellect humain.

3.

Parmi les objections pratiques faites au magnétisme, il en est une que nous ne pouvons passer sous silence. Les âmes dépravées, qui partout voient l'image du vice dont sans doute elles sont saturées elles-mêmes, ont beaucoup parlé des dangers du magnétisme pour les mœurs. Ces dangers ne sont en rien inhérents au magnétisme. Il est certain que des désirs peuvent se développer si vous mettez en contact deux personnes de sexe différent, jeunes et ardentes. Mais qu'a cela de commun avec le magnétisme? Si vous laissez se promener deux jeunes gens côte à côte dans la solitude des forêts, ou les bras passés autour de la taille l'un de l'autre dans un léger cabriolet, les mêmes désirs naîtront infailliblement. Aussi quelle mère expose sa fille à des tentations pareilles? Il en doit être de même du magnétiseur. Que la mère magnétise ses filles, les jeunes gens leurs amis, et le mari sa femme, tout sera pour le mieux. Mais il serait aussi absurde de se faire un prétexte de l'amour, pour proscrire le magnétisme animal, que si l'on voulait en son nom proscrire les routes ombragées des bois, le murmure des ruisseaux et toutes ces voix de la nature qui chantent le bonheur d'aimer au printemps de notre vie.

Malheur à qui abuse d'une chose sainte, mais ne détruisons pas une chose excellente, sous prétexte des dangers qu'elle peut avoir! Le fer aiguisé en glaive ou tordu en mousquet peut donner la mort, mais recourbé en socs de charrue, il féconde les guérets d'où sort le pain de l'humanité. Faisons des bêches et brisons les canons, voilà ce qui me paraît la seule chose raisonnable.

J'ai voulu que ces entretiens fussent complets et vous donnassent une idée générale de toutes les grandes découvertes de notre siècle qui regardent la santé humaine, de manière qu'en relisant plus tard les notes que vous prenez, vous connussiez, sommairement, tout ce qui a rapport à ce sujet intéressant. Mon ambition est de voir ces principes propagés, répandus dans toutes les villes, les bourgades et tous les hameaux de France. De cette manière, les maladies et la mortalité diminueraient bien vite dans notre pays. Sur neuf cent mille de nos compatriotes qui meurent chaque année on en sauverait deux ou trois cent mille qui serviraient à coloniser l'Algérie, si le gouvernement, par sa manière d'administrer et ses tracasseries, n'arrêtait pas l'essor du génie français, aussi actif, aussi entreprenant que celui des Américains du Nord qui fondent cependant des empires dans le temps que nous mettons à bâtir un village, qui ont créé le Texas et la Californie pendant que nous tracions l'emplacement de Philippeville.

Voulant donc être aussi complet que mon cadre le comporte, j'ai à vous dire encore deux mots du Suédois bienfaisant qui a trouvé la véritable loi de la gymnastique rationnelle et déterminé l'action spécifique de tous les mouvements du corps, avec autant de précision que Hahnemann avait tracé la sphère d'action des médicaments. Ling a étudié l'action de tous les divers appareils musculaires et a trouvé moyen de développer, par des exercices savamment combinés, toutes les forces actives du corps et même de guérir un grand nombre de maladies. De même que Hahnemann, il obtient avec des moyens presque insensibles ce que les anciens professeurs de gymnastique croyaient à peine possible, après les exercices les plus violents répétés pendant plusieurs années. Je vais me contenter de vous citer les deux lois primordiales du système de Ling que je ne puis vous développer en totalité. Dans la suite de ces entretiens, je vous parlerai de quelques cas où les mouvements spécifiques peuvent guérir aussi bien les maladies que les petites doses de médicament dont je vous ai enseigné la préparation. Il est beau et consolant de voir le médecin si longtemps réduit à se servir des moyens empiriques les plus grossiers, arriver enfin à manier les quantités infinitésimales comme les physiciens, les chimistes, les mathématiciens, en un mot, tous les véritables savants.

THÉORIE DU MOUVEMENT, DE LING.

I. *On peut produire, modifier et déterminer des contractions dans une partie quelconque du système musculaire, par des mouvements spécifiques actifs.*

II. *Pour que l'action de tout mouvement puisse être déterminée et appréciée, il doit avoir un point de départ et un point d'arrêt; la direction de la ligne qui mesure le*

*déplacement du corps ou d'une de ses parties, doit être
aussi déterminée.*

III. *Le praticien qui provoque le mouvement spécifique
doit mesurer et déterminer les angles de son corps d'a-
près ceux de la personne qui est soumise au mouvement*
(c'est-à-dire qu'il doit régler la position et les mouvements
de son corps ou de ses membres sur la position et les mouvements du patient).

IV. *La vitesse d'un mouvement gymnastique quelconque
doit toujours être isochrone, c'est-à-dire que le corps ou
la partie du corps mise en mouvement doit parcourir
des espaces égaux dans des temps égaux.*

Longtemps négligée et presque tombée en désuétude, la
gymnastique qui a fait la grandeur de la race Hellénique, re-
trouvée au commencement de notre siècle par le génie de
Ling, tend à reprendre dans les institutions modernes le rôle
qui lui appartient. Outre M. Triat de Nîmes, on remarque
en ce moment à Paris, M. Dally, inventeur du dynamogène
et auteur de savants écrits sur la gymnastique des Grecs
et des Romains, qui contribue, par son érudition et sa pratique, à remettre en honneur cette belle science. D'admirables
guérisons de phthisies pulmonaires obtenues par ses procédés témoignent de l'excellence de sa méthode, plus efficace
encore lorsque les mouvements sont aidés par l'action continue des médicaments homœopathiques.

Pour résumer ce que nous avons dit jusqu'à ce jour, vous
voyez, mes amis, que je ne vous ai entretenus que d'une
chose, c'est-à-dire du moyen de développer cette force active
qui est l'essence de notre vie, et que ces moyens, nous les
avons trouvés exprimés par quatre interprètes de la science
moderne, quatre envoyés de Dieu sur la terre, chargés de
constituer enfin pour l'humanité le règne de la médecine
scientifique : *Ling, Mesmer, Priestnitz et Hahnemann.*

Ling nous apprend à saisir les propriétés infinitésimales
de nos mouvements divers et à modifier heureusement notre
santé, par des exercices ingénieusement combinés. Il nous apprend à éveiller la réaction vitale au dedans de nous.

Mesmer nous apprend à produire des réactions vitales, au
dehors de nous, en mettant en contact les fluides nerveux
d'individus différents.

Priesnitz nous enseigne à réagir contre le monde extérieur gazeux et liquide dans lequel nous sommes plongés, et à triompher de ses influences.

Hahnemann enfin a arraché à la nature le secret, plus merveilleux encore, des vertus particulières de tous les médicaments, de la génération des maladies et du moyen de les combattre. Il nous donne la loi générale de la réaction vitale et constitue spécialement l'art de guérir.

C'est surtout à lui que nous emprunterons les moyens de rétablir la santé affaiblie ; mais tout en reconnaissant la supériorité de ce grand génie, nous ne serons pas injustes pour les trois autres inventeurs, qui ont sous trois faces différentes envisagé un nouvel aspect de la même vérité. Aveugle qui ne voit pas la commune origine et la similitude de ces quatre rénovateurs de la santé humaine ! Grâce à eux de meilleurs jours vont luire pour notre malheureuse espèce, et l'harmonie va renaître dans la création. Cette dernière expression n'a rien d'exagéré, quand vous verrez les matières qu'embrasse notre programme. En effet nous allons aborder le traitement des maladies, et après vous avoir donné les instructions les plus nettes pour celles de vos enfants et de vos proches, j'y joindrai quelques notions sur le traitement des animaux ou médecine vétérinaire, qui n'a pas moins besoin de réforme que celle de l'homme, et enfin j'y joindrai un traitement basé sur le même principe pour le traitement des végétaux. O mes amis, l'aliment du pauvre est menacé, la pomme de terre est malade, et sa maladie est un glas de mort pour des millions de prolétaires en Europe ! N'est-il pas cruel de voir se consommer une pareille calamité quand nous savons que le moyen de la prévenir existe depuis deux ans et qu'il dépend de nous de généraliser son emploi en commençant à en profiter !

Dimanche prochain, mes amis, nous commencerons à parler du traitement des maladies. Repassez bien jusque-là dans votre mémoire ce que nous avons dit du régime à suivre, tant en santé, pour ne pas tomber malade, qu'en maladie, pour ne pas gêner l'action des médicaments.

SEPTIÈME SÉANCE.

Examen du Malade et description des Symptômes.

Nous avons dit, mes amis, que le nouvel art était rigoureux, exact, positif. Tout ce qui s'y rapporte doit donc se faire avec poids, mesure et méthode. Il faut donc, avant de traiter un malade, rédiger avec soin son histoire par écrit, pour que l'examen de ses symptômes puisse être fait consciencieusement et que le choix du médicament puisse être fait la plume à la main, seul moyen de bien arrêter ses idées et de conserver un souvenir fidèle de ce qu'on a fait. Quel art, quelle profession sérieuse, pourraient se passer du secours de l'écriture ? Que diriez-vous d'un banquier, d'un teneur de livres, d'un négociant, d'un géomètre, d'un astronome, qui prétendraient classer et retenir ses opérations avec le seul souvenir de la mémoire ? Le poëte lui-même perdrait son inspiration , si, à mesure qu'il enfante de nouveaux vers, il était obligé de les graver dans sa tête et n'en soulageait sa mémoire en les écrivant aussitôt qu'ils sortent de son cerveau. Les problèmes physiologiques et pathologiques qui regardent la santé humaine sont-ils donc moins compliqués ou moins importants que les opérations du commerçant, les calculs de l'algébriste, ou les mouvements des corps célestes? Tant s'en faut ; c'est au contraire dans le corps de l'homme, ce petit monde en raccourci, que semblent s'être donné rendez-vous toutes les difficultés, toutes les questions les plus abstraites, et si par hasard une intelligence exceptionnelle pouvait les résoudre de tête, à première vue, certainement à une deuxième visite, elle ne pourrait avoir conservé bien présents et bien nets les motifs complexes de la détermination précédente.

Ne tentez donc pas l'impossible, rédigez toujours les observations par écrit, et si vous rencontrez quelqu'un de ces médecins sans façons qui traitent leurs malades à la course et sans prendre la moindre note, dites hardiment que ce ne sont pas des disciples de Hahnemann, lui qui écrivait avec les plus minutieux détails les histoires de tous ses malades et qui en a rempli plus de soixante in-folios pendant sa vie.

Le médecin n'a nul besoin de suppositions imaginaires sur la nature des maladies; il a besoin de savoir exactement quelles sont les douleurs ressenties, les parties affectées, l'époque où le mal a commencé; en un mot, des faits, des faits et toujours des faits, que le malade seul peut lui fournir. Le rôle du médecin doit être entièrement passif, et se borner à celui d'auditeur bénévole. C'est une des gloires de Hahnemann, d'avoir compris le premier que le médecin doit écouter et non guider le malade, de même que, dans un autre ordre d'idées, Jacotot aussi entend que le maître écoute l'élève et vérifie son travail, au lieu de lui dicter des explications.

Le malade doit déclarer son âge, son tempérament, sa profession, ses habitudes, la nature des souffrances dont il est affecté, en se servant dans son récit de comparaisons bien claires et bien intelligibles, qu'il empruntera à sa profession et aux objets qui lui sont familiers.

Par exemple, on sent comme un poids, comme un clou, comme une cheville, comme des coups d'épingle, comme un arrachement, comme une secousse, comme un bandeau, comme un battement, comme un rongement, comme un engourdissement, comme une âpreté, comme une raideur, comme une griffe, comme une boule, comme un tampon, comme un picotement, un élancement, une douleur sécante, de tiraillement, de térébration, de tressaillement, de contusion, de contraction, de déchirement, de bouillonnement, de pincement, crampoïde, mordicante, brisante, d'ébranlement, de fourmillement, voluptueuse, chatouillante, démangeante, pruriante, chaude, brûlante, cuisante, pétillante.

Il faut noter les circonstances accessoires qui accompagnent chaque symptôme en particulier.

1° Celles qui dépendent des actions de l'individu, l'aggravation ou l'amélioration produite quand on est au lit, en se levant, étant assis, quand on chante, quand on parle, quand on mange, quand on respire, etc., etc. ; 2° les circonstances de lieux : dans la chambre, à l'air libre, sur les montagnes, sur l'eau, etc., etc.; 3° les circonstances de temps: le matin, dans la journée, le soir, la nuit, au printemps, en hiver, etc., etc. L'expérimentateur qui rédige son observation doit lui-même, lorsqu'il se manifeste un nouveau symptôme, se mettre dans les conditions qui peuvent le modifier. Il doit aller, venir, se mettre à la croisée, chanter, prendre les positions propres à mieux caractériser la douleur, et noter les améliorations ou aggravations qui peuvent résulter de ces actes. Quand l'exposition du malade est terminée, les personnes qui l'assistent peuvent prendre la parole et raconter comment il a été atteint par la maladie, et ce qu'elles ont remarqué en lui. Le praticien voit, écoute, observe ; il met tout en écrit, et dans les mêmes termes dont le malade et les assistants se sont servis. Il les laisse achever sans les interrompre, il a soin de les exhorter à parler avec lenteur afin de pouvoir suivre en écrivant.

A chaque nouvelle circonstance que le malade ou les assistants rapportent, on commence une nouvelle ligne, afin que tous les symptômes soient écrits séparément. Quand le malade a achevé de sa propre impulsion tout ce qu'il avait à dire, ainsi que les assistants, le médecin prend des informations plus précises sur le compte de chaque symptôme, et procède de la manière suivante après avoir relu tous ceux qu'on lui a signalés.

A quelle époque tel accident a-t-il eu lieu ? Était-ce avant l'usage des médicaments que le malade a pris jusqu'à présent, ou pendant qu'il les prenait, ou seulement quelques jours après qu'il en a cessé l'emploi? Quelle douleur, quelle sensation s'est manifestée en telle partie du corps? Quelle place occupait-elle au juste? La douleur se faisait-elle sentir par accès seulement, ou bien était-elle continuelle et sans relâche ? Combien de temps durait-elle? A quelle époque du jour et de la nuit, et dans quelle situation du corps, était-elle plus violente, ou cessait-elle tout à fait? Quel était le caractère exact de tel accident, de telle circonstance? Le médecin a soin de s'en tenir à des termes généraux, afin que le malade soit obligé de s'expliquer d'une manière catégorique sur ces divers points.

Si les causes de la maladie ont quelque chose d'humiliant, et que les malades ou ceux qui les entourent hésitent à les déclarer spontanément, on doit chercher à les découvrir par des questions faites avec ménagement ou par des informations prises en secret. Dans le nombre de ces causes se rangent les tentatives de suicide, l'onanisme, l'abus des plaisirs de l'amour, les débauches contre nature, les excès de table ou de boisson, l'abus des aliments nuisibles, l'infection vénérienne ou psorique, un amour malheureux, la jalousie, les contrariétés domestiques, le dépit, le chagrin causé par des malheurs de famille, les mauvais traitements, l'impossibilité de se venger, une frayeur superstitieuse, la faim, une difformité aux parties génitales, une hernie, un prolapsus.

Dans les maladies chroniques des femmes il faut surtout avoir égard à la grossesse, à la stérilité, à la propension à l'acte vénérien, aux couches, aux avortements, à l'allaitement et à l'état du flux menstruel.

Pour ce qui concerne ce dernier, on n'oubliera jamais de demander s'il revient à des époques trop rapprochées ou trop éloignées, combien de temps il dure, si le sang coule sans interruption ou seulement par intervalles, quelle est la quantité de l'écoulement, si le sang est foncé en couleur, si la leucorrhée se manifeste avant qu'il paraisse ou après qu'il a cessé de couler ; mais on cherchera surtout à savoir quel est l'état du physique et du moral, quelles sensations et douleurs se manifestent avant, pendant et après les règles ; si la femme est atteinte de flueurs blanches, de quelle nature elles sont, quelle en est l'abondance, quelles sensations les accompagnent, enfin dans quelles circonstances et à quelles occasions elles ont paru.

Parmi les causes de maladies, il ne faut pas oublier celles qui sont causées par l'abus des médicaments. Sous le nom de remèdes, en effet, les médecins vulgaires administrent, depuis des siècles, les plus effroyables poisons aux malades. Quelques-uns, pour pallier cette pratique coupable, insinuent qu'ils ne recourent pas aux minéraux, mais seulement aux végétaux, comme si l'on ne savait pas que le règne végétal contient des poisons plus subtils et plus rapides que le règne minéral, de même que le règne animal surpasse encore celui-ci, par le venin des serpents.

Quoi qu'il en soit le malade fera bien de recueillir les ordonnances dont il a fait un fréquent usage, et de prendre surtout une note exacte des substances suivantes.

Opium,—Laurier cerise,—Acide hydrocyanique,—Ciguë,—Digitale,—Quinquina,—Valériane,—Colchique,— Rhubarbe, —Salsepareille.

Mercure,—Iode,—Hydriodate de potasse,—Soufre,— Fer, —Arsenic,—Magnésie,—Préparations de plomb.

Voyez plus loin, aux empoisonnements, les antidotes de ces différents poisons. — Quant aux robs et remèdes secrets de tous genres, nous n'en dirons rien, sinon qu'ils cumulent tous les dangers des autres poisons avec celui plus terrible encore d'avoir affaire à un ennemi inconnu qui, après avoir été avalé, ne nous laisse aucun moyen de constater son identité.

Maintenant, mes amis, voici, pour votre usage, un petit traité d'anatomie que j'ai rédigé de la manière la plus intelligible qu'il m'est possible. Parcourez-le avec soin. Il vous servira pour décrire exactement vos maladies, et j'y ai joint quelques idées de physiologie ou science de la vie, pour que vous puissiez apprécier quelle est celle de vos fonctions qui est altérée, quand vous éprouvez quelque douleur.

NOTIONS GÉNÉRALES SUR L'ANATOMIE.

Pour prendre une idée sommaire de la machine humaine, observez d'abord un corps dans sa totalité. Que voyez-vous? Un tronc auquel sont attachés quatre membres et surmonté lui-même d'un corps ovoïde nommé la tête.

Si maintenant vous interrogez la profondeur des organes, vous y distinguez des corps durs et solides appelés os, et des parties molles et flexibles.

Ce sont les os qui constituent la charpente osseuse et la forme primordiale du corps. La principale pièce du système osseux est une colonne formée de vingt-quatre disques séparés par des cartilages et que l'on nomme la colonne vertébrale. Elle forme la partie postérieure du tronc et supporte la boîte osseuse de la tête que l'on nomme le crâne.

Les vingt-quatre disques de la colonne vertébrale appelés eux-mêmes vertèbres, sont distribués ainsi qu'il suit: sept sont affectés à la partie qui unit le tronc à la tête et se nomment cervicales; des dix-sept affectés au tronc, les douze du haut se nomment dorsales et les cinq inférieurs se nomment lombaires ; un os volumineux formé par la soudure de cinq vertèbres primitives continue en bas la colonne vertébrale et aboutit lui-même à un petit os formé de vertèbres rudimentaires nommé *Coccyx*. C'est cet os qui, sous forme d'appendice prolongé, forme la queue chez les animaux.

Le tronc lui-même est formé de deux parties bien distinctes. Celle du haut est enfermée dans une boîte osseuse nommée thorax, formée en arrière par douze vertèbres dorsales, sur les côtés par douze prolongements osseux nommés les côtes qui s'articulent sur chacune de ces vertèbres, et en avant, par un os en forme de plastron nommé le *Sternum*, auquel viennent s'unir par un cartilage les sept côtes du haut. Trois, ont un cartilage qui vient s'unir à celui de la septième côte ; deux, en sont absolument privés, et, par ce fait même, se trouvant assujetties moins rigoureusement peuvent se prêter aux mouvements des organes contenus dans les cavités du tronc. Les sept côtes du haut se nomment côtes sternales ou vraies côtes et les cinq inférieures, asternales ou fausses côtes.

Toutes les côtes, plus ou moins obliques en bas et en avant, sont séparées les unes des autres par des *espaces* que l'on nomme *intercostaux*. A partir de celles du milieu, elles offrent, haut et bas, une longueur qui va toujours en diminuant, de sorte que la première et la dernière sont les plus courtes.

On les distingue les unes des autres, en comptant de haut en bas, par les noms numériques de leur situation. Ainsi la plus élevée est la première, celle qui la suit, la seconde,

Il en est de même des vertèbres, que l'on nomme par exemple 1re, 2me, 3me vertèbre dorsale, 1re, 2me, 3me vertèbre lombaire, et ainsi de suite en commençant par la plus élevée de ce nom et en finissant à la dernière en bas.

Par exception la première vertèbre cervicale porte aussi le nom d'*Atlas*, par comparaison avec ce demi-dieu, qui dans les croyances mythologiques est censé porter le monde, et comme si le poids du cerveau humain, cet univers en petit, fût agrandi à l'imagination par la sublimité du nom donné à son point d'appui ; la 2me cervicale porte également le nom supplémentaire d'*Axis*, parce qu'elle soutient l'axe ou le pivot nommé apophyse odontoïde, sur lequel se meut et tourne l'Atlas. Les autres vertèbres cervicales en descendant conservent leur nom numérique de 3ᵐᵉ, 4ᵐᵉ, 5ᵐᵉ, 6ᵐᵉ et 7ᵐᵉ.

Il sera bien de se familiariser avec ces idées en les vérifiant sur un squelette si on peut s'en procurer un, et en tous cas sur le corps vivant le nombre, la disposition, la forme, et les attaches des vertèbres et des côtes, de manière à pouvoir les nommer à la première inspection.

Pour en revenir à la cavité supérieure du tronc qu'on nomme la poitrine, nous ajouterons qu'elle est bornée, à sa partie inférieure, par une cloison charnue en parasol, dont la convexité est tournée en haut et que l'on nomme le diaphragme. Au-dessous de cette cloison commence la 2ᵐᵉ cavité, que l'on nomme l'abdomen.

De la partie supérieure et de chaque côté du tronc se trouve l'épaule, par laquelle se rattachent au corps les deux membres dits supérieurs, ou plus exactement encore thoraciques.

A la partie inférieure se trouve l'épaule pelvienne, composée de la fesse, de la hanche par lequelle sont reliés au tronc les membres inférieurs, ou plutôt abdominaux.

Le thorax contient les poumons chargés d'aspirer l'air et de nous mettre en rapport avec la partie gazeuse de l'univers, et le cœur, organe central des mouvements du sang.

L'abdomen contient l'estomac et les intestins chargés de nous mettre spécialement en rapport avec les portions solides et liquides du monde extérieur, que nous introduisons au dedans de notre corps sous forme d'aliments et de boissons ; le foie, le pancréas et la rate même chargés d'élaborer des sucs qui aident à cette élaboration vitale ; les reins, chargés de la production de l'urine ; la vessie, qui tient ce liquide en réserve pendant quelque temps, communique avec les reins par les uretères.

Le premier organe placé au-dessous du diaphragme est le foie qui tapisse presque toute sa cavité inférieure, beaucoup moins volumineux à gauche qu'à droite, où il déborde au-dessous des fausses côtes. Au-dessous du foie et en avant se trouve l'estomac. Plus à gauche se trouve la rate. La région droite où est logé le foie se nomme l'hypocondre droit, la région gauche où est la rate se nomme l'hypocondre gauche. Entre deux est la région de l'estomac ou épigastre. Ces trois régions occupent le tiers supérieur de l'abdomen. Le tiers moyen, qui se trouve au-dessous, porte les noms suivants : Région ombilicale au milieu et de chaque côté, le flanc droit et le flanc gauche au-dessous des hypocondres. Le tiers inférieur est également divisé en deux parties, l'hypogastre au milieu au-dessous de l'ombilic, et les aines à droite et à gauche.

La plus grande partie de l'abdomen est occupée par le tube intestinal, qui commence à l'ouverture de l'estomac placée à droite, et nommée *Pylore*, et descend à la partie centrale en se roulant plusieurs fois sur lui-même. Il a, sous le nom de duodénum, de 15 à 17 centimètres de long ; il prend ensuite le nom d'*intestin grêle* et arrive en faisant des circonvolutions multipliées jusque dans l'hypogastre ; là, il se dirige dans l'aine droite, se renfle et prend le nom de *cœcum*, intestin gros, court, globuleux, bosselé ; de là, il prend le nom de *colon ascendant*, également bosselé, mais moins volumineux ; il remonte sous ce nom jusqu'à la rencontre du foie dans l'hypocondre droit, puis traverse l'épigastre pour se rendre au-dessous de la rate, sous le nom de *colon transverse*, et descend dans le flanc droit en décrivant une double courbure que l'on appelle l'S du colon, et enfin, sous le nom de *rectum*, il descend au-devant du sacrum et vient aboutir à l'anus.

Les reins sont situés à la partie postérieure des flancs, de chaque côté de la colonne vertébrale. Ils communiquent, comme nous l'avons dit, à la vessie par les uretères, qui conduisent à ce réservoir le produit de leur sécrétion (§ 149). La vessie est placée dans l'hypogastre à la partie antérieure du bas ventre et s'ouvre à sa partie inférieure dans le canal de l'urèthre par lequel s'écoule son contenu, quand le besoin s'en fait sentir.

Les organes de la génération étant contenus dans l'abdomen en partie pour le sexe masculin et en totalité pour le sexe féminin, il n'est point hors de propos de les considérer comme des annexes de l'abdomen et de nous en occuper ici.

PARTIES GÉNITALES DE L'HOMME.

Les organes génitaux de l'homme sont : Les *testicules*, organes sécréteurs du liquide séminal ; les *enveloppes* qui renferment et protégent ces organes; les *vésicules séminales* réservoirs dans lesquels séjourne pendant un certain temps le liquide sécrété; et la *verge,* destinée à le porter dans les organes de la femme.

Les enveloppes des *testicules* se composent de cinq couches qui, examinées du dehors au dedans, sont : le *scrotum*, les *dartos*, la *tunique érythroïde*, la *tunique fibreuse* et la *tunique vaginale*.

Les *testicules*, au nombre de deux, *ovoïdes*, légèrement *aplatis* sur les côtés, sont situés sous la base de la *verge.* Ils se composent principalement d'une *membrane fibreuse* et d'une *substance propre.*

La *membrane fibreuse* est épaisse, dense, très-résistante, et partout appliquée contre la substance propre, à laquelle elle adhère.

La *substance propre*, molle, pulpeuse, d'un gris jaunâtre, résulte de l'assemblage d'une quantité immense de filaments diversement contournés, et d'une finesse égale à celle des cheveux ; on les nomme *vaisseaux* ou *conduits séminifères.* Ils forment, en se réunissant, un certain nombre de troncs qui s'unissent successivement les uns aux autres et forment ainsi un seul conduit très-long, qui, replié un grand nombre de fois sur lui-même, constitue une espèce de cordon placé sur le bord supérieur du testicule, et connu sous le nom d'*épididyme.* — L'épididyme se continue par son extrémité inférieure avec un conduit nommé *déférent,* conduit qui se porte en serpentant vers l'abdomen, et, après avoir décrit un arc autour de la partie latérale et inférieure de la vessie, se joint à l'extrémité antérieure de la vésicule séminale. C'est ce conduit qui fait parvenir goutte à goutte le sperme dans ce dernier organe.

Les vésicules séminales sont deux poches dans lesquelles séjourne un certain temps le sperme que versent dans leur intérieur les conduits déférents. *Allongées, bosselées,* elles sont situées au-dessous de la vessie. Elles donnent naissance à deux autres conduits nommés *éjaculateurs,* placés dans une espèce de glande qui a reçu le nom de *prostate* et qui vont s'ouvrir dans l'urèthre. — On trouve au-devant de la prostate deux petites glandes de la même espèce, et dont les conduits s'ouvrent aussi dans ce dernier canal. On les nomme *petites prostates* ou *glandes de Cowper* (§ 160).

La *verge, allongée, cylindrique, molle, pendante* dans l'état ordinaire, *dure, triangulaire, relevée,* etc. dans l'état d'érection, la verge est située au-devant et au bas de l'hypogastre. Elle se compose d'une *portion de peau,* du *corps caverneux,* de l'*urèthre* et du *gland.*

La *peau de la verge* forme inférieurement la partie extérieure du prépuce, repli qui est formé en dedans d'une membrane muqueuse réfléchie de la face interne de la peau sur le gland, continue avec celle de l'urèthre, et repliée en bas et en arrière pour former ce que l'on nomme le *frein* ou le *filet de la verge.*

L'*urèthre* est chez l'homme le plus long, le plus volumineux des conduits excréteurs, destiné à la fois à conduire au dehors le sperme et l'urine ; c'est un canal flexueux qui naît du col de la vessie, traverse la prostate, se place dans la gouttière du corps caverneux, et se termine au sommet du gland.

DES ORGANES GÉNITAUX DE LA FEMME.

Ces organes comprennent : 1° la *vulve* et le *vagin ;* 2° l'*utérus,* ses *ligaments,* les *ovaires* et les *trompes de Fallope ;* 3° les *mamelles.*

On comprend sous le nom de *vulve* toutes les parties génitales externes, parties qui sont : le *mont Vénus,* les *grandes* et les *petites lèvres,* le *clitoris,* le *méat urinaire* et l'*entrée du vagin.*

Le *mont de Vénus* n'est qu'une éminence plus ou moins saillante placée au-devant et au bas de l'hypogastre.—Les *grandes lèvres* consistent dans deux replis membraneux latéraux, formés en dehors par la peau, tapissés en dedans par une membrane muqueuse, et réunis en arrière à une espèce de bride qu'on nomme la *fourchette ;* on donne le nom de *fosse naviculaire* à l'enfoncement compris entre cette commissure et l'entrée du vagin. — Les *petites lèvres* ou *nymphes* sont deux autres replis situés à la partie interne des précédents, et formés par la membrane muqueuse. L'espace que ces replis laissent entre eux porte le nom de *vestibule.* Les petites et les grandes lèvres servent à l'ampliation des parties au moment de l'accouchement. — Le *clitoris* est un petit corps allongé, en tout semblable pour la forme, la situation et la structure, au corps caverneux de la verge. Il n'est libre qu'à son extrémité antérieure, où il est couvert par une sorte de prépuce formé par la réunion des petites lèvres. — Le *méat urinaire*, situé vers la partie inférieure du vestibule, est *l'orifice de l'urèthre*, canal situé au-dessous du clitoris, horizontal, très-large et très-court, et composé d'un tissu spongieux et d'une membrane muqueuse. Rien d'analogue à la prostate n'existe autour de ce canal. — L'*entrée du vagin*, située entre le méat urinaire et la fosse naviculaire, offre dans son état parfait d'intégrité un repli de la membrane muqueuse auquel on a donné le nom d'*hymen*, repli diversement configuré, rarement entièrement circulaire, de manière à boucher l'orifice autour duquel il est fixé. Lorsqu'il a été déchiré, les divisions se retirent, et forment des petits tubercules qu'on nomme *caroncules myrtiformes*.

Le *vagin* est un canal membraneux, étendu de la vulve à l'utérus, situé dans le bassin entre la vessie et le rectum.

L'*utérus* ou *la matrice* est un organe *creux*, *large*, *aplati* en haut, *étroit*, *arrondi* en bas, situé dans l'épigastre entre la vessie et le rectum. La partie étroite se nomme *col*, et tout le reste porte le nom de *corps*. — Le *corps*, à peu près triangulaire, convexe en arrière et en avant, donne insertion, sur les côtés, aux ligaments larges, et, au niveau du bord supérieur de ces ligaments, aux trompes de Fallope et aux ligaments ronds. — Le *col* est embrassé par le vagin dans lequel il fait une saillie nommée *museau de tanche*, à cause de la forme de son orifice inférieur, qui consiste dans une fente bornée par deux espèces de *lèvres*, l'une antérieure et l'autre postérieure.

C'est dans la cavité de la matrice que s'opère la conception, et que se développe successivement le germe vivifié par la liqueur séminale.

Les ligaments de l'utérus sont au nombre de quatre, deux de chaque côté, et on les nomme *ligaments ronds* et *ligaments larges*.

Des Ovaires.

Les *ovaires* sont deux corps *ovoïdes*, à peu près gros comme une *olive*, *inégaux* à leur surface, renfermés dans le bord supérieur des ligaments larges, et fixés à l'utérus par un petit cordon nommé *ligament de l'ovaire.*—Enveloppés par une membrane fibreuse, les ovaires sont composés d'un tissu mou, spongieux, et de vésicules qui constituent le germe que le sperme doit vivifier.

Les *trompes de Fallope* ou *utérines* sont deux conduits renfermés dans le bord supérieur des ligaments larges, et étendus depuis l'utérus jusqu'aux ovaires. Ces conduits, dont la cavité est extrêmement étroite, s'élargissent en se terminant, se divisent en plusieurs portions, et forment ainsi une partie évasée, inégale et flottante que l'on nomme le *pavillon de la trompe* ou le *morceau frangé.*

Les trompes jouent un rôle fort important dans l'acte de la reproduction. En effet, au moment de la menstruation elles entrent dans une espèce d'érection, s'appliquent par leur extrémité libre ou le pavillon contre l'ovaire, s'emparent du germe, peut-être par un mouvement de succion semblable à celui des vaisseaux absorbants, le font circuler dans leur intérieur, et le poussent ainsi vers la matrice dans laquelle, s'il subit l'action du fluide séminal, il devient l'embryon d'un nouvel être.

Des Mamelles.

Les mamelles, à peu près *demi-sphériques, situées* à la partie antérieure et latérale de la poitrine, présentent vers leur milieu un cercle brun ou rougeâtre nommé *auréole* ou *aréole*, et ce cercle est surmonté à son centre du *mamelon* dont la surface inégale offre les orifices des conduits lactifères. Elles sont composées d'une glande, irrégulièrement circulaire, aplatie, plus épaisse au centre qu'à la circonférence, inégale, comme tuberculeuse à sa face antérieure, reposant sur le muscle grand pectoral, auquel elle est unie au moyen d'une couche très-lâche de tissu cellulaire. Elle se compose, comme la plupart des autres glandes, de lobes, de lobules et de grains qui donnent naissance à des conduits nommés *lactifères* ou *galactophores*. Par leur réunion successive, ces conduits en forment d'autres plus volumineux qui convergent vers le centre de la glande où ils présentent des renflements nombreux nommés *ampoules* ou *sinus ;* enfin, après

s'être rétrécis, ils vont s'ouvrir à la surface du mamelon.—
La glande mammaire est l'organe sécréteur du lait.

Enfin, pour enlever toute difficulté, voici une petite instruction destinée à faire reconnaître la place des organes
contenus dans l'abdomen et dans le thorax, les seuls qui
puissent présenter quelque difficulté.

Une personne d'une complexion régulière, se tenant debout,
plaçant les mains naturellement ouvertes sur les côtés du
ventre, les pouces dirigés en arrière vers la colonne vertébrale, les autres doigts en avant et ouverts, la paume des
mains appuyée sur les flancs, le bord interne (inférieur dans
cette position) appuyé sur les os de la hanche, les doigts
indicateurs touchant les côtes ; nous aurons en contact avec
les pouces les bords externes et les extrémités supérieures
des reins. Entre les deux doigts indicateurs se trouve l'estomac : l'indicateur droit correspond au lobe droit du foie et à
la vésicule du fiel ; le gauche couvre la rate et arrive à l'endroit où les fausses côtes recouvrent le lobe gauche du foie.
Entre la pointe des deux doigts du milieu, se trouve le
colon transverse ; celui de droite couvre le colon droit ou
ascendant, et celui de gauche, le colon descendant. Les deux
doigts annulaires répondent également au colon droit et au
colon gauche. Le petit doigt de la main droite repose sur le
cœcum, et le gauche sur l'S iliaque du colon. Entre les
colons ascendant, transverse, descendant et le pubis, se trouve
la masse des intestins grêles et de leurs annexes. Derrière le
pubis, se trouve la vessie, qui s'élève même au-dessus quand
elle est pleine. Derrière la vessie est le rectum, et entre eux
l'utérus chez la femme. Chez elle, les ovaires se trouvent
sous les petits doigts, mais dans la grossesse l'accroissement
de la matrice change tous ces rapports. On en peut dire autant des personnes trop grasses, enflées ou hydropiques. Cette
instruction, nous l'avons dit en commençant, n'est certaine
que pour les personnes d'une constitution ordinaire.

Les organes contenus dans la poitrine sont plus faciles à
apprécier. De chaque côté sont les poumons, enveloppés chacun d'une membrane séreuse nommée la *plèvre*, comme d'une

espèce de sac. Entre eux et un peu à gauche est le cœur, dont la pointe vient battre entre la sixième et la septième côte.

Passons maintenant aux quatre appendices que nous avons dit se rattacher au tronc ; deux en haut nommé thoraciques et deux en bas nommés abdominaux.

Les premiers sont rattachés au corps par l'épaule.

L'épaule est formée de deux os ; l'un en avant nommé *clavicule*, recourbé en forme d'*s* italique, partant à peu près à angle droit de la partie supérieure du sternum ; l'autre formant une espèce de large palette triangulaire à la partie supérieure et postérieure du dos ; tous deux s'articulent ensemble et avec l'*humérus*, os unique du bras, s'étendant depuis l'épaule jusqu'au coude. L'avant-bras, formé de deux os, le *cubitus* et le *radius*, s'étend du coude jusqu'à la main, composée elle-même du *carpe* et du *métacarpe*. Les doigts, au nombre de cinq, sont composés de phalanges.

Les membres abdominaux sont attachés au corps par une espèce d'épaule, que nous nommerons *pelvienne*, pour mieux établir l'analogie, qui la rattache aux membres supérieurs.

Cette espèce d'épaule est formée aussi de deux os, l'un en avant nommé le *pubis*, espèce de clavicule ; l'autre en arrière, l'*os des îles*, espèce d'omoplate. Mais ces deux os soudés ensemble dès le debut de la vie n'en forment en réalité qu'un seul et présentent ainsi au membre abdominal un point d'appui plus solide que s'ils fussent restés divisés.

La réunion de ces os des deux côtés du corps réunis avec le sacrum constituent ce qu'on appelle le *bassin*. Sous ce nom, ils ont la mission de protéger les organes contenus dans l'hypogastre, le rectum, la vessie, et une partie des intestins chez l'homme, et de plus la matrice et ses annexes chez la femme. Chez cette dernière elle est plus évasée pour embrasser le surcroît de son contenu et le produit de la conception pendant la grossesse,

A la partie externe et latérale des os du bassin s'articule dans une cavité profonde l'os de la cuisse nommé *fémur*, unique aussi comme nous avons vu que l'était l'os du bras.

La jambe a deux os, le *tibia* et le *péroné*.

Quant aux os du pied contenus dans le *tarse*, le *méta-*

tarse et les doigts, il sont, comme ceux de la main, trop multipliés pour en charger inutilement notre mémoire.

Jusqu'ici nous n'avons parlé que des os qui composent les membres. Ajoutons que ces tiges solides sont de toutes parts entourées de tissus épais et charnus, nommés *muscles*, qui donnent à toutes les parties du corps humain cette rondeur et cette grâce qui en font le chef-d'œuvre de la création. Disons aussi que ces muscles ne sont point un simple ornement, mais qu'ils ont pour mission de produire, par leurs combinaisons variées, les innombrables mouvements nécessaires au jeu de notre machine. Comme autant de cordes destinées à soulever des leviers de toutes les formes et de tous les genres, tantôt unis pour produire un résultat commun, tantôt opposées partiellement pour produire un résultat mixte, ils déplacent ou replient les membres, tendent ou fléchissent le tronc et la tête, modifient l'expression de la physionomie, et contribuent à l'exercice de toutes les fonctions.

Mais tout ce jeu des actions vitales ne peut s'opérer qu'à deux conditions : la première, que les muscles, ainsi que toutes les parties du corps, soient alimentés et puissent réparer les pertes et l'usure que la continuité du mouvement ne peut manquer d'amener ; la 2me, que les déterminations de l'âme puissent leur être communiquées pour engendrer et régler ce mouvement.

C'est ce qu'accomplissent parfaitement deux systèmes généraux répandus dans toute l'économie, le *système vasculaire* ou *sanguin* et le *système nerveux;* le premier semblable à ces canaux d'irrigation, ramifiés à l'infini, tels qu'on en voit, en Lombardie ou dans la plaine de Valence, vivifier par leurs ondes la production agricole ; le deuxième à ces télégraphes électriques, encore trop peu répandus, qui portent avec l'instantanéité de l'éclair la parole et le commandement humain de l'extrémité d'un pays à l'autre.

Ces deux systèmes se complètent mutuellement et s'appuient l'un sur l'autre, ils sont les deux pôles de la vie. Quand l'un s'affaiblit, l'autre se surexcite, s'exalte. Leur équilibre fait la santé, leur désaccord la maladie.

Nous allons d'abord examiner sommairement le système nerveux, dont nous n'avons pas encore parlé et qui complétera les notions sommaires que nous cherchons à condenser ici sur la science de la vie.

SYSTÈME NERVEUX.

Nous avons vu qu'à la partie postérieure du corps s'étendait, de bas en haut, une tige osseuse nommé *colonne vertébrale*. Cette colonne renferme un cordon nerveux que l'on nomme la *moelle épinière* et qui arrive dans la boîte du crâne, se renfle et prend le nom de *moelle allongée*, puis un peu plus loin celui de *protubérance annulaire* ou *pont de varole ;* de cette protubérance partent quatre pédoncules nommés *cuisses* et *bras*, qui peuvent être comparés à des membranes d'une étendue considérable, et qui repliées sur elles-mêmes forment cet énorme renflement qu'on nomme le *cerveau*, et qui comprend toute la partie du système nerveux renfermée dans le crâne.

En séparant le cervelet du cerveau, on voit que la face inférieure de ce dernier est exactement moulée sur la base du crâne, et on y distingue deux lobes antérieurs, deux lobes moyens et deux lobes postérieurs ; en avant et en arrière, sur la ligne médiane, on remarque la continuation du grand sillon qui semble partager le cerveau en deux moitiés. En les écartant, on voit qu'elles sont réunies par une espèce de pont que l'on appelle *corps calleux*. Le cerveau présente à sa surface des circonvolutions et des anfractuosités d'autant plus considérables et d'autant plus multipliées que cet organe est plus développé.

Le cervelet semble n'être qu'un appendice du cerveau, auquel il est uni par des pédoncules qui s'échappent de la protubérance annulaire ; comme le cerveau, il est séparé en deux lobes ou hémisphères droit et gauche. Les circonvolutions et les anfractuosités du cervelet sont beaucoup moins prononcées que celle du cerveau. Elles forment à la partie supérieure du cervelet, entre les deux hémisphères, une éminence appelée *vermiculaire*, beaucoup plus prononcée dans les herbivores que dans l'homme.

Les nerfs partent symétriquement par paires, soit de la moelle épinière, soit du cerveau, en passant à travers les trous que présentent les côtés de la colonne vertébrale, ou la base du crâne. On compte de chaque côté, six paires sacrées, cinq lombaires, douze dorsales, huit cervicales qui partent de la moelle épinière, et neuf paires cérébrales qui partent immédiatement du cerveau. Ces paires cérébrales sont, en

4.

comptant d'avant en arrière : première paire, nerf *olfactif*, qui sert à l'odorat ; deuxième paire, nerf *optique* pour servir à la vision ; troisième paire, moteur oculaire commun ; quatrième paire, *pathétique ;* cinquième paire, *trijumeau*, qui donne le mouvement aux muscles de la face et de la langue ; sixième paire, moteur oculaire externe, porte l'œil en dehors ; septième paire, *auditif*, qui sert à l'audition ; huitième paire ou nerf vague, *pneumogastrique* (petit sympathique), qui se distribue aux organes du cou, au cœur, aux poumons et à l'estomac ; et enfin la neuvième paire ou nerf *grand hypoglosse*, qui sert au mouvement de la langue.

Tous les nerfs qui partent soit de la moelle épinière, soit du cerveau, par des cordons plus ou moins volumineux, ont reçu des noms particuliers, tirés plus ordinairement de la région ou de la partie à laquelle ils se distribuent. C'est ainsi que l'on a désigné ces nerfs sous le noms de *tibial, crural, sciatique, huméral, nasal, lingual*. Les nerfs qui dérivent de la moelle épinière, par les trous que présentent les parties latérales de la colonne vertébrale, forment, à leur sortie, des renflements ganglionaires, issus eux-mêmes de deux racines, l'une antérieure, l'autre postérieure ; chacune de ces racines présente un grand nombre de filaments qui s'implantent à la face antérieure ou à la face postérieure de la moelle épinière. Les filaments postérieurs sont ordinairement plus gros et plus nombreux que les antérieurs. Les nerfs, avant de quitter le canal rachidien, ont dû se détacher obliquement de la moelle épinière en se portant de haut en bas.

Ceux qui sortent par les trous sacrés, lombaires, sont même isolés complétement dans le canal, depuis la deuxième vertèbre lombaire, point où finit en bas la moelle épinière. Les racines antérieures et postérieures, réunies sous forme de filaments dans cette portion du canal comprise entre le coccyx et la deuxième vertèbre lombaire, constituent ce qu'on appelle *la queue de cheval*. Ces racines deviennent d'autant moins obliques que l'on se rapproche davantage du cerveau. Le contraire a lieu pour celui-ci ; les nerfs subordonnés à la disposition des organes de la tête se dirigent obliquement de haut en bas, et se rapprochent d'autant plus de la ligne horizontale, qu'ils s'insèrent plus près de la réunion du cerveau avec la moelle épinière. La plupart des nerfs cérébraux s'implantent à la partie antérieure : quelques-uns seulement, tels que le *nerf optique*, le *nerf auditif*, le *nerf pathétique*, naissent de la partie postérieure.

Maintenant, il nous est facile de comprendre que toutes les parties du corps peuvent être mises en rapport avec le cerveau. Par exemple dans le membre abdominal, tous les nerfs du pied, de la jambe, se réunissent pour former un gros nerf nommé sciatique, qui s'étend à la partie postérieure de la cuisse et qui plus loin se continue avec la moelle épinière. La moindre impression produite sur un des filets nerveux qui concourent à le former peut être transmise au cerveau, qui alors en apprécie l'importance et donne aussitôt aux muscles l'ordre d'agir, pour soustraire ou soumettre nos organes à l'action des corps environnants. Il est facile de comprendre que la section ou seulement une forte compression du nerf sciatique, s'opposant à toute communication entre la jambe et le cerveau, il y aura paralysie, c'est-à-dire, que les impressions reçues par la jambe ne seront plus rapportées au cerveau, et que la volonté du cerveau ne sera plus transmise à la jambe.

Organes des sens.

Comme nous avons vu, une des fonctions importantes du système nerveux est de transmettre au cerveau les impressions reçues dans les diverses parties du corps ; mais indépendamment de sa forme générale, cette fonction se spécialise dans les cinq sens que nous allons passer en revue.

Dans chacun d'eux, le système nerveux semble s'épanouir pour multiplier ses points de contact avec le monde extérieur.

Pour le tact, il se ramifie à la vaste surface de la peau et de la membrane muqueuse, qui là continue au dedans du corps.

Pour l'odorat, il se divise à tous les points d'une membrane nommée pituitaire, qui tapisse les circonvolutions multiples de divers os roulés en spirale ou criblés de milliers de petits trous pour faciliter le contact de l'air chargé de particules odorantes avec les papilles nerveuses.

Pour le goût, des nerfs dont la sensibilité est en rapport avec l'action des saveurs se ramifient à la surface de la langue, surtout du côté de sa pointe, où ils se présentent sous forme de petites éminences coniques.

Pour l'ouïe, le nerf auditif vient aboutir dans une cavité de l'oreille nommée labyrinthe, où ses dernières ramifications sont en contact avec un liquide, dont l'ébranlement produit la sensation des sons.

Pour la vue, le nerf optique arrive par la partie postérieure de l'orbite et vient s'étaler en nappe au fond de la cavité de l'œil où il prend le nom de rétine.

L'importance de l'œil et sa position presque complétement extérieure nous décident à le décrire sommairement.

L'œil arrive juqu'à l'entrée de l'orbite, où il est entouré par la conjonctive, repli muqueux de la peau elle-même.

Il présente d'abord la *sclérotique*, membrane d'un blanc nacré, susceptible de s'injecter de sang dans les inflammations de l'œil ; la *cornée* transparente, enchâssée dans une ouverture circulaire de la sclérotique ; l'*iris*, membrane diversement colorée en avant, percée à son centre d'une ouverture que l'on nomme *pupille;* plus en arrière, le *cristallin*, corps transparent dans l'état normal, dont l'opacité constitue ce que l'on appelle la cataracte. L'espace compris entre la cornée et l'iris se nomme *chambre antérieure,* celui compris entre l'iris et le cristallin se nomme *chambre postérieure;* tous deux sont remplis par l'*humeur* aqueuse.

Le cristallin est enchâssé dans un enfoncement du corps vitré. Celui-ci se compose d'une humeur parfaitement transparente nommée *humeur vitrée,* distribuée dans une infinité de cellules contenues dans la *membrane hialoïde*. Le corps vitré est tapissé à sa partie postérieure par la rétine, expansion nerveuse du nerf optique qui a percé, pour arriver au corps vitré, la sclérotique d'abord qui enveloppe tout le globe de l'œil, et une autre membrane noire et molle nommée *choroïde*. L'ensemble de toutes ces parties constitue une véritable chambre obscure au fond de laquelle les rayons lumineux viennent tracer les images des corps.

Outre le globe oculaire, il est d'autres parties qui servent à protéger cet organe et à favoriser l'exercice de ses fonctions : tels sont les paupières, les cils, et un petit appareil sécréteur auquel on a donné le nom de voies lacrymales.

Les paupières, voiles mobiles parfaitement contigus à la partie antérieure de l'œil, servent principalement à soustraire cet organe à l'action continue de l'air et de la lumière.

Les sourcils sont deux éminences arquées, convertes de

poils ordinairement noirs, et destinées à ombrager l'œil, en modérant ainsi la vivacité d'impression que produirait un excès de lumière.

Quant aux voies lacrymales, voici en quoi elles consistent : une petite glande renfermée dans l'orbite forme les larmes qui, au moyen de conduits très-déliés, sont versées derrière la paupière supérieure. Ce liquide, en humectant sans cesse le globe de l'œil, le soustrait à l'impression trop vive qu'aurait exercée sur lui le contact immédiat de l'air. Mais comme les larmes ne cessent de couler, elles auraient été bientôt trop abondantes, si à chaque instant quelques tuyaux de décharge n'en eussent enlevé la quantité excédante ; car la partie que l'air en dissout aurait été souvent trop peu considérable ; or, elles sont reprises par deux petits conduits qui les font parvenir dans l'intérieur du nez. (*Fistule*, § **79**.)

On peut ajouter à ces parties accessoires, les muscles destinés à faire exécuter à l'œil toute espèce de mouvement. Deux le font tourner sur lui-même, et il y en a quatre destinés à le porter en haut, en bas, en dedans, en dehors et dans tous les sens intermédiaires à ces quatre principaux. C'est le jeu infiniment varié de ces muscles qui rend l'œil si expressif, si propre à faire passer au dehors toutes les secousses, toutes les agitations du centre sensible.

On a cru il y a quelques années pouvoir remédier au vice de la vue qu'on nomme *strabisme* (action de loucher), en coupant en tout ou en partie ces muscles destinés à mouvoir le globe oculaire ; mais cette opération, comme la plupart des empiétements de la chirurgie sur la médecine, n'a pas justifié les espérances des opérateurs, et en définitive les succès de l'homœopathie ont été plus nombreux, plus durables que ceux de la ténotomie. (*Strabisme*, § **82**.)

Enfin, indépendamment des nerfs que nous venons d'examiner il existe un système nerveux que l'on nomme ganglionaire et qui paraît spécialement destiné à procéder aux actes de la vie animale indépendants de la volonté, tels que les mouvements du cœur, ceux des intestins et en grande partie ceux de la respiration. On a comparé les ganglions qui constituent ce système à autant de petits cerveaux presque indépendants les uns des autres et répandant d'une manière uniforme autour d'eux leur sphère d'activité.

Le principal élément du système ganglionaire est un long cordon noueux situé de chaque coté de la colonne vertébrale et trois autres nerfs qui semblent en dériver et dont l'ensemble porte le nom de *trisplanchnique*.

DU SYSTÈME SANGUIN ET DE LA CIRCULATION.

Il nous reste maintenant à parler du système sanguin. Nous connaissons déjà la position du cœur, qui en est l'organe central. C'est un muscle creux formé de deux cavités, l'une droite, l'autre gauche, divisées chacune en deux compartiments par une cloison percée d'une ouverture et munie d'une espèce de soupape. A chaque battement, les deux compartiments supérieurs, nommés oreillettes, reçoivent le sang de toutes les parties du corps par des vaisseaux nommés veines. Les oreillettes se contractent immédiatement et refoulent le sang dans les deux compartiments inférieurs nommés ventricules. Ceux-ci se contractent à leur tour, et comme le sang ne peut refluer par l'ouverture des cloisons, qui sont garnies de soupapes nommées, à droite, valvules tricuspides, et, à gauche, valvules mitrales, le sang s'engage dans des vaisseaux nommés artères, qui le distribuent dans toutes les parties du corps.

La cavité droite n'agit que sur le sang privé de ses qualités vitales par la circulation dans les tissus organiques, devenu bleuâtre et un peu refroidi.

La cavité gauche, au contraire, agit sur le sang revivifié par le contact de l'air dans les poumons, rouge, écumeux et réchauffé.

Maintenant, le sang refoulé par la puissante impulsion du cœur et arrivé aux limites de sa course, se transforme, de nouveau, dans des vaisseaux microscopiques nommés capillaires, où il est soumis à une action vitale énergique.

Celui qui est sorti du ventricule droit est envoyé par l'artère pulmonaire dans toutes les parties du poumon gonflées d'air à chacune de nos inspirations ; là, par une réaction vitale, dont les chimistes ont vainement essayé d'expliquer le mécanisme, l'acide carbonique du sang est transformé en oxygène et le sang retrouve les qualités vivifiantes qu'il avait perdues. C'est sous cette nouvelle forme qu'il parcourt les veines pulmonaires et revient dans l'oreillette droite, puis dans le ventricule, qui le refoule dans l'aorte, d'où il se répand dans le reste du corps, en se distribuant dans les ramifications de plus en plus déliées des artères. Arrivé aux ramuscules microscopiques de ces vaisseaux, il subit une nouvelle métamorphose, inverse de celle qu'il avait subie dans les poumons, c'est-à-dire que, de rouge, oxygéné, écumant, il devient bleuâtre et carboné, et revient sous cette nouvelle forme par les veines qui le ramènent au cœur. Le sang oxygéné a été nommé artériel et le sang carboné est appelé veineux. On voit que cette appellation, juste si l'on ne considère que la grande circulation, est fausse si l'on considère la circulation pulmonaire où c'est l'appellation inverse qui serait juste.

Les artères sont des vaisseaux très-délicats et dont les lésions peuvent être mortelles. Aussi la nature semble avoir accumulé toutes les précautions imaginables pour les protéger en les plaçant dans la profondeur des tissus, et du côté où les membres se fléchissent et sont moins exposés aux chocs extérieurs. Presque toujours une veine se trouve interposée entre l'artère et le coup qui pourrait la blesser, de sorte que la première goutte de sang sorte d'un vaisseau moins important à la vie.

Outre le sang artériel et le sang veineux, il est un autre liquide que l'on pourrait appeler du sang blanc. C'est celui qui parcourt les vaisseaux lymphatiques, espèces de veines répandues dans tous nos organes, mais surtout à la partie postérieure de l'abdomen, ou logés dans les replis du péritoine qu'on nomme le mesentère ; ils sont supposés recueillir les produits de la digestion. Ce liquide après avoir parcouru ses différents canaux vient se mêler au sang veineux dans le voisinage du cœur, qui le lance aux poumons, où il devient rouge par le contact de l'oxygène et se confond avec le sang artériel.

NUTRITION.

Nous avons sommairement décrit les deux grands systèmes, dont la lutte constitue le jeu de la vie ; mais cette lutte elle-même serait fatale à l'homme si elle s'exerçait constamment sur lui-même et ne se dirigeait vers un but extérieur. C'est l'effet que produit la respiration en opposant les éléments de l'atmosphère à ceux du sang à travers les vésicules pulmonaires, et l'alimentation en donnant à broyer et à détruire à notre force vitale des substances choisies dans les règnes les plus élevés de la nature. Exaltée par le triomphe, notre puissance intime s'exalte et s'agrandit. La source de vie dont le système nerveux est le dispensateur, coule plus abondante et plus féconde et répare des pertes qui sans cela fussent devenues définitives, et auraient entraîné la mort si elles eussent été prolongées trop longtemps.

PATHOLOGIE.

Pour en revenir aux maladies, nous avons vu que les deux systèmes fondamentaux de l'organisme humain étaient le système nerveux et le système sanguin. De là deux grandes classes de maladies : maladies inflammatoires et maladies adynamiques. Les premières sont pour ainsi dire une simple exagération des actes de la vie, tandis que les autres en sont la diminution. Les unes se manifestent par la chaleur, les autres par le froid ; les unes sont continues, les autres intermittentes ; les unes sont aiguës et généralement ne se manifestent qu'une fois chez le même individu (rougeole, variole, fièvre typhoïde, scarlatine, etc. etc.) ; les autres sont presque toujours chroniques et tendent à se reproduire indéfiniment, même lorsque après un très-long intervalle on s'en croyait débarrassé pour toujours (épilepsie, fièvres intermittentes, névralgies, etc. etc.).

Nous n'insisterons pas davantage pour le moment sur ce sujet, qui sera développé prochainement dans un ouvrage plus étendu ; mais nous avons dû l'indiquer, pour faire comprendre le nouvel ordre selon lequel sont classées les maladies dans ce petit manuel, où nous avons mis en tête les maladies inflammatoires et sanguines, et à la fin les maladies adynamiques et nerveuses, échelonnant entre ces deux extrêmes les affections des autres appareils, de manière à coordonner pour la première fois les maladies dans un tout où chaque partie avait une place bien déterminée.

Nous réclamons l'indulgence des critiques pour ce premier essai, dans lequel nous avons considéré les organes, tantôt isolément, tantôt groupés par systèmes anatomiques, ou appareils organiques. Pourvu que chaque maladie fût décrite d'une manière claire et succincte, nous avons pensé avoir rempli l'attente du lecteur.

Après la lecture de ce petit exposé d'anatomie élémentaire, M. Ferny reprit ainsi la suite de son entretien.

« Quand nous arriverons à chaque organe en particulier, nous en décrirons sommairement les maladies, et nous insisterons sur les diverses lésions qui peuvent les atteindre, en indiquant les moyens faciles de les reconnaître.

Parcourez avec soin la description de chaque maladie en particulier. Vous y trouverez peut-être des détails qui vous paraîtront minutieux et dont nos entretiens ne vous feront pas sentir toute l'importance ; mais il faut remarquer que ces détails inutiles en apparence et en raison des notions élémentaires de médecine que je vous donne en ce moment, ont une importance réelle pour le médecin, qui doit vous traiter dans les cas graves. Si par exemple vous avez à écrire à l'Institut central de Paris, qui, pour un prix minime, vous fournit des consultations et des médicaments, on ne se chargera de votre traitement que dans le cas où vous fournirez tous les renseignements désirables pour éclairer les médecins avec lesquels vous correspondrez. »

De même que les médicaments que je dois vous faire connaître ne sont pas classés dans un ordre arbitraire, mais dans une série où l'on marche du plus au moins, ainsi les maladies seront classées, dans le tableau que je vais vous tracer, dans un ordre analogue, de manière que les premières seront celles qui se manifestent au début de la vie, en général avec des symptômes inflammatoires, des éruptions à la peau, des sensations vives et douloureuses, et que nous passerons ensuite à des affections plus graves, jusqu'à arriver à celles qui nous attendent dans la dernière période de la vie, et qui se manifestent par la faiblesse des fonctions, la prédominence du froid, la dépression de la vitalité, l'abattement moral et l'anéantissement d'une mort imminente. En un mot, les premières maladies que nous allons énumérer seront analogues aux effets primitifs d'Aconit et de Pédiculus, et les dernières à celles d'Arsenicum, de Crotalus et d'Elaps.

Enfin, comme les maladies ne sont pas de pures abstractions, mais des êtres bien réels, elles occupent un espace déterminé et se manifestent de préférence dans tel ou tel point du corps. Si donc nous classons nos différents organes selon la disposition plus ou moins grande qu'ils ont à être le siége des maladies, nous pourrons décrire celles-ci dans leur ordre vraiment naturel en allant de la plus simple et de la plus légère aux plus graves et aux plus composées.

Nous aurons construit en réalité la science des maladies, que les savants ont baptisée du mot grec *pathologie,* science très-importante et que ni les anciens médecins ni les disciples de Hahnemann ne sont parvenus à constituer.

Je crois, mes amis, être sur la voie de cette grande découverte, et ce sera peut-être une singularité bien glorieuse pour nos modestes entretiens que nous possédions les premiers ici dans notre retraite champêtre cette vérité radieuse qui se dérobe aux efforts de tant de savants illustres.

Quoi qu'il en soit, voici l'ordre dans lequel je vais vous exposer les maladies. S'il remplit mon espoir, il constitue une découverte inappréciable ! s'il n'y répond pas, il vaut bien en tous cas l'ordre alphabétique ou tout autre choisi arbitrairement.

Nous diviserons l'étude des maladies, en dix chapitres, qui seront sous-divisés en 226 paragraphes.

CHAPITRE PREMIER.

TISSU CUTANÉ, MUQUEUX, CELLULAIRE ET APPAREIL CIRCULATOIRE.

1 Fièvres inflammatoires.
MALADIES DE LA PEAU.

ORDRE PREMIER. ERYTHÈMES. *Taches superficielles s'effaçant momentanément sous la pression du doigt.*

2 Erysipèle. 3 Insolation. 4 Urticaire. 5 Rougeole. 6 Scarlatine. 7 Roseole. 8 Engelures.

ORDRE DEUXIÈME. MACULES. *Taches persistantes qui ne disparaissent pas par la pression.*

9 Taches de rousseur. 10. Grandes éphélides. 11 Nævi. 12 Albinisme.

ORDRE TROISIÈME. SQUAMMES. *Eruption furfuracée se détachant par petites écailles.*

13 Icthyose. 14 Pityriasis ou Porrigo.

ORDRE QUATRIÈME. VÉSICULES. *Elevures de l'épiderme contenant une sérosité liquide.*

  15 Miliaire. 16 Eczéma. 17 Herpès. 18 Gale. 19 Pemphigus. 20 Rupia.

ORDRE CINQUIÈME. PUSTULES. *Elevures contenant du pus.*

  21 Variole. 22 Vaccine. 23 Varicelle. 24 Ecthyma. 25 Impetigo. 26 Acné. 27 Furoncle.

ORDRE SIXIÈME. PAPULES. *Elevures charnues.*

  28 Tubercules de lèpre. 29 Elephantiasis. 30 Lichen.
  31 Prurigo. 32 Verrues.

ORDRE SEPTIÈME. ULCÉRATIONS. *Désorganisation locale de la
peau et du tissu cellulaire sous-cutané.*

  33 Syphilis. 34 Lupus. 35 Anthrax. 36 Charbon.

ORDRE HUITIÈME. HEMORRHAGIES.

  37 Pourpre.

  FACE. 38 Fluxion. 39 Tic douloureux.

  CUIR CHEVELU. 40 Cheveux et loupes à la tête.

  TISSU MUQUEUX 41.

  TISSU CELLULAIRE 42.

  VAISSEAUX LYMPHATIQUES. 43 Scrophules.

  FIÈVRES INTERMITTENTES 44.

  SUEURS 45.

  FIÈVRE TYPHOÏDE 46.

  FIÈVRE CÉRÉBRALE 47.

  MALADIES DU SANG. 48 Pléthore. 49 Anémie. 50 Chlorose.
  51 Anasarque. 52 Hydropisie.

  CŒUR. 53 Cardite. 54 Palpitations. 55 Hypertrophie.

CHAPITRE II.

APPAREIL LOCOMOTEUR. — *Os, Muscles* et *Articulations.*

56 Exostose. 57 Ostéite. 58 Ostéo-sarcome. 59 Carie. 60 Déviation.
  61 Nécrose. 62 Arthrite.

  RÉGION DU TRONC. *Cou, nuque, dos, lombes, sacrum.*
  63 Goître. 64 Lumbago. 65 Myélite.

  MEMBRES THORACIQUES. *Bras, coudes, avant-bras, mains.*
  66 Paralysie.

Membres abdominaux.

67 Sciatique. 68 Coxalgie. 69 Tumeur blanche. 70 Varice.
71 OEdème. 72 Onyxis.

CHAPITRE III.

Appareil sensitif spécial. *Yeux, nez et oreilles.*

Yeux. — 73 Orgelet. 74 Blépharite. 75 Ophthalmie. 76 Taie.
77 Cataracte. 78 Tumeur lacrymale. 79 Fistule. 80 Myopie.
81 Presbyopie. 82 Strabisme. 83 Nyctalopie. 84 Héméralopie. 85 Amblyopie. 86 Amaurose.

Oreilles. — 87 Otite. 88 Otorrhée. 89 Surdité. 90 Parotite.

Nez. 91 Coryza. 92 Ozène. 93 Polype. 94 Anosmie. 95 Epistaxis.

CHAPITRE IV.

Appareil respiratoire. *Larynx, trachée, bronches,
poumons, plèvre.*

96 Rhume. 97 Coqueluche. 98 Laryngite. 99 Croup. 100 Pneumonie. 101 Pleurésie. 102 Pleuropneumomie. 103 Pleurodynie. 104 Hemoptysie. 105 Phthisie. 106 Asthme.
107 Hydrothorax. 108 OEdème.

CHAPITRE V.

Appareil digestif.

Bouche. 109 Salivation. 110 Fétidité. 111 Aphthes. 112 Grenouillette. 113 Glossite. 114 Begayement. 115 Palais.

Dents. 116 Odontalgie. 117 Carie. 118 Gencives.

Gorge. 119 Angine. 120 Spasmes.

Estomac. 121 Indigestion. 122 Hoquet. 123 Vomissement.
124 Hématémèse. 125 Melœna. 126 Mal de mer. 127 Anorexie. 128 Boulimie. 129 Pyrosis. 130 Gastralgie. 131 Gastrite. 132 Choléra-morbus.

Abdomen. 133 Hepatite. 134 Ictère. 135 Splénite. 136 Ascite.
137 Entérite. 138 Péritonite. 139 Tympanite. 140 Helmintiase. 141 Hernie. 142 Carreau. 143 Constipation.

CHAPITRE X.

EMPOISONNEMENT.

Nous joignons, comme on voit, à cette énumération des infirmités humaines, quelques instructions contre les maladies accidentelles ou dont la cause vient d'une violence extérieure et soudaine, les lésions externes, telles que chutes, contusions, blessures, etc., les morsures d'animaux venimeux, tels que : les guêpes, les abeilles, les serpents, les scorpions et les empoisonnements accidentels et pharmaceutiques.

Après avoir passé en revue les principales infirmités humaines, nous appliquerons nos principes aux maladies des animaux et nous donnerons toutes les notions que notre cadre comporte sur ce sujet intéressant.

Enfin, allant plus loin qu'aucun de nos devanciers, nous traiterons aussi sommairement du traitement homœopathique des végétaux, et entre autres de la maladie des pommes de terre, cette grande calamité publique, qui réclame avant toute chose les précieuses réformes du nouvel art. »

Ainsi parla M. Ferny à son modeste auditoire, et ainsi furent rédigées les notes suivantes, qui ont été recueillies et qui sont aujourd'hui publiées pour répondre aux désirs de cet homme de bien.

A partir de ce moment, nous leur ôtons la forme d'entretiens et nous les classons par chapitres et paragraphes, ordre plus en harmonie avec la sévérité du sujet.

Les médicaments indiqués pour chaque maladie sont classés suivant leur importance, de manière que le premier est celui qui est jugé le plus convenable et ainsi de suite en passant au 2me, au 3me, au 4me, etc., etc.

Il faut aussi faire attention, outre l'affection principale, d'étudier toutes les affections secondaires qui peuvent co-exister chez le malade, et donner le médicament, qui, tout en convenant d'abord à la première, se trouve également indiqué pour les autres ou pour le plus grand nombre d'entre elles *. C'est un des caractères fondamentaux de l'homœopathie, qu'elle ne s'applique jamais au traitement d'un symptôme isolé, mais bien à tout le groupe de symptômes que peut présenter un malade. Chaque affection est comme un mot, qui n'a d'existence que parce qu'il est composé de syllabes et de lettres. Traiter un symptôme dans une maladie est aussi absurde que d'appeler une personne par une seule lettre de son nom, lors même que cette lettre serait l'initiale.

Malheureusement, nous avons dû, dans ce petit ouvrage, conserver les noms des maladies. Ce n'est pas dans un jour que l'on refait l'éducation d'une génération, et les idées des masses ont été tellement faussées par les médecins, que nous n'eussions pas été compris si nous eussions brisé d'un seul coup avec la routine. Seulement nous avons eu bien soin de grouper autour de chaque nom pathologique les symptômes qui lui donnent une existence réelle, et nous prions de nouveau nos lecteurs de préférer les faits positifs que nous énumérons au nom théorique qui leur sert uniquement d'enseigne.

Dans l'ouvrage qui fera suite à celui-ci et que nous intitulerons l'*homœopathie*, nous nous en tiendrons à la méthode pure et nous serons à la fois plus simples et plus savants. Nous irons d'abord aux éléments primitifs connus sous le nom de symptômes et nous enseignerons le moyen de les coordonner, pour les comparer aux symptômes purs recueillis dans les expériences faites par des personnes bien portantes.

Il est bien entendu que chaque fois que le médicament sera

---

* Pour cela, il est nécessaire de consulter chaque fois la pathogénésie des 32 médicaments indiqués dans cet ouvrage, et alors on verra lequel des médicaments indiqués est le plus convenable.

seulement indiqué par son nom ou son abréviation, il devra être appliqué sous forme d'un seul globule, et à la 5ᵉ dynamisation, tel qu'il se trouve dans la boîte de 32 médicaments annexée à cet ouvrage.

Dans le cas où une autre dose serait préférable, il en sera fait une mention expresse et spéciale.

Maintenant, il nous reste à faire une dernière recommandation ; c'est que ces instructions sur la maladie sont destinées à tout le monde, excepté au malade lui-même. Il n'a ni le calme ni la liberté d'esprit nécessaire pour s'occuper de ses souffrances. Il doit donc nécessairement s'en rapporter à un tiers et lui remettre le dépôt de sa santé et de sa vie. Bien plus encore, il ne doit, sous aucun prétexte, savoir le nom ni la dose des médicaments qu'il prend, jusqu'au jour de sa guérison, et, pour tromper les efforts de son imagination, on doit, à des intervalles réglés, lui donner, soit des médicaments, soit un globule de simple non-pareille non médicale, sans lui permettre aucune réflexion à ce sujet. C'est la règle que Hahnemann a suivie toute sa vie et que ses vrais disciples n'abandonneront jamais.

Passons maintenant à la description sommaire des maladies et à leur traitement.

DES MALADIES
ET DE LEUR TRAITEMENT.

CHAPITRE PREMIER.

PÉRIPHÉRIE DU CORPS ET APPAREIL CIRCULATOIRE.

Le mot périphérie veut dire extérieur, enveloppe du corps ; il embrasse la peau et les membranes muqueuses, qui ne sont autre chose que la peau se reployant et se prolongeant à l'intérieur du corps, comme nous le voyons aux lèvres, à l'intérieur de la bouche, à l'anus, dans les narines, etc., etc.

Le tissu cellulaire, que nous considérons ici, est celui qui se trouve au-dessous de la peau et participe à ses principales affections.

Les fièvres sont des affections du système sanguin, ou appareil circulatoire ; nous les plaçons dans le même chapitre que la peau, parce qu'il y a presque toujours connexion entre les symptômes de ces deux appareils différents, et qu'il est plus logique de les embrasser dans le même examen et le même traitement.

Ainsi que nous l'avons dit dans les notions d'Anatomie, le système lymphatique est composé d'un ordre de vaisseaux, analogues aux veines, qui charrient vers le centre circulatoire un liquide blanchâtre destiné à devenir le sang rouge dans les poumons. Les vaisseaux lymphatiques sont sujets à s'engorger, notamment au cou, à la nuque, aux aines, aux aisselles, et à former ce qu'on appelle vulgairement des glandes, des bubons, des ganglions.

Le cœur, semblable à une double pompe aspirante et foulante, est un appareil placé dans la poitrine, entre les deux poumons, un peu à gauche, destiné d'abord à aspirer le sang qui a perdu ses qualités vivifiantes en parcourant toutes les parties du corps, à l'envoyer aux poumons, où ils se régénèrent par le contact de l'air, et en second lieu à aspirer le sang que les poumons ont revifié et à le refouler dans toutes les parties du corps. Le sang revifié se nomme artériel ; il est rutilant, rouge, vif, écumeux, un peu plus chaud que la température moyenne du corps.

Le sang appauvri qui revient au cœur se nomme veineux ; il est moins rouge, presque bleuâtre et moins chaud que le sang artériel. Les vaisseaux qui emportent le premier se nomment artères, les autres se nomment veines. Les lésions des artères sont beaucoup plus graves que celles des veines et souvent mortelles. Nous ne craignons pas de revenir sur ces notions, avec lesquelles on ne saurait trop se familiariser.

1. FIÈVRE INFLAMMATOIRE.

Les symptômes primitifs et spéciaux de cette affection sont l'accélération du pouls, la soif, la chaleur, la sécheresse de la peau, la congestion à la tête et la continuité des symptômes.

Elle accompagne presque toutes les maladies aiguës à leur début. Nous y reviendrons en traitant de chacune d'elles en particulier. Pour le moment considérée dans sa forme simple, vous lui opposerez avec le plus de succès :

Aconitum. — Un globule dissous dans un verre d'eau, que l'on prendra par cuillerées de 6 en 6 heures si la fièvre est légère, de 2 en 2 heures si elle est très-violente, toutes les 4 heures si elle est modérée.

Les médicaments qui conviendront le mieux après *Acon.* sont : *Bry., Bell., Phos., Hyosc.*

Le malade doit être raisonnablement couvert et ne pas boire de boissons froides, mais chaudes ou au moins tièdes.

SYMPTÔMES SPÉCIAUX DE QUELQUES-UNS DES MÉDICAMENTS QUI RÉPONDENT A LA FIÈVRE INFLAMMATOIRE.

ACONITUM. — Chaleur de toute la tête et de la face. Vivacité des idées. Pénétration, subtilité, prévoyance. Alternatives de gaieté et de tristesse, de découragement et d'espérance. Sécheresse de la bouche. Goût amer. Soif. Vomissements. Urines rouges ou épaisses. Battements de cœur. Anxiété. Oppression. Humeur morose. Irritable. Crainte de l'annonce d'une mort prochaine. Gonflement et rougeur des yeux. Maux de tête violents, pulsatifs. Vertiges en se redressant. Élancements dans la poitrine, douleurs dans les membres.

BRYONIA. — Chaleur intense avec rougeur et chaleur de la tête et de la face, sueur nocturne, délire continuel, faiblesse générale, mal de tête avec confusion des idées, vertiges en se redressant, lèvres sèches, pression au creux de l'estomac, constipation, toux sèche, points dans la poitrine ou dans les côtés, douleurs déchirantes et élancements dans les membres.

BELLADONNA. — Chaleur intense avec rougeur foncée de la face, soif ardente avec douleur d'excoriation dans la gorge, peau humide et visqueuse, somnolence, sursauts, tressaillements, perte de connaissance, pupille dilatée, crainte de la lumière, balbutiement, taches rouges sur la peau, urines rares, élancements dans les membres.

PHOSPHORUS. — Chaleur générale. Chaleur interne, avec mal de tête. Chaleur d'abord aux mains, puis à la tête et à la nuque. Bouffées de chaleur brûlante qui montent du dos à la tête, avec rougeur de la face. Chaleur fébrile la nuit, suivie de sueur, et faim violente. Chaleur la nuit, sans soif ni sueur. Battement des artères du cou (carotides). Sueurs passagères alternant avec fraîcheur. Gêne de la respiration. Élancements et congestion de sang à la poitrine. Urines abondantes. Urines avec sédiment rouge, sablonneux, briqueté. Nausées et vomissements.

HYOSCIAMUS. — Délire, insomnie avec surexcitation nerveuse. Le malade remue les doigts machinalement, et lance sa main comme pour prendre des mouches ou le duvet de ses couvertures, soubresauts des tendons, face rouge et chaude, yeux rouges, fixes et étincelants.

Nous retrouverons plus loin, aux fièvres cérébrales, nerveuses, typhoïdes, et à l'article Pneumonie, plusieurs traits de ce tableau renfermés dans ces quatre médicaments, qui en effet ont une très-grande importance aussi dans ces affections si intimement analogues à la fièvre inflammatoire qui les accompagne toujours.

MALADIES DE LA PEAU.

Chaque affection de la peau peut revêtir une infinité de formes différentes ; cependant comme nos sens ne peuvent saisir que l'aspect matériel des choses, on a dû classer ces formes elles-mêmes en sept ordres différents, auxquels nous rapportons chaque affection selon la forme qu'elle affecte de préférence.

ORDRE 1er. ÉRYTHÈMES. — Rougeur inflammatoire de la peau, diffuse ou par plaques, s'effaçant momentanément sous la pression du doigt ; comprenant :

L'érysipèle, l'urticaire, la rougeole, la scarlatine ; nous y joindrons les engelures, et l'insolation ou coup de soleil.

ORDRE 2e. MACULES. — Taches de la peau, généralement chroniques et sans inflammation, tels que : les éphélides, les nœvi, l'albinisme, le vitiligo.

ORDRE 3e. SQUAMMES. — Petites plaques écailleuses, contenant le psoriasis, les dartres furfuracées ou porrigo, le pityriasis, l'icthyose et la pellagre.

ORDRE 4e. VÉSICULES. — Boutons pleins de liquide et de sérosité, qui coulent spontanément ou quand on les ouvre, contenant : la miliaire, la varicelle, l'eczema, l'herpès, la gale, les phlyctènes, le pemphygus et le rupia.

ORDRE 5e. PUSTULES. — Boutons qui suppurent au sommet ; comprenant : la vaccine, la variole, l'ecthyma, l'impetigo, l'acné, la mentagre, les furoncles.

ORDRE 6e. — PAPULES. — Petites excroissances charnues, telles que : boutons, tubercules, lèpre, lichen, prurigo, sycose, molluscum, frambœsia.

ORDRE 7e. ULCÉRATIONS. — Les chancres, la syphilis, le lupus, les ulcères, l'anthrax, la pustule maligne.

ORDRE 8e. — Les HÉMORRHAGIES. — Éruptions disposées à saigner, telles que : le purpura, la maladie tachetée de Werlhof.

Nous allons maintenant reprendre chacune de ces affections en particulier, en joignant leur description au mot, un peu barbare, par lequel nous avons dû les caractériser pour nous conformer à la nomenclature moderne.

ORDRE PREMIER. — ERYTHÈMES.

2. L'Érysipèle. —Inflammation de la peau, débutant souvent au visage ou aux articulations, s'étendant de proche en proche, accompagnée de fièvre légère, durant de 10 à 12 jours. Elle est quelquefois accompagnée de petites vésicules qui se dessèchent et tombent en écailles.

Traitement. *Aconitum* de 6 en 6 heures, jusqu'à ce que la fièvre s'apaise. Les jours suivants *Bellad.* de 12 en 12 heures, et si le mal est stationnaire, *Buf.* Si les vésicules dominent, *Rhs.*, *Hipp.*, *Sil.* Si la gangrène se manifeste, *Crotal.*, *Arsen.*, *Elaps*, *Hyosc.*

3. L'Insolation, ou coup de soleil, sera soumis au même traitement.

4. L'Urticaire est un Erythême pruriteux, avec élevure de la peau, rouges, ou quelquefois blanchâtres, avec fièvre légère, paraissant et disparaissant par intervalles.

Traitement. *Aconitum* de 6 en 6 heures, jusqu'à ce que la fièvre s'apaise. Les jours suivants, de 12 heures en 12 heures, *Buf.*, *Hipp.*, et enfin, *Lyc.*, deux doses de la 9ᵉ et de la 15ᵉ, de mois en mois, si la maladie passe à l'état chronique.

5. La Rougeole. — Eruption, après 3 ou 4 jours de fièvre, de petites taches rouges semblables à des piqûres de puce, paraissant d'abord à la face, puis envahissant le cou, la poitrine et les membres, accompagnées de coryza, d'angine, de larmoiement et de toux.

Traitement. *Aconitum* de 6 en 6 heures pendant la fièvre. De 12 en 12 heures, *Bell.* si les yeux et la gorge sont affectés. *Phos.* si la toux est violente, *Buf.* et *C. ind.* s'il se manifestait du délire.

Tenir le malade suffisamment couvert; ne pas sortir trop tôt. Prendre quelques doses de *Ped.* pendant la convalescence pour prévenir les rechutes.

6. La Scarlatine. — Après 3 ou 4 jours d'une fièvre légère, apparition de petits points rouges qui s'étendent peu à peu et se fondent en larges taches écarlates, d'abord au visage, puis au reste du corps, avec gonflement, insomnie, soif, agitation. Le symptôme spécifique qui accompagne la scarlatine est un violent mal de gorge, avec inflammation de l'arrière-bouche, allant jusqu'à la gangrène, si les malades ne sont pas traités par nos moyens.

TRAITEMENT. Naturellement on aura donné 5 ou 6 doses d'*Aconitum* pendant la fièvre d'incubation. Dès que la nature de l'éruption se caractérise, *Bell.* 4 doses de 6 en 6 heures de la 5ᵉ dilution, et 4 doses, de la 8ᵉ si le mal fait des progrès. Au besoin on passera ensuite à *Merc., S. oler., Lach., Lyc.*, et s'il y a menace de gangrène, à *Elaps, Hyosc., Arsen.* et *Crotal.*

Mêmes soins que pour la rougeole, et dans la convalescence 2 doses de *Ped.* 5ᵉ, et une de *Merc.* 9ᵉ, ou s'il y a des douleurs d'oreille, *Sil.* et *Puls.* 9ᵉ.

7. La ROSÉOLE est une affection intermédiaire entre la rougeole et la scarlatine. On ne risque rien de se déterminer selon les cas et les indications ci-dessus. Toutes ces éruptions ont du reste, comme on le voit, la même analogie dans leur traitement que dans leur forme. Voyez aussi la miliaire. (Ordre IV, *Vésicules.*)

8. Les ENGELURES. — Les prévenir par l'emploi des préservatifs, en s'attachant surtout à *Ped., Buf., Jac. C., Hipp., Sulph., Calc.*, et des frictions de neige à l'entrée de l'hiver, en prenant bien garde de ne chauffer ses mains qu'en les enveloppant de quelque étoffe et jamais au feu.

Si elles sont développées, 3 doses d'*Arnica* tous les 5 jours, et après se laver les mains avec de l'eau-de-vie où on aura fait infuser des racines de la même plante. Enfin on pourra essayer à de longs intervalles *Jac. C., Phos. Sol. ol., Sulph.*

Quand la peau est ulcérée, on peut appliquer des bandes de papier trempées dans de la colle forte, ou, mieux encore, du *Collodium*, ce merveilleux produit de la chimie moderne, dont l'usage commence à se répandre, et qui donne à la poudre-coton un emploi bienfaisant au lieu des qualités meurtrières qu'avait rêvées son inventeur.

ORDRE II. — MACULES.

9. Les ÉPHÉLIDES ou taches de rousseur, taches indolentes d'un jaune fauve ou brun, plus fréquentes chez les personnes qui ont des cheveux blonds ou roux.

TRAITEMENT. *Elaps., Jac. C., Hipp., Lyc., Phos., Verat.*, à la 10ᵉ ou 12ᵉ dilution, et à de longs intervalles.

10. LES GRANDES ÉPHÉLIDES ou taches hépathiques d'un jaune pâle, qui se manifestent rarement à la figure.

TRAITEMENT. *Hura., Elaps, Merc., Hyosc., Sulph.*, employés de la même façon.

11. NŒVI, ou taches de naissance.

TRAITEMENT. *Elaps, Calc., Sulph.*, à longs intervalles. 10ᵉ, 15ᵉ, et 30ᵉ dynam.

12. L'ALBINISME et le VITILIGO, maladies peu communes en France, et dont le traitement serait inutile ici.

ORDRE III. — SQUAMMES.

13. *Elaps, Dig., S. Oler., Lyc.*, seront les moyens principaux à opposer aux dartres furfuracées, à l'icthyose et autres maladies où l'épiderme se détache en petites écailles, soit par tout le corps, soit sur des points déterminés. Si ces moyens ne suffisent pas, on pourra recourir à *Calc., Merc., Dulc., Sulph., Rhs., Arsen.* Tous à partir de la 10ᵉ dilution, en ayant soin de continuer le même médicament lorsqu'il a produit une amélioration même légère, mais toujours à une dynamisation plus élevée de 3 ou 4 numéros.

14. On a recommandé *Cantharide* contre le PITYRIASIS ou PORRIGO, desquammation fort incommode du cuir chevelu, avec chute abondante de furfures.

ORDRE IV. — VÉSICULES.

15. La MILIAIRE. — Petits boutons rouges, isolés ou rassemblés, surmontés dès le 3ᵉ jour d'une petite vésicule rouge, qui devient ensuite blanche et transparente. Fièvre légère.

Au début *Aconitum* de 6 en 6 heures. Quand la fièvre diminue, *Ped.* de 12 en 12 heures, et, au besoin, *Hyosc., Bry., Puls., Dulc.*

16. ECZÉMA. — Petites vésicules très-rapprochées, précédées d'un prurit et d'un fourmillement, qui se dessèchent et s'exfolient.

TRAITEMENT. S'il y a de la fièvre, *Aconitum* une ou deux

doses par jour. Quand il n'y en a pas ou qu'elle est guérie, *Jac. C.*, *Merc.*, *Dig.*, *Crotal.*, *Rhs.*, de la 7e ou 8e dynamisation.

17. HERPÈS (phlyctènes). — Eruption de légères vésicules transparentes, groupées sur une base enflammée, sur différents points de la peau, qui du reste est parfaitement saine; elle prend différents noms, selon la partie qu'elle atteint, et dure d'ordinaire 2 ou 3 semaines.

TRAITEMENT. *Ped.*, *Dulc.*, *Rhs.*, *Hipp.*, *Sil.*, *Sulph.* 7e ou 10e dynamisation, selon l'âge du malade et les précédents.

18. GALE. — Petits boutons vésiculeux, disséminés sur la peau, d'abord aux mains entre les doigts, aux poignets, aux coudes, à la face interne des membres, aux jarrets, aux aisselles, aux aines, jamais au visage, causant un prurit qui s'augmente le soir et la nuit, pleins d'abord d'une sérosité limpide, puis blanchâtre, presque toujours développés par contagion, accompagnés fréquemment d'un petit insecte qu'on nomme *acarus*, et dont on peut suivre la trace par un petit sillon rosé qui se termine à un point brunâtre.

La gale est par elle-même une maladie peu dangereuse; mais si elle est mal traitée ou guérie en apparence par des lotions ou pommades soufrées, elle peut se transformer et donner naissance aux affections les plus dangereuses.

TRAITEMENT. *Ped.*, une dose matin et soir pendant cinq jours, se reposer trois ou quatre jours, et si la maladie s'amende, prendre successivement la 6e, la 7e, la 8e, la 9e, la 10e, atténuation du même médicament.

Si *Ped.* n'améliore pas l'état du malade, employez de même *Merc.*, *Sulph.*, *Jac. C.*, *Sil.*, *Dulc.*

Dans le cas enfin où la contagion de la gale serait notoire et son origine récente, on ferait bien, de suite après *Ped.*, de recourir au moyen suivant : mêlez 1 gramme de fleurs de soufre dans 20 grammes d'alcool; secouez le flacon avec force chaque fois que vous vous en servez, et prenez une goutte le matin, une à midi, une le soir, dans 3 ou 4 cuillerées d'eau. Au bout de 8 jours prenez un globule de *Sulph.* toutes les 24 heures. A ce moment le caractère de l'éruption devra être très-modifié, et le prurit presque disparu. Dans ce cas seulement vous ferez tomber 5 gouttes d'alcool soufré dans 10 cuillerées d'eau tiède, dont vous pourrez lotionner les vésicules qui persisteraient encore.

Si l'amélioration au contraire n'était pas aussi rapide, il faudrait reprendre le traitement par *Merc.*, *Jac. C.*, *Sil.*, *Lyc.*, et recourir à *Lach.*, s'il y a de larges pustules suppurantes. Après cela on pourrait revenir à la teinture alcoolisée de soufre, avec *Sulph.* à l'intérieur, et en dernier lieu, dans les cas les plus rebelles, à *acide sulfurique*, une goutte dans 4 cuillerées d'eau matin et soir, et 10 gouttes dans un verre d'eau tiède pour laver 3 fois par jour les parties de la peau attaquées par la gale.

19. PEMPHIGUS. — Bulles, ou larges vésicules jaunâtres, transparentes, qui s'ouvrent après deux ou trois jours et dessèchent.

TRAITEMENT. Si la maladie débute par de la fièvre, on devra donner *Aconitum* de 12 en 12 heures. *Rhs.*, *Buf.*, *Bell.*, *Sil.* ou *Hipp.*, achèveront la guérison.

20. RUPIA.— Bulles moins larges que dans le pemphigus, aplaties, peu nombreuses, transparentes, se desséchant sous forme de croûtes noires, qui cachent des ulcérations souvent profondes. Cette affection apparaît généralement aux membres inférieurs et chez des individus mal nourris, scrofuleux, et dans de mauvaises conditions hygiéniques.

TRAITEMENT. *Rhs.*, *Jac. C.*, *Arsen.*, *Merc.*, *Sil.*, *Hyosc.*, une dose tous les 10 ou 15 jours de la 5ᵉ, et puis des doses successives de la 10ᵉ, 15ᵉ, 20ᵉ, 25ᵉ, 30ᵉ et 40ᵉ, à de longs intervalles du médicament, qui aura produit une amélioration même légère. Prescrire un bon régime, des promenades en plein air, une nourriture fortifiante, des soins de propreté, et permettre un peu de vin dans l'eau pour boisson pendant les repas.

ORDRE V. — PUSTULES.

Nous allons décrire dans le même paragraphe la variole, ou petite vérole, la vaccine et la varicelle, quoique beaucoup d'auteurs placent cette dernière maladie aux vésicules. En somme, la nature réunit souvent ce qu'une analyse excessive tend à séparer. Et, comme on doit le voir, des traitements analogues conviennent à des maladies dont les noms diffèrent terriblement.

21. La Variole, ou petite vérole, est une éruption qui débute par des lassitudes, des maux de tête, une irritation du ventre et de l'estomac, du rhume de cerveau, du larmoiement, et une fièvre légère. Le 3e ou 4e jour, il y a de la disposition à la sueur. Des petits boutons rouges, isolés, distincts, semblables à des piqûres de puce, envahissent successivement la face, les mains, la poitrine et puis tout le corps. La fièvre s'apaise un peu. Bientôt la peau tout entière rougit et se tuméfie, les pustules se durcissent, s'aplatissent au sommet, et ont à leur centre une dépression ombiliquée où apparaît un petit disque de substances d'abord jaunâtre, puis d'un blanc argentin ; la douleur est vive ainsi que la chaleur. Du 6e jusqu'au 12e jour, la fièvre reparaît avec un peu de salivation. Ensuite la dessiccation a lieu jusqu'au 15e ou 20e jour, en commençant par la face et laissant des petites taches brunes, rougeâtres, ou même des petites cicatrices que tout le monde connaît.

La petite vérole est une de ces crises nécessaires que la nature provoque généralement dans l'enfance, dans le but de ramener à l'état aigu cet affreux cortége de maladies chroniques que nos pères nous ont léguées, et pourvoir au salut de l'espèce qui dégénérerait et périrait bientôt, si à chaque génération les miasmes anciens n'étaient détournés des organes internes et ramenés à la peau par un effort désespéré.

La variole ne présente aucun danger pour les enfants qui auront pris convenablement la série de nos médicaments préservatifs, surtout si pendant leur usage il s'est manifesté à la peau des dartres, des ulcères, des furoncles, des pustules, ou des éruptions vésiculeuses.

Dans ce cas-là il arrivera souvent que le vaccin ne prendra pas. Néanmoins, pendant plusieurs années encore, il conviendra de recourir à la vaccine, à l'âge de 8 à 10 mois pour les enfants, ou plus tôt s'il se manifeste dans le pays une épidémie de petite vérole.

Le vaccin doit être pris sur un sujet bien sain, et qui aura été soumis s'il se peut à un traitement préservatif prolongé avant d'être vacciné. Souvent, hélas ! le virus syphilitique et scrofuleux est transmis, confondu avec lui, et verse dans le sang un miasme plus tenace et plus dangereux que celui qu'on veut prévenir. Il est à désirer que la pratique de renouveler le vaccin sur la vache soit généralisée dans tous les cas.

22. Vaccine.—La vaccine est une éruption remarquée d'abord sur le pis de la vache, et que l'on communique à l'homme pour le préserver homœopathiquement de la petite vérole.

La vaccination doit être opérée de préférence chez les jeunes enfants, six mois environ après leur naissance, et jamais avant que l'enfant ait atteint six semaines. La vaccine s'inocule par une piqûre faite au-dessous du muscle qui forme le gras de l'épaule. On la répète une ou deux fois, à deux travers de doigt de distance de la première, dans la direction de l'avant-bras.

La bonne qualité du virus-vaccin et la réussite de l'opération se reconnaissent aux signes suivants.

Au bout de quinze jours, et quelquefois plus, la plaie faite par la piqûre se durcit et rougit; c'est un bouton qui fait des progrès pendant cinq à six jours. Au bout de ce temps, il se fait remarquer par sa forme large, arrondie, conique ; il est entouré d'une large auréole à sa base et couronné par une dépression légère qui présente une coloration d'un blanc mat. Quand le bouton s'est affaissé et desséché, il laisse une empreinte ineffaçable sur la peau. La fausse vaccine, au contraire, ne laisse jamais d'empreinte et se caractérise très-rarement par le bouton aplati qui se fait toujours remarquer quand la vaccine est vraie. La vaccine constitue une affection extrêmement simple qui irrite les enfants, qui leur cause toujours un peu de fièvre pendant le cours de l'éruption ; mais cet état ne réclame d'autres soins que l'usage de boissons abondantes. Il faut prendre la précaution de garantir de tout frottement les parties où l'éruption suit ses périodes, pour ne pas fournir un élément de plus à l'irritation et à la douleur.

Si le vaccin se développe mal, il faut recourir immédiatement au vaccin dynamisé ; un globule, de 6 en 6 heures, rendra immédiatement à la nature la force de réaction qui lui manquait. On fera bien aussi de donner après la dessiccation des pustules, quelques doses de *Merc.*, 5°, 10° et 30°, à un mois d'intervalle.

Si, par quelque accident, on ne peut vacciner un enfant au moment de l'invasion de la petite vérole, on devra lui donner *Vaccine,* 5° dynamisation, une dose tous les jours pendant huit jours, et puis la 6ᵉ, la 7ᵉ, la 8ᵉ, la 9ᵉ, la 10ᵉ dynamisation, de 3 en 3 jours.

Après cela on recourra à la série de médicaments préservatifs que nous avons indiquée, en insistant sur *Ped.*, qu'on répétera à la 5ᵉ, la 7ᵉ et là 10 dynamisation.

Si, malgré ces soins, la variole se développait, on donnerait *Aconitum*, 5ᵉ, de 3 en 3 heures, si la fièvre se développait ; le 2ᵉ jour, *Vaccine*, 3ᵉ, de 6 en 6 heures, *Bell.*, si les yeux et la gorge s'enflamment ; *Hyosc.*, s'il y a des taches brunâtres sur le corps. *Merc.*, dès que la salivation se manifeste ; *Arsen.*, si les pustules deviennent noirâtres ; *Elaps* ou *Crotal.*, si ces moyens ne suffisent pas et qu'il se manifeste du délire, diarrhée, vomissements, toux fréquente, et que les pustules se confondent par leur base, et forment une vaste croûte noirâtre qui se détache 5 ou 6 jours après son apparition, forme de la variole qu'on appelle confluente.

23. La varicelle n'est que la même maladie plus rapide et plus bénigne. Il n'y a pas de fièvre secondaire, et au lieu de pustules, il ne se forme que de simples vésicules pleines de sérosité, et sur lesquelles la vésicule ombiliquée est moins prononcée.

Du reste, quoi qu'il en soit, que ces deux affections procèdent du même miasme ou soient identiques dans leur origine, elles cèdent au même traitement et exigent les mêmes précautions. A quoi bon alors se perdre en discussions oiseuses sur leur essence et leur point de départ ?

24. Eᴄᴛʜʏᴍᴀ.—Pustules larges, arrondies, à base dure et enflammée, auxquelles succède une croûte qui laisse une empreinte rouge persistante ou même une cicatrice. Elles débutent en général par des douleurs lancinantes, puis de grosses élevures conoïdes, rouges, dures, douloureuses, de la grosseur d'une lentille jusqu'à celle d'un petit pois. Lorsque la suppuration se prononce, elles offrent un point noir, et puis une croûte qui se détache du 10ᵉ au 14ᵉ jour. Il reste des taches livides, et à leur centre une petite cicatrice.

Tʀᴀɪᴛᴇᴍᴇɴᴛ. *Jac. C., Phos., Ped., Buf., Merc., Sulph., Arsen., Elaps*, à la 5ᵉ dilution si l'ecthyma est aigu, et à la 10ᵉ s'il est chronique.

Il va sans dire que s'il y a de la fièvre au début de la maladie, nous supposons qu'elle aura été combattue par l'*Aconit.*

25. Iᴍᴘᴇ́ᴛɪɢᴏ. — Eruption chronique de pustules plus ou moins rapprochées, dont le sommet ne tarde pas à suppurer en formant de larges croûtes, épaisses, rugueuses et jaunâtres. Ces pustules sont réunies en groupes ovales ou circulaires (Iᴍᴘᴇ́ᴛɪɢᴏ ꜰɪɢᴜʀᴀᴛᴀ), ou éparses sur le corps (Iᴍᴘᴇᴛɪɢᴏ ꜱᴘᴀʀꜱᴀ). Dans ce dernier cas elles ont une durée plus longue, et si elles se manifestent au cuir chevelu, elles sont traversées chacune par un chéveu et accompagnées de prurit. Elles crèvent au bout de quelques jours et forment des petites croûtes séparées, qui sont une des formes de la teigne si fréquente chez les enfants, et si dangereuse si on la répercute par des applications topiques.

Tʀᴀɪᴛᴇᴍᴇɴᴛ. *Ped.*, de la 5ᵉ à la 30ᵉ dynam., en s'arrêtant à celle des dynamisations intermédiaires qui convient à la chronicité de la maladie. On continuera ensuite à employer la même dynam. de *Rhs.*, *Sil.*, *Dulc.*, *Merc.*, *Sulph.*, à de longs intervalles.

26. Aᴄɴᴇ́. — Pustules isolées, pointues, acuminées, développppées le plus souvent aux épaules et au sternum, suivies après leur desquammation de taches violacées, d'indurations, ou de petites cicatrices presque toujours entremêlées de petites tubérosités. La *couperose* et la *mentagre* ne sont que deux formes de l'acné, localisées l'une à la face, l'autre au menton.

Tʀᴀɪᴛᴇᴍᴇɴᴛ. *Calc.*, *Sil.*, *Sulph.*, *Dulc.*, *Bell.*, *Hipp.*, *Arsen.*, *Elaps*, de la 5ᵉ atténuation si l'acné est récente, aiguë, produite par des excès sexuels ou l'abus de boissons spiritueuses., et des dilutions plus élevées si la maladie est plus ancienne.

ORDRE VI. — PAPULES.

28. Tubercules, petites tumeurs charnues, dures, indolentes, insensibles, qui constituent la 2ᵉ et principale phase de la lèpre. Cette horrible maladie, très-répandue encore aux Indes, au Brésil, en Afrique et en Norwége, compte encore quelques victimes dans un coin de la Provence. Il serait facile d'en débarrasser complétement notre pays et le reste du monde.

La lèpre commence par des écailles ou squammes, puis

des taches de couleur foncée sur l'avant-bras, le cou, la poitrine, la face. Les glandes de l'aine et de l'aisselle s'engorgent. Plus tard des tubercules apparaissent aux lobes de l'oreille, aux sourcils, et à diverses parties du visage qu'ils défigurent d'une manière horrible. Ils envahissent de là le reste du corps en détruisant successivement la sensibilité de toutes les parties qu'ils atteignent, tellement que l'on peut couper et tordre la peau en tous sens, que l'on ne sent pas les brûlures si l'on est atteint par un corps enflammé, et que l'on perd sans s'en apercevoir les souliers que l'on porte aux pieds. Les poils et les cheveux tombent sur toute la surface du corps. La peau est atteinte par des rhagades profondes et ulcérées, les gencives sont fongueuses, le larynx est tuméfié, les yeux hagards, les sens s'émoussent, et la mort arrive assez souvent par asphyxie.

29. L'éléphantiase des Arabes est une maladie semblable en apparence, mais complétement distincte en réalité, ainsi que le traitement homœopathique le démontre, la première maladie ayant été pendant longtemps presque incurable pendant que celle-ci a cédé dès le principe à nos médicaments. L'éléphantiase est une maladie des vaisseaux lymphatiques que les Brésiliens nomment érysipèle blanc, et qui ont en effet tous les caractères d'une violente inflammation, mais accompagnée d'une tuméfaction blanche ou légèrement rosée du membre inférieur, partant de l'aine, se répétant à des intervalles de plus en plus rapprochés, et laissant chaque fois une tuméfaction indolente plus considérable, jusqu'à ce que la jambe, monstrueusement grossie, efface la saillie du pied par son volume, et prenne, par les replis multipliés de la peau, l'aspect d'une jambe d'éléphant. La sensibilité est détruite comme dans la lèpre. Après les jambes, les parties que cette affection attaque de préférence sont les bras et le scrotum, où elles développent d'énormes tumeurs qui ont atteint le poids de 50 kilos.

Traitement. Quand cette maladie est prise à temps elle se guérit très-facilement en employant *Aconitum*, dans les cas aigus, et en le faisant suivre de *Lyc.*, spécifique presque infaillible de cette affection, et au besoin de *Sulph.* et *Bell.*

Les Brésiliens emploient aussi, avec le plus grand succès, trois médicaments, très-utiles dans cette affection, nommés :

Cervus Brasilicus, *Aristolochia cymbifera* et *Mimosa humilis*. Cette maladie tend à disparaître rapidement du Brésil sous l'énergique influence de l'homœopathie.

Quant à la lèpre tuberculeuse elle cède, à son début, à *S. Oler.*, *Hipp.*, *Rhs.* et *Sil.* Mais quand les tubercules sont développés, elle a longtemps résisté à tous les moyens, jusqu'au jour où l'un des professeurs de l'école homœopathique du Brésil eut l'idée de soumettre les malades à l'action révulsive de la méthode hydrothérapique de Priesnitz. Sous l'influence des affusions d'eau froide, la sensibilité de la peau se réveilla, et donna à la force vitale abattue, ce qui lui manquait pour réagir contre les médicaments homœopathiques. Depuis ce temps les guérisons se sont multipliées, et M. Ildefonso Gomès, inventeur de cette méthode, multiplie aujourd'hui les guérisons dans l'intérieur du Brésil, où il s'est rendu, pour être plus près des nombreux malades qui s'y rencontrent.

30. LICHEN. — Papules rougeâtres, disposées en groupes, ou éparses sur la peau, causant un prurit violent, et se terminant par une desquammation furfuracée, ou par des excoriations très-rebelles.

TRAITEMENT. — Si le lichen est aigu, *Aconitum* à doses répétées fera cesser la fièvre et l'inflammation ; — on recourra ensuite à *Puls.*, *Dig.*, *Rhs.*, *Calc.*, *Buf.*, *Lyc.*

31. Le PRURIGO se compose de papules plus larges et moins saillantes ; il exige du reste le même traitement.

32. SYCOSE. — *Pian*, *Frambœsia* (*Bobas* en portugais). Hahnemann a donné le nom de sycose aux miasmes qui produisent les excroissances syphilitiques, choux-fleurs, condylomes, crêtes de coq, etc., etc.

Les verrues sont elles-mêmes un reste éloigné de la même affection.

Les maladies qu'on nomme *Pian*, *Frambœsia* et *Bobas* sont évidemment de même nature. Elles consistent en excroissances fongueuses, arrondies, se développant souvent autour d'une papule, qu'on nomme pustule mère.

Le spécifique de toutes ces affections est d'abord *Jac. C.*; une dose tous les jours au début, puis des dynamisations plus élevées et à de plus longs intervalles à mesure que la maladie est plus ancienne.

L'Europe possède maintenant le *Thuia*, presque aussi efficace que le *Jacaranda*. On pourra le prendre de même, et, si la maladie est rebelle, faire une teinture des feuilles dans l'alcool et en mettre quelques gouttes dans de l'eau tiède, pour faire des lotions externes, qui hâteront beaucoup la guérison. Après ces deux agents énergiques on pourra recourir au besoin à *Lyc.*, *Dulc.*, *Ped.*, *Merc.* et *Calc.* — Pour le *Thuia*, voyez les caractères que nous avons indiqués (2° entretien), pour ne pas le confondre avec le *Thuia orientalis*.

ORDRE VII. — ULCÉRATIONS.

Les ulcérations appartiennent en général autant au système cellulaire qu'à la peau : nous en parlons néanmoins ici, à cause des nombreuses affinités qui unissent ces deux ordres de maladies entre elles.

33. Syphilis. — La syphilis est une maladie assez difficile à guérir radicalement, si on l'a négligée aux premières époques de son apparition. Elle ne se transmet pas seulement par les organes de la génération, mais même par les autres parties qui sont revêtues d'une pellicule fine, comme le mamelon ou les lèvres. Ainsi, un enfant peut prendre une maladie vénérienne en touchant à peine de ses lèvres le mamelon d'une nourrice. Un bain d'une personne infectée peut communiquer la maladie.

Les symptômes ne sont pas les mêmes lorsqu'ils annoncent l'invasion syphilitique, ou qu'ils font reconnaître un état constitutionnel. Les premiers, ceux qui doivent alarmer celui qui les découvre en soi, sont les suivants. Un écoulement se produit, par le canal de l'urèthre chez l'homme, ou le canal vaginal chez la femme. Il est vrai que celle-ci pourrait le prendre, jusqu'à un certain point, pour des flueurs blanches. Mais il excite un sentiment de douleur vive et pénétrante qui établit entièrement la différence. Des ulcères se creusent sur les parties génitales ; des points blancs, c'est-à-dire pustuleux, se montrent çà et là ; des engorgements glanduleux (bubons) se forment au pli de l'aine. Tous ces signes ne se montrent pas en même temps. Il suffit d'un seul pour caractériser la maladie, et déterminer immédiatement le malade à se traiter. Le symptôme primitif et capital est le chancre, ulcère local à bords durs, taillés à pics, à fonds lardacé, contracté généralement par le coït avec une personne infectée. Il débute par une tache rouge, ou inflammation prurigineuse, qui laisse bientôt échapper une sérosité roussâtre, se creuse rapidement et tend à envahir les parties environnantes.

TRAITEMENT. — *Merc.*, une dose matin et soir pendant huit jours, et au besoin *Jac. C. Lyc.*, et *Thu.*

Dans la syphilis secondaire on emploiera utilement *Crotal.*, *Lach.*, *Sil.*

Les bubons de l'aine ou poulains céderont au même traitement.

Quant aux écoulements, nous en parlerons plus loin au § **155**, *Maladies de l'urèthre.*

34. LUPUS. — Dartre rongeante, débute par des tubercules livides, solitaires, indolents, suivis d'ulcères sanieux, rouges, etc., qui se recouvrent d'une croûte très-adhérente, ou une profonde altération de la peau ; il semble attaquer de préférence le nez, les paupières et les lèvres.

Le traitement est le même que celui du chancre syphilitique ; on pourra seulement ajouter *Arsen.* si les ulcères laissent écouler une matière purulente très-fétide.

35. ANTHRAX. — Tumeur inflammatoire circonscrite, très-dure, brûlante, très-large et saillante au-dessus de la peau, s'ouvrant par plusieurs ouvertures, qui représentent celles de plusieurs furoncles, dont la réunion forme l'anthrax, et se terminant par la chute d'un bourbillon, portion gangrenée du tissu cellulaire comprise dans le foyer du mal.

Le TRAITEMENT, qui est commun avec celui du furoncle, doit commencer par *Aconit* à doses répétées et puis *Sil.*, *Hyosc.*, *Lach.*, *Merc.*, *Lyc.* et enfin *Crotal.* ou *Arsen.*, si l'aspect de l'anthrax devient livide et si l'odeur de la suppuration est cadavéreuse. Les mêmes médicaments seront employés à la 14e et 20e dynamisation et à longs intervalles, chez les personnes sujettes à l'éruption périodique des furoncles.

36. Le CHARBON, autrefois nommé anthrax malin, est une tumeur dure, brûlante, d'un rouge livide, contractée en touchant des animaux qui en sont atteints. Elle se couvre de *Phlyctènes*, qui se convertissent en une croûte noire gangrenée.

6

Les symptômes généraux, l'abattement moral, le délire, la fièvre, la somnolence, accompagnent le charbon et exigent un traitement énergique.

Traitement. — Chauffer la plaie à distance avec un fer rouge, d'heure en heure, est un moyen qui diminuera de beaucoup la violence des accidents, si on y recourt dès le principe. *Arsen.* à doses répétées de quatre en quatre heures, 5e dilution le premier jour, 7e le jour suivant et 9e le troisième, si les dilutions précédentes ont amené de l'amélioration.

Sinon, on recourra à *Crotal.*, *Lach.*, *Sil.* ou *Merc.*

Ulcères. — Les ulcères sont les plaies chroniques qui ne peuvent pas se cicatriser. Quand une plaie devient stationnaire et que ses bords ne se rapprochent pas pour se confondre l'un avec l'autre, et effacer par leur réunion la solution de continuité, on dit que la plaie est ulcéreuse. Les ulcères chroniques, soit aux jambes, soit à d'autres parties du corps, exigent le même traitement que le charbon, mais à des dynamisations plus élevées et à des intervalles plus éloignés.

ORDRE VIII. — HÉMORRHAGIES.

37. Pourpre. — Petites taches circonscrites dans lesquelles le sang paraît extravasé.

Le médicament principal est *Elaps*, après lequel on pourra employer *Dig.*, *Bry.*, *Crotal.* et *Rhs.*

Nous engageons nos lecteurs à lire d'un seul coup tout ce chapitre : ils y sentiront ce que nous leur avons annoncé en présentant la série des médicamens ; c'est cette progression constante d'une série régulière, procédant d'*Acon.* et *Ped.*, pour finir à *Crotal.*, *Arsen.* et *Elaps;* de sorte qu'il suffit pour ainsi dire de savoir dans quel ordre est placé une affection de la peau, pour savoir à peu près quels sont les médicaments qu'on doit lui opposer.

Celui qui saisira bien cette filiation en saura plus, sur le traitement des maladies, que bien des gens qui ont feuilleté sans fruit, pendant des années, les pages confuses de l'ancienne matière médicale.

Il faut du reste, nous le répétons, étudier avec le plus grand soin les maladies de la peau chez tous les malades, et s'informer de celles qu'ils peuvent avoir eues antérieurement, de sorte que lorsque la forme présente de la maladie laissera quelque doute dans l'esprit sur le choix du médicament, on devra recourir sans hésiter à celui qui aurait convenu dans la maladie cutanée, disparue ou répercutée depuis plusieurs années.

VISAGE.

Les dartres ou éruptions de la face seront traitées par les médicaments que nous venons d'indiquer. (*Voyez Acné, Couperose, Mentagre.* **26.**)

38. S'il y a FLUXION de la joue par suite de mal de dent, on donnera *Arn., Merc., Cham., Sil.* On pourra aussi donner une goutte d'*Arnica* dans deux cuillerées d'eau pour gargariser la bouche.

39. Le TIC DOULOUREUX, affection du système nerveux localisée à la face, sera traitée par *Phos., Dig., Bell., Lyc., Merc.*, 15e, 20e ou 30e dilution, dans l'intervalle des accès.

Dans le courant de l'attaque, si elle porte le malade au désespoir, on peut essayer le moyen suivant : cueillez des feuilles de molène ou bouillon blanc (*Verbascum*), remplissez-en une petite fiole, versez dessus de l'esprit-de-vin, secouez avec force ; en prendre une goutte toutes les heures dans une cuillerée d'eau et frictionner la partie souffrante avec le bout du doigt trempé dans ce liquide, ou appliquer un petit linge qui en soit imbibé si la friction du doigt est insupportable.

Nous avons placé le tic douloureux à cet endroit pour comprendre d'un seul coup tout ce qui a rapport à la face ; mais à la rigueur il devrait être reporté avec les affections du système nerveux (**181**).

CUIR CHEVELU. — Le cuir chevelu peut éprouver presque toutes les maladies de la peau ; il n'y a donc qu'à recourir à leur traitement ordinaire. Pour la teigne spécialement, voyez IMPÉTIGO.

40. LOUPES A LA TÊTE. — *Calc., Sil., Sulph.*

CHEVEUX.

Douloureux : *Cham., Verat., Nux V.*

Qui blanchissent : *Lyc.* (*Aloès*).
Qui tombent : *Lyc., Phos., Merc., Arn.*
Qui se hérissent : *Arn.*

TISSU MUQUEUX.

41. Les membranes muqueuses sont atteintes des mêmes affections que la peau. Seulement la forme en est un peu différente. Nous les décrirons successivement en arrivant aux organes tapissés par la muqueuse. (**91, 96, 156.**)

TISSU CELLULAIRE.

42. Abcès. — Amas de pus formé aux dépens des parties molles dont il tient la place ou qui l'environnent. Il commence par une enflure ou une tumeur; le pus se forme et l'abcès se développe, lorsque la douleur, qui était d'abord aiguë, diminue sensiblement, et lorsqu'il se joint à ce premier état une pulsation sourde, profonde, continue, qui soulève en quelque sorte la tumeur. Enfin l'abcès est complétement établi lorsque la réunion de la matière purulente se manifeste par la fluctuation. On reconnaît la fluctuation en posant les deux mains aux deux extrémités de la tumeur, et en produisant un mouvement alternatif de pression. Ce signe ne saurait jamais tromper : quand il existe, l'abcès peut être ouvert. Si on laisse faire des progrès à l'abcès sans y mettre fin par l'ouverture, on voit se former, sur un de ses points, une saillie légère qui devient bientôt blanche par l'amincissement de la peau. Quand ce faible obstacle est détruit, ce qui n'est pas long, la matière qu'on apercevait, par la transparence de la peau amincie, s'épanche, et l'abcès est vidé.

Il y a des tumeurs qui se manifestent sans cause appréciable. Une saillie se forme; elle fait des progrès lents sans aucune inflammation; on dirait qu'elle contient un liquide, et qu'il n'y a rien de mieux que de l'ouvrir, car il semble évident qu'on a affaire à un abcès; mais en appliquant la main à sa surface on éprouve l'impression soit d'un bruissement, soit d'une pulsation régulière. Dans l'un ou l'autre cas, il faut vite s'éclairer des conseils d'un médecin; car il s'agit peut-être alors d'un anévrisme artériel.

Loupe. — On appelle ainsi des tumeurs placées sous la peau, mobiles, indolores, ayant une forme plus ou moins sphérique, et susceptibles de prendre de l'accroissement. Elles se développent par l'accumulation d'un fluide qui est fourni par une membrane inhérente à la tumeur, et ce fluide présente des degrés de consistance qui tantôt le font ressembler à du blanc d'œuf, tantôt à un corps à demi liquide, et tantôt à une substance épaisse et consistante comme de la graisse. Les loupes sont toujours embarrassantes, et, suivant la place qu'elles occupent, elles peuvent produire une difformité plus ou moins considérable. Il y a des loupes qui couvrent une partie de la figure, d'autres qui déforment la tête; il y en a enfin qui, placées sur l'épaule ou dans le trajet de la colonne vertébrale, présentent l'aspect d'une véritable gibbosité.

Traitement. Le médicament principal pour les loupes aussi bien que pour les abcès, sera d'abord *Sil.*, une dose tous les 3 ou 4 jours dans les cas récents, et une dose de la 10e, suivie d'une 15e à un mois d'intervalle. Employez ensuite *Jac. C.*, *Crotal.*, *Calc.*, *Merc.*

Embonpoint excessif. — Cette disposition met obstacle à un exercice suffisant et ralentit l'activité des organes. L'estomac conserve son énergie; mais les autres fonctions languissent. Ainsi, les travaux intellectuels deviennent presque nuls, la pensée est lourde et pénible. L'embonpoint est plus commun chez les femmes que chez les hommes. Le moyen d'éviter son envahissement, c'est de ne pas abaisser l'énergie de la peau et des tissus par des soins trop minutieux, par des bains répétés avec exagération; c'est de prendre beaucoup d'exercice, de faire de la gymnastique, d'user du bain froid, d'être modéré dans les plaisirs de la table, et de mener une vie occupée.

Elaps, *Sulph.*, *Calc.*, *Hur.*, pourront contribuer à rétablir la réaction vitale, contre la tendance excessive à engraisser.

Les autres affections du tissu cellulaire ont été comprises dans l'ordre VII des maladies de la peau.

43. Les Vaisseaux lymphatiques.

Scrofules. — Affection spéciale chronique des vaisseaux lymphatiques, qui se manifeste surtout aux ganglions du cou par des tumeurs dures, irrégulières, indolentes, mobiles, qui finissent par s'ouvrir, dégénérer en ulcère, et se cicatrisent pour faire bientôt place à une nouvelle éruption du mal.

Le médicament principal est *Merc.*, une dose de 5 en 5 jours et ses dilutions subséquentes, et au besoin *Ped.*, *Bell.*, *Dig.*, *Rhs.*, *Sil.*, *Puls.*

Quant aux autres maladies des vaisseaux lymphatiques, nous avons traité du bubon de l'aine à l'article Syphilis (**33**), de l'éléphantiasis des Arabes à l'article Lèpre (**28**), et de l'anthrax aux Ulcérations (**35**).

44. Fièvres intermittentes.

Cette affection, dans laquelle le système vasculaire joue un rôle moins important que le système nerveux, commence à appartenir à la dernière classe des maladies. Son symptôme fondamental est le froid glacial et les frissons. La chaleur qui le suit est un symptôme de la réaction de la force vitale, et la sueur est la crise qui ramène provisoirement à l'état normal.

Les fièvres intermittentes sont produites en général par la décomposition des substances végétales putréfiées dans les eaux stagnantes. Il faut pour guérir se soustraire à l'action des miasmes, en cherchant une habitation sur une colline à l'abri de leur influence. L'élévation est une condition capitale dans ce cas-là. Souvent une hauteur de 4 étages suffit pour s'élever au-dessus du niveau pestilentiel. Fuyez donc la plaine et le bas des maisons.

Dans les fièvres légères on se contentera de recourir à *Bry.*, *Puls.*, *Cham.* — Si la fièvre est plus grave, on recourra à *Nux V.*, *Dig.*, *Rhs.*, *Verat.*, et enfin dans les cas les plus graves on recourra à *Arsen.*

On donnera le médicament de suite après l'accès; mais si le cas est grave et que les fièvres prennent un caractère pernicieux et emportent le malade en quelques accès, on ne craindra pas de donner le médicament de 3 en 3 heures. Seulement, au rebours de ce que croient les homœopathistes vulgaires, on devra dans ce cas donner une 4ᵉ ou 5ᵉ dilution pendant l'accès, et passer à la 10ᵉ ou 12ᵉ dans les intervalles.

La loi homœopathique exige que la similitude existe non-seulement dans le médicament, mais encore dans sa dose et l'intensité de ses effets.

Si le malade a déjà été maltraité par des doses massives de

China, il va sans dire qu'on né lui en donnera plus et qu'on recourra à *Arn.*, *Puls.*, *Verat.* et *Arsen.*

Les lotions d'eau froide et les bains froids produisant une impression de froid violente, sont très-homœopathiques dans ce cas-là ; ils abrégeront beaucoup la convalescence et préviendront les rechutes, si on sait en user modérément et s'y accoutumer peu à peu.

45. Sueur. — Cette affection est une exagération d'une fonction naturelle, la transpiration, qui accompagne souvent les fièvres : si elle est seulement provoquée par la chaleur, on lui opposera le traitement de là fièvre inflammatoire : *Acon.*, *Bry.*, *Bell.*, *Phos.* ; si, au contraire, elle est précédée ou accompagnée de frissons avant la chaleur, on recourra à *Cham.*, *Rhs.*, *Crotal.*, *Calc.*, *Thu.*, antidotes de la fièvre intermittente ; *Arsen.*, *Dig.*, *Verat.*, *Lach.*, si la sueur est froide.

Sècheresse de la peau. — *Arn.*, *Acon.*, *Phos.*, *Lyc.*, *Sil.*

46. Fièvres typhoïdes, nerveuses, adynamiques.

Toutes ces maladies ont un caractère commun et exigent à peu près la même médication.

Elles débutent par de violents maux de tête, des bourdonnements, des saignements par le nez, de l'insomnie ou une somnolence profonde, pupilles dilatées, langue chargée de mucosités noirâtres, une agitation extrême, de la douleur et des borborygmes dans le côté droit de l'abdomen, diarrhée, hémorrhagies, vertiges, délire, toux et rétention des urines. La rate est ordinairement gonflée et sensible si on la presse.

Traitement. — Il est probable, si la maladie a été traitée à temps, qu'on a donné *Acon.* ; mais dès que son caractère est reconnu, le médicament auquel on doit recourir sans hésitation est *Rhs.*, une dose de six en six heures ; on aura recours ensuite à *Nux V.*, *Bry.*, *Bell.*, *Elaps.*, *Phos.*, *Verat.* et *Arsen.*

47. La Fièvre cérébrale se rapproche beaucoup des précédentes, cependant elle s'en distingue par des maux de tête plus violents, la langue moins chargée, les pupilles contractées et l'absence de la diarrhée.

Traitement. — Les mêmes moyens agiraient dans cette maladie, cependant on devra insister davantage sur *Acon.* et *Bell.*, et les répéter à diverses dilutions ; après cela on passera à *Rhs.*, *Hyosc.*, *Crotal.*, *C. Ind.*, en répétant ceux qui soulageront l'état du malade à des dilutions plus élevées.

ALTÉRATION DU SANG.

48. PLÉTHORE, HÉMORRHAGIE.

Surabondance de sang, congestion (voyez *Fièvre inflammatoire*, § **1**, et *Tête*, § **182**). Pour l'hémorrhagie, voyez *Hémoptysie*, § **104**. *Epistaxis*, § **95**. *Hématémèse*, § **124**. *Hémorroïdes*, § **146**.

Nous parlerons à l'article *Blessure* (§ **222**) des hémorrhagies causées par des lésions externes. Il y a aussi des hémorrhagies passives. Celles-ci ont lieu parce que les tissus sont sans résistance, et que le sang est dépourvu d'une densité suffisante pour se conserver dans les vaisseaux ; c'est en quelque sorte une filtration qui s'opère. On les remarque chez les natures faibles par tempérament, ou épuisées par l'inconduite ou les maladies.

On leur opposera avec succès *Elaps, Crotal., Cham., Arsen.*

49. ANÉMIE. — Pauvreté et manque de sang. La peau est pâle, ainsi que la muqueuse de l'œil et de la bouche, le blanc de l'œil devient lui-même mat et terne , la faiblesse est extrême. Le foie est souvent gonflé et douloureux.

TRAITEMENT. Le médicament le plus important est *Merc.*, si déjà le malade n'en a pas abusé. On le fera suivre de *Puls., Buf., Arsen., Sulph., Verat.*

50. CHLOROSE. — Cette maladie se manifeste chez les jeunes filles avec les mêmes symptômes que l'anémie ; la peau est jaune, verdâtre, l'appétit faible et dépravé, les règles tardent à s'établir ; il y a de la lassitude, de la tristesse, des palpitations.

TRAITEMENT. — Le médicament le plus important est *Puls.*, puis *S. Oler. Lach., Dig., Sulph.* et *Verat.*

51. ŒDÈME, ANASARQUE. — Quand le sang est privé de ses qualités stimulantes, sa partie aqueuse, nommé sérum, se dépose dans les mailles du tissu cellulaire ; la peau se boursoufle à la face, aux jambes, à la poitrine, et garde pendant un certain temps l'impression du doigt qu'on y enfonce. Il y a parfois des palpitations de cœur, la respiration est gênée et impossible si l'on est couché, la peau devient tendue, luisante, s'irrite et s'enflamme si on la gratte.

Traitement.—*Buf., Dig., Arsen., Merc., Crotal., Puls., Lach.*

52. Hydropisie. — Cette maladie provient également d'un sang qui se décompose en sérosités abondantes ; mais, au lieu de se déposer dans les mailles du tissu cellulaire, il s'épanche en larges nappes dans les cavités du corps ou entre les tissus qu'il sépare. On emploie le même traitement que pour l'anasarque.

MALADIES DU COEUR.

53, 54, 55. Cardite, Palpitations, Hypertrophie.

Au début, léger essoufflement, palpitations, oppression, puis vertiges, éblouissements, crachement de sang, syncope facile.

Auscultation. — Il faut s'habituer à reconnaître le battement régulier du cœur en appliquant l'oreille sur la poitrine d'une personne bien portante et en la promenant de la troisième à la sixième côte, en commençant à les compter du haut en bas à partir de la clavicule ; on entendra ainsi deux sons, l'un sourd et prolongé qui se produit pendant la dilatation après que le sang a passé des oreillettes dans les ventricules, c'est-à-dire des cavités supérieures aux inférieures ; le second, plus court, plus bref, plus éclatant, est dû à l'afflux du sang versé par les veines dans les oreillettes ou cavités supérieures du cœur. Tous deux réunis constitueront un *tic-tac* régulier et continu, se produisant soixante ou quatre-vingt fois par minute dans l'état normal. Dans l'état maladif, au contraire, ces bruits seront plus vifs, plus secs, plus précipités ou plus lents, intermittents, irréguliers ; il s'y joindra des bruits métalliques, parcheminés, de râpe, de souffle, de cuir neuf, selon que le cœur ou ses enveloppes seront affectés.

L'étude des maladies du cœur entraîne des développements auxquels nous ne pouvons nous livrer dans cet ouvrage et qui seront exposés plus au long dans l'ouvrage plus étendu qui fera suite à celui-ci. Du reste les diverses nuances de ces maladies, révélées par l'auscultation, ont très-peu d'utilité pour l'emploi des médicaments dont l'action correspondante à toutes ces lésions spéciales n'a pas été assez bien spécialisée.

Les médicaments qui répondront aux symptômes habituels de ces maladies sont *Acon.*, *Dig.*, *Jac. C.*, *Puls.*, *S. Oler. Sulph.*, *Lach.*, *Cham.*, *Crotal.*, *Elaps.* Ils devront être donné à la 5e, à la 6e, à la 7e, à la 8e dilution, en ne remontant que d'une dynamisation chaque fois que l'on répète le médicament; car le tissu musculaire de cœur n'est heureusement modifié que par des basses dilutions. Il faut donc s'en écarter le moins possible. L'inverse a lieu dans les maladies de poitrine.

Pour les syncopes fréquentes dans les maladies du cœur, Ling conseille de promener les mains sur les côtés de la poitrine en les ramenant en avant, mais en imprimant à ces parties une espèce de vibration ou de frémissement.

Ce procédé est si efficace, que souvent il agit au bout de quelques secondes en faisant cesser l'évanouissement.

Dans les hydropisies du péricarde, des percussions opérées en partant de la région du cœur, comme centre, et dirigées au dehors en tout sens, accélèrent l'absorption du liquide épanché.

CHAPITRE DEUXIÈME.

APPAREIL LOCOMOTEUR. — MALADIES DES OS.

56, 57. Ostéite et Exostose.—Tumeur osseuse développée à la surface d'un os, habituellement à la suite de maladies syphilitiques ou des scrophules, accompagnées de violentes douleurs, que l'on nomme ostéocopes.

Traitement. — *Merc.*, *Crotal.*, *Sil.*, *Calc.*, *Phos.*, *Lyc.*, *Jac. C.*

58. Ostéosarcôme. — Ramollissement du tissu osseux, qui se transforme en un tissu cancéreux. Cette maladie, jadis incurable, est rarement mortelle, quand elle est traité homœopathiquement.

Traitement. *Sil.*, *Crotal.*, *Arsen.*, *Jac. C.*, *Merc.*, seront les principaux moyens à employer.

59. La Carie, espèce de suppuration des os, exige les mêmes médicaments.

60. Déviation des Os. *Rachitisme.* — Le rachitisme est une maladie très-grave. C'est lui qui déforme le squelette des enfants, et fait contracter ces vices de conformation dont il existe tant d'exemples. Il résulte souvent de ce que l'enfant est confié à une nourrice mercenaire qui économise son lait et le remplace par une nourriture grossière, ou de ce que des parents ignorants sont pressés de faire manger un enfant, dans la pensée qu'ils augmenteront ses forces et son embonpoint. Dans ces deux cas, il ne se fait pas de digestion, de réaction élémentaire, par le manque d'énergie des organes, le ventre se ballonne, le dévoiement s'établit, les sueurs apparaissent, la maigreur fait des progrès, et les os, ne se consolidant pas, à cause de l'absence de la nutrition, ne tardent pas à se déformer plus ou moins complétement.

Traitement. — *Crotal., Calc., Lyc., Phos., Sulph.*

61. Nécrose ou gangrène d'une portion osseuse, qui se détache sous le nom de *séquestre.*

Traitement. — *Arsen., Crotal., Elaps.*

ARTICULATIONS ET MUSCLES.

62. Arthrite. — Douleurs des articulations, rhumatisme articulaire, goutte.

Traitement. — Toutes ces maladies similaires exigent les mêmes médicaments.

Aconit à basses dilutions et à doses répétées dans l'état aigu, puis *Bry., Calc., Bell., Sulph., Jac. C., Dig.*; si l'arthrite est vague, *Arn., Nux V., Puls.*; s'il y a gonflement des articulations, *Lyc., Sil., Merc.*

Employer les médicaments comme préservatifs dans l'intervalle des accès à des dynamisations plus élevées, de la 20° à la 30°. Des applications de linges mouillés, suivies de frictions énergiques et d'un exercice actif provoquant la transpiration, seront également très-utiles. On fera bien, dans ce dernier cas, de boire quelques verres d'eau froide pour faciliter l'établissement de la sueur et activer cette fonction de la peau. Les personnes délicates s'habitueront très-lentement aux frictions aqueuses, et même les feront précéder de frictions à l'alcool pendant les premiers temps. (§ **181**.)

Tronc. — *Cou, nuque, dos, lombes.*

63. Goitre. — Hypertrophie de la glande thyroïde située au-devant du larynx, et qui se développe par une tumeur irrégulière, bosselée, quelquefois divisée en deux à la partie antérieure et moyenne du cou, qui prend avec le temps un volume considérable, jusqu'à gêner la respiration. *Merc., Sil., Phos., Lyco.* (Bromum. Spongia).

Torticolis. — *Bell., Lyc., Merc., Sulph.*

Lumbago. — Douleur dans la région lombaire, sans rougeur ni gonflement, rarement de la chaleur, apparaissant sans cause et subitement, ou produite par un effort ou un courant d'air. Cette affection n'est point un rhumatisme ordinaire, mais se complique presque toujours de symptômes nerveux.

Traitement. *Hur., Rhs., Bry., Ocy., Lyc., Hyosc.*

Voyez *Rhumatisme,* § **62,** et *Néphrite,* § **149.**

64. Myélite. Affection de la moelle épinière se manifestant par les désordres nerveux les plus graves : paralysie des membres inférieurs, urines et selles involontaires, anxiété, etc.

Traitement. *Acon.* suivi de *Hur.,* si la fièvre est intense, avec chaleur, agitation et soif.

Si la poitrine est attaquée, avec difficulté de respirer, palpitations, défaillance, *Arn., Puls., Buf.*

Si l'abdomen est douloureux, avec froid et crampes, *Nux V., Crotal., Hur., Verat., Elaps.*

MÉTHODE DE LING.

Dans les douleurs névralgiques des muscles du dos, on ramène la peau de cette partie du corps en opérant une friction latérale de manière à froisser partiellement le derme. Si cela ne suffit pas, on recourt au mouvement suivant : Faites asseoir le malade sur un tabouret, les genoux écartés. Qu'il se penche en avant, et au moment où il veut se relever, appuyez les mains sur ses épaules, de manière à opposer une résistance modérée à cet effort.

Si la douleur existe dans les téguments et les ligaments mêmes de la colonne vertébrale, recourez au mouvement suivant : Le malade se tient debout devant une table basse, ou tout autre objet solide, comme une poutre, qui arrive à la hau-

teur des cuisses ; il lève les bras en l'air, étendus et arc-bou-
tés contre les vôtres, avec lesquels vous résistez modérément
à mesure qu'il s'incline en les conservant dans la direction
du corps.

Tous ces mouvements, comme nous l'avons dit, doivent
être opérés en mesure, en cadence, et un nombre déterminé
de fois à chaque séance. On peut, par exemple, commencer
par 12 mouvements chaque fois, et les porter à 24 et 36 en
séparant chaque douzaine de mouvements par un intervalle
de temps égal à celui qui leur a été consacré. On fera bien
dans ce cas de faire battre la mesure par une personne qui a
l'oreille exercée, et l'on ferait encore mieux si l'on pouvait se
faire accompagner par une musique douce et agréable à l'o-
reille du malade.

MEMBRES THORACIQUES OU SUPÉRIEURS.

65. Les affections des membres supérieurs rentrent à peu
près toutes dans celles des systèmes généraux. Voyez ci-
devant la peau, et plus loin le système nerveux. (Voyez
Onyxis, **72.**)

66. La PARALYSIE DES BRAS se trouvera bien de *Crotal.*,
Bell., *Lach.*, et si elle vient avec tremblement des mains par
suite d'abus de liqueurs fortes, on recourra à *Arsen.*, *Nux
V.* et *Sulph.*

MÉTHODE DE LING.

Des douleurs aiguës entre les deux épaules, provenant d'un
appauvrissement du sang chez une personne exténuée par des
saignées, et une douleur aiguë dans les muscles de l'épaule,
ont été guéries en 8 jours par le mouvement suivant :

Placez chaque main entre la partie saillante de l'os de l'é-
paule et l'épine du dos, et opérez alternativement une pression
méthodique et un tremblement vibratoire.

MEMBRES ABDOMINAUX OU INFÉRIEURS.

67. SCIATIQUE. (Névralgie-femoro-poplitée).—Douleur qui
part de la fesse et s'étend à la partie postérieure de la cuisse

et de la jambe jusqu'à la plante du pied ; elle atteint également le testicule, et se manifeste par des douleurs vives, lancinantes, sans rougeur, chaleur, gonflement, ni aucune apparence d'inflammation. Cette affection devrait se trouver au système nerveux, § **181** ; nous la plaçons ici pour la commodité du lecteur, qui doit la trouver plus facilement avec les autres affections des membres inférieurs.

TRAITEMENT. *Rhs.*, *Cham.*, *Arsen.*, *Nux V.*, *Puls.* On pourra joindre à *Rhs.* et *Cham.*, l'emploi de la teinture en frictions sur le trajet de la douleur.

Dans l'intervalle des accès, on pourra employer les mêmes médicaments à la 20e, 30e, 50e, 100e dilution, en les laissant agir tout le temps de leur action ou jusqu'à l'accès suivant.

68. COXALGIE. —Douleur de l'articulation de la cuisse, suivie des désordres les plus graves. Elle débute par une douleur sourde et profonde dans la hanche, d'abord intermittente, puis continue, et se propageant jusqu'au genou. Le malade boîte. Le membre s'allonge d'abord, puis se raccourcit, avec tous les signes d'une luxation (coxartrocace) ; le pied et le genou se tournent en dedans ou en dehors ; des abcès se forment et suppurent.

TRAITEMENT. *Sil.*, *Bell.*, *Calc.*, *Rhs.*, *Merc.*, *Puls.*, *Lach.* Pendant l'administration de ces moyens on prendra garde de ne pas fatiguer le membre malade.

69. TUMEUR BLANCHE. —Gonflement lymphatique des cuisses ou du genou.

Arn., *Puls.*, *Bell.*, et friction avec leur teinture, et ensuite *Calc.*, *Sil.*, *Lyc.*, de la 10e dynam. et au-dessus.

70. VARICES.—Dilatation permanente des veines. Nodosité molle, indolente, livide, noirâtre, sans pulsation, cédant à l'impression du doigt et reparaissant après.

TRAITEMENT. *Puls.*, *Arsen.*, *Calc.*, *Sulph.*, *Lyc.*

Pour le gonflement œdémateux des jambes, V, § **51**.

72. ONYXIS. — Maladies des ongles des pieds, aussi bien que des mains.

CHUTE DES ONGLES. — *Calc.*, *Sil.*, *Arsen.*

ONGLES DIFFORMES. — *Sil.*, *Sulph.*, *Merc.*

ONGLES DOULOUREUX. — *Nux V.*, *Sil.*

ENVIES. — *Rhs.*, *Sulph.*, *Calc.*

SUPPURATION. — *Sil.*, *Merc.*, *Crotal.*

ONGLES ENTRÉS DANS LA CHAIR. — *Sulph.*, *Sil.*, *Jac. C.* On amincira l'ongle au milieu en le grattant doucement avec la lame d'un canif. On le coupera en droite ligne, ou même plus au centre qu'aux côtés, sous lesquels on pourra introduire un peu de charpie fine pour soulever les portions incarnées. Si les douleurs sont vives, on emploie *Arn.* à l'intérieur et à l'extérieur, quelques gouttes de sa teinture dans de l'eau tiède.

MÉTHODE DE LING.

Si les membres inférieurs sont atteints de crampes et de névralgie générale, vous pourrez appuyer les mains avec force de chaque côté des lombes, au niveau de l'épine des os du bassin. L'action se communiquera au plexus lombaire, et, par suite, à la cuisse et à la jambe.

Dans les douleurs des pieds et des genoux, une pression opérée dans le trajet du nerf sciatique, au milieu de la partie postérieure de la cuisse jusqu'au jarret, opérera un très-grand soulagement.

CHAPITRE III.

APPAREIL SENSITIF SPÉCIAL.

Sous ce titre nous comprendrons tous les appareils nerveux qui nous mettent en rapport avec le monde extérieur, à l'exception de la peau, organe du tact, dont nous avons parlé en commençant, et du goût, dont nous traiterons avec l'appareil digestif.

Nous recommandons à ceux qui voudront bien comprendre ce chapitre, de se reporter aux notions anatomiques comprises dans la 6ᵉ séance.

LES YEUX. — LA VUE.

73. ORGEOLET. — Petit furoncle développé sur le bord libre des paupières, le plus souvent vers l'angle interne de l'œil. *Puls., Lyc., Calc., Bry.*

74. BLÉPHARITE. Inflammation interne et externe des paupières.

Si c'est la face extérieure, *Acon.*, *Sulph.*, *Dig.*, *Bell.*

Si c'est le repli intérieur ou la conjonctive, *Acon.*, *Merc.*, *Arsen.*

75. OPHTHALMIE. — Inflammation de la conjonctive et des autres membranes de l'œil.

TRAITEMENT. *Arsen.*, *Bell.*, *Acon.*, *Hur.*, *Puls.*, *Dig.*

S'il y a écoulement purulent, *Sil.*, *Merc.*, *Cham.*, *Ped.*, *Calc.*

76. TAIES DE LA CORNÉE. — La cornée est une membrane très-résistante, circulaire, transparente, enchâssée dans la grande ouverture de la sclérotique, et semble un segment de sphère attaché à une plus grande. Les taies de la cornée sont en général des taches blanches, irrégulières, peu saillantes, qui se développent après des ophthalmies violentes. Si elles succèdent à des plaies, elles forment une cicatrice lisse, luisante, qui se détache fortement du fond de la cornée.

TRAITEMENT. — *Calc.*, *Sil.*, *Puls.*, *Ped.*, *Bell.*, *Merc.*, *Lyc.*

77. CATARACTE. — Opacité du cristallin et de sa membrane. Le centre de l'iris, ordinairement d'un beau noir, prend une couleur brune blanchâtre, et la vue se perd peu à peu. La cataracte est le résultat de l'impuissance de la médecine à guérir dès le début les inflammations de l'œil et de la répercussion des maladies de la peau. Elle sera inconnue dans quelques années, lorsque les saines notions du traitement homœopathique seront généralisées dans le public. Quand elle est complétement formée, il faut recourir à l'opération, souvent, hélas ! infructueuse.

En tous cas on n'y aura recours qu'après y avoir préparé le malade par un bon traitement homœopathique qui en assurera le succès. Les mêmes moyens arrêteront le mal, lorsqu'il sera encore à son début.

TRAITEMENT. — *Sil.*, *Phos.*, *Sulph.*, *Puls.*, *Elaps.*

78 et 79. FISTULE ET TUMEUR LACRYMALE.

Il se forme parfois au grand angle de l'œil (du côté du nez) une tumeur résultant de la distension du sac lacrymal. Il se manifeste un larmoiement, avec chaleur et prurit. En pressant, la tumeur se vide, soit du côté de l'œil en refluant par les points lacrymaux, soit dans les fosses nasales. Les larmes deviennent de plus en plus abondantes, visqueuses, épaisses, et enfin complétement purulentes. Par la suite la tumeur s'enflamme; ses parois s'amincissent et laissent s'ouvrir une fistule lacrymale, soit dans la narine, soit du côté de l'œil.

Quand on traite cette maladie dès ses premiers symptômes, elle se dissipe facilement par un traitement homœopathique. Plus tard la guérison est plus incertaine, et il faut quelquefois recourir à l'opération, pour laquelle on s'adressera à un chirurgien.

Les médicaments propres à prévenir et à guérir la fistule lacrymale sont : *Sil.*, *Calc.*, *Merc.*, *Ped.*, *Bell.*

80. MYOPIE. — Vue trop courte. *Puls.*, *Sulph.*, *Phos.*, 10ᵉ ou 15ᵉ dynamisation.

81. PRESBYOPIE. — Vue trop longue. *Hyosc.*, *Calc.*, *Sil.*, *Lyc.*, 20ᵉ ou 30ᵉ dynamisation.

82. STRABISME. — Divergence de l'axe optique, chaque œil se dirigeant vers des points différents.

TRAITEMENT. *Bell.*, *Hyosc.*, 15ᵉ ou 20ᵉ dynamisation.

Prendre garde que la lumière ne frappe pas dans le lit de manière à produire ce vice de la vue. S'il n'y a qu'un œil malade, on peut couvrir l'œil sain d'un bandeau pour fortifier l'œil affecté; d'abord une heure ou deux, puis graduellement toute la journée.

83. NYCTALOPIE. — Vue nocturne, avec aveuglement pendant le jour. *Sulf.*, *Merc.*, *Sil.*

84. HÉMÉRALOPIE. — Vue diurne, qui cesse tout à coup le soir. *Verat.*

85. AMBLYOPIE. — Affaiblissement graduel de la vue, sans lésions apparentes, par la paralysie de la rétine ou du nerf optique, jusqu'à la cécité complète ou amaurose.

86. AMAUROSE.

TRAITEMENT. *Elaps*, *Phos.*, *Bell.*, *Hyosc.*, *Buf.*, *Crotal.*, *Merc.*, *Sil.*, *Calc.*, de la 10ᵉ à la 15ᵉ dynamisation. Au début, à la 30ᵉ, 50ᵉ ou 100ᵉ, et à longs intervalles, quand le mal est confirmé.

OREILLES ET OUIE.

87. OTITE, OTALGIE. — Inflammation et douleur nerveuse de l'oreille.

Puls. à diverses dynamisation, en commençant par la 5e, et au besoin *Merc.*, *Crotal.*, *Sulph.*, *Dig.*, *Nux V.*

88. Otorrhée. — Écoulement purulent de l'oreille. *Sil.*, *Merc.*, *Puls.*; si c'est le cérumen (ou la cire jaune) qui s'écoule, *Lach.*, *Lyc.*

89. Surdité. — *Elaps*, à diverses dilutions, est le médicament le plus puissant contre cette affection si rebelle. On pourra essayer aussi *Lach.*, *Crotal.*, *Sulf.*, *Sil.*, *Calc.*, *Phos.*, à basses dynamisations dans le début de l'affection ; aux dynamisations élevées 30e, 50e, 100e, quand le mal est invétéré.

90. Parotite. — Inflammation de la glande parotide, située au dessus de l'oreille et du tissu cellulaire qui l'environne, avec gonflement, rougeur et chaleur, paraissant après les fièvres typhoïdes, le choléra, dans les temps humides, suivies quelquefois d'un gonflement indolent et très-disposées à se porter sur les autres glandes du corps, telles que les seins et les testicules, quand elle disparaît trop rapidement.

Traitement. *Dig.*, *Merc.*, *Bell.*, *Nux V.*

NEZ. ODORAT.

91. Coryza ou rhume de cerveau.

Traitement. Si l'individu est du reste d'une bonne santé, il fera certainement avorter le coryza en se plongeant la tête le soir dans un bassin d'eau, la séchant bien, et plaçant sous son bonnet un morceau de ouate qui aille de la racine du nez jusqu'à la nuque. Les lotions froides seront également un bon préservatif chez les individus sains du reste ; mais elles exigent les précautions énumérées plus haut, et l'on doit s'y accoutumer graduellement, en commençant d'abord à se frotter avec un linge simplement humide.

Traitement. *Nux V.*, *Sulph.* S'il y a de la fièvre, *Acon.* S'il y a écoulement épais et abondant, *Puls.*, *Merc.*

92. Ozène. — Ulcération de la membrane pituitaire, qui va jusqu'à la carie des os du nez, accompagnée d'une odeur infecte et repoussante.

Traitement. *Jac. C.*, *Merc.*, *Thu.*, *Sil.*, *Crotal.*, *Lach.*

93. Polypes. Excroissance pédiculée dans les fosses nasales, prenant un développement sensible par l'impression du froid et de l'humidité.

Jac. C., *Calc.*, *Phos.*, *Thu.*, *Lyc.*, de la 10e dynamisation et au-dessus. On pourra aider l'action de Thuia en inspirant quelques gouttes de sa teinture dissoutes dans de l'eau tiède.

94. Anosmie, ou disparition de l'odorat. *Hyosc.*, *Sil.*, *Phos.*, *Bell.*, *Calc.*

95. Epistaxis, saignement par le nez. — *Arn.*, *Bell.*, *Elaps.* On a fait cesser le flux du sang en élevant les bras, les tenant raides au-dessus de la tête pendant quelques instants. On réussit également en appliquant un mouvement de tremblement à la racine du nez, selon la méthode de Ling.

En cas d'hémorrhagie alarmante, on fera placer les mains dans l'eau froide ; on fera des aspersions d'eau froide à la face, et l'on introduira dans le nez des morceaux d'amadou ou des bourdonnets de charpie trempés dans de l'eau fraîche et au besoin dans de l'eau-de-vie.

CHAPITRE IV.

APPAREIL RESPIRATOIRE.

96. Rhume. — *Catarrhe bronchique. Toux catarrhale.*
1re période. Toux fréquente et sèche, crachats clairs et filants, oppression (orthopnée), fièvre, soif, vive chaleur à la poitrine, peau sèche. *Acon.*, *Bry.*, *Nux V.*, *Verat.*, *Arsen.* à la 4e dynamisation.

2e période. L'expectoration est plus épaisse, la peau moins sèche, la fièvre diminue. *Phos.*, *Lach.*, *Lyc.*, à la 10e dynamisation.

3e période. Crachats très-épais, fièvre et oppression disparues, toux rare. *Merc.*, *Puls.*, *Sil.*, à la 15e dynamisation.

(Voyez Coryza, à l'article Nez, § 61.)

97. Coqueluche. — Si la toux devient spasmodique, par quintes violentes, avec une inspiration d'un son particulier dans les intervalles, anxiété, rougeur de la face, crachement de sang, épistaxis, pouls accéléré, vomissement, on a affaire à la coqueluche, maladie très-fréquente chez les enfants.

TRAITEMENT. La coqueluche est contagieuse. On devra donc isoler les petits malades, et donner comme préservatif aux individus non atteints, *Puls.* tous les deux jours pendant une semaine, et puis 10ᵉ dynamisation tous les 8 jours, tant que l'épidémie durera.

Quand la coqueluche sera déclarée, on emploiera : *Acon., Puls., Arn., Verat., Nux V., Merc.*

98. LARYNGITE. — Inflammation du larynx, qui prend le nom de croup quand cette affection est accompagnée de la formation de fausses membranes.

La laryngite simple sera traitée comme le *catarrhe*. Seulement, dès que le catarrhe sera devenu chronique, on passera de suite aux dynamisations 30ᵉ, 50ᵉ et 100ᵉ.

Dans les maladies du larynx et de la trachée, qui en est la continuation par en bas, vous pourrez exercer une pression modérée en passant les deux mains au-dessous des clavicules. Si la maladie est profonde et chronique, les passes devront être plus allongées et la pression plus forte. Souvent dès le premier jour on a obtenu en Suède une amélioration marquée dans les altérations des cordes vocales.

99. Le CROUP débute par la *fièvre*, rougeur des yeux, chaleur de la peau, bouffissure de la face, accablement, rhume, coryza, enrouement, langue blanchâtre ; au bout de quelques jours l'enfant se réveille tourmenté par une suffocation imminente ; la respiration fait entendre *un son particulier* qu'on peut comparer au cri d'un jeune coq dont la voix mue. Le visage est tantôt rouge, tantôt pâle. L'enfant sent une *douleur vive au larynx*, et y porte la main comme pour arracher quelque chose. La respiration devient de plus en plus rauque, sonore et sifflante, et se fait entendre au loin. Par les efforts de la toux et les vomissements, des fragments de membrane sont expectorés avec des matières épaisses et filantes. (La fièvre, le son croupal et la douleur au larynx, empêchent de confondre le croup avec l'asthme, qui attaque souvent les enfants.)

TRAITEMENT. *Acon., Lyc., Phos., Merc.*, 5ᵉ dynam., à doses répétées de 2 en 2 heures.

Lycop. et *Phos.*, chacun à la 10ᵉ, 15ᵉ, 30ᵉ dynamisation, à de longs intervalles comme préservatifs.

100. PNEUMONIE. — Après 2 ou 3 jours de malaise, frissons suivis de chaleur, pouls dur et fréquent, ardeur dans la poitrine, difficulté de respirer, douleur, dans le côté, pongitive, profonde, qui cependant n'augmente pas en respirant, comme il arrive dans la pleurésie ; toux, expectoration de mucosités souvent sanguinolentes, rougeur de la pommette du côté affecté, douleur frontale fixe, ventre en général resserré.

Percussion. — On peut, en frappant d'une certaine façon la poitrine du malade, en tirer de précieux indices sur l'état des poumons. Voici comment vous devrez procéder : placez votre main gauche à plat sur la poitrine du malade en commençant au-dessus de la clavicule. Réunissez les 4 doigts de la main droite sur une même ligne et un seul plan, en les maintenant serrés par l'opposition du pouce ; puis servez-vous-en pour frapper avec une certaine force, d'aplomb et bien perpendiculairement sur le médius de la main gauche. Vous parviendrez ainsi à reconnaître l'engorgement du poumon et les limites précises qu'il occupe. Ainsi en approchant de la région du cœur, vous la circonscrirez parfaitement par la percussion, et vous sentirez un son mat succéder au résonnement des cavités gonflées par l'air. Seulement, dans ce cas, vous devrez frapper très-doucement pour rendre la différence entre les deux sons plus appréciable.

Dans la pneumonie vous entendrez également s'affaiblir d'heure en heure la résonnance pulmonaire, et suivrez pas à pas les progrès du mal dans son tissu. Le son d'heure en heure devient moins clair, et enfin tout à fait mat.

Auscultation. — En appliquant l'oreille sur les parois de la poitrine, on entendra le bruit respiratoire s'effacer graduellement. Il sera remplacé par un râle crépitant, sec, nombreux, pénétrant l'oreille par bouffées, comme si l'on remplissait une vessie vide et bien séchée, ou comme si l'on froissait une mèche de cheveux contre l'oreille. Bientôt ce râle crépitant fait place à un souffle dit bronchique ou tubaire, c'est-à-dire comme si l'on soufflait dans un tube.

Il va sans dire qu'avant de pouvoir distinguer ces bruits anormaux, il faudra s'être habitué à bien reconnaître l'état normal de la respiration chez des personnes bien portantes.

Traitement. On aura dû donner *Acon.* dès l'apparition des symptômes fébriles ; mais dès que la matité et le râle crépitant auront fait reconnaître la pneumonie, on ne devra pas hésiter à donner *Phos.*, 5ᵉ dynamisation, une dose de 3 en 3 heures le 1ᵉʳ jour, une dose de 6 en 6 heures de la 6ᵉ le 2ᵉ jour, et une dose de 12 en 12 heures le 3ᵉ.

On verra aussi, 9 fois sur 10, avorter les pneumonies les plus graves ; cependant si les 8 premières doses de *Phos.* ne produisaient pas d'amélioration appréciable, on devrait y renoncer pour *Bry.*, qu'on emploierait de la même manière.

On pourra au besoin employer *Lach.*, *Cham.*, *Arsen.*, *Sulph.*

Les mêmes médicaments seront employés dans la pneumonie passée à l'état chronique, mais à la 30ᵉ, 50ᵉ et 100ᵉ dynamisation, et à 30 ou 40 jours d'intervalle.

101. La PLEURO-PNEUMONIE se complique des symptômes de la pneumonie et de ceux de la pleurésie ci-dessous décrite. Le traitement de ces deux maladies peut lui être également appliqué. Cependant dès qu'il y aura des crachats rouillés de sang, il faudra recourir à *Phos.*, médicament d'une importance capitale dans la pneumonie.

102. PLEURÉSIE ou inflammation de la plèvre.

Douleur élançante dans un côté de la poitrine, augmentant par la toux, l'inspiration et le contact. Au rebours de ce qui a lieu dans la pneumonie, la toux est sèche, il y a un redoublement de souffrance le soir et la nuit. La pleurésie est souvent causée par une chute ou un coup porté extérieurement.

La percussion donne un son mat dans les parties affectées.

L'auscultation révèle une diminution du bruit vésiculaire normal, et un souffle bronchique plus faible que dans la pneumonie. Transmission de la voix à l'oreille de l'observateur ou bronchophonie.

TRAITEMENT. *Acon.*, *Bry.*, *Rhs.*, *Sulph.*, répétés en basse dynam. tant que dure l'état aigu, et à la 20ᵉ et 30ᵉ, si la pleurésie passe à l'état chronique.

103. La PLEURODYNIE est une douleur des parties externes de la poitrine, qui peut simuler les caractères de la pleurésie, mais dans laquelle les sons normaux donnés par la percussion et l'auscultation persistent dans leur intégrité.

TRAITEMENT. *Arnica* à l'intérieur et en friction sur la partie douloureuse. *Acon.*, *Elaps*, *Rhs.*, *Puls.* (V. *Rhumatisme*, § 62.)

104. HÉMOPTYSIE. — Expectoration avec toux, d'un sang

vermeil et écumeux. Il faut bien distinguer cette affection de quelques autres symptômes analogues. Ainsi, par exemple, le sang qui vient des fosses nasales tombe dans l'arrière-bouche et est rejeté sans efforts. Celui qui vient de l'estomac est rejeté avec des efforts de vomissement ; il est de couleur foncée. L'hémoptysie est un symptôme fréquent de la bronchite aiguë, et prédispose à la phthisie qu'il accompagne souvent. Ce n'est pas cependant un symptôme constamment mortel ; souvent il se répète sans inconvénient pendant de longues années, surtout chez les femmes. Grétry, le célèbre musicien, fut hémoptysique toute sa vie.

TRAITEMENT. *Acon.*, *Arsen.*, *Dig.*, *Arn.*, *Nux V.*, *Dulc.*, à basses dilutions pendant l'attaque. A la 30e et à longs intervalles, quand on s'occupe d'en prévenir le retour.

105. PHTHISIE. — Développement de tubercules dans le poumon. Elle débute par un simple rhume qui se prolonge par une toux sèche, des crachements de sang, une fièvre légère, avec redoublement à midi et à minuit ; sueurs abondantes le matin, amaigrissement, diarrhée, pommettes saillantes et colorées, joues caves, les épaules proéminentes, les articulations volumineuses, les ongles recourbés et difformes. Douleurs faibles ou variables. Les crachats d'abord muqueux deviennent purulents. Ils tombent au fond de l'eau, et s'y dissolvent en partie sous forme laiteuse.

Nous ne pouvons dans ce petit volume donner tous les signes physiques de la phthisie pulmonaire, que nous réservons pour le grand ouvrage qui fera suite à celui-ci. Nous allons cependant les énumérer rapidement.

Percussion. Le poumon donne un son moins clair au-dessus et au-dessous des clavicules, et plus tard un son creux et sonore ou de pot fêlé dans les parties où les tubercules entrés en suppuration ont laissé des espaces vides qu'on nomme communément des cavernes.

Auscultation. Le bruit de la respiration est dans le principe fort diminué ou exagéré jusqu'au râle crépitant dans les environs des clavicules. Il s'y mêle des râles sibilants, ronflants, et des bruits de craquement.

Dans la 2e période, les râles deviennent humides, bullaires, et bientôt caverneux. La respiration devient sifflante, avec souffle tubaire. Bientôt elle n'arrive plus à notre oreille qu'à travers des liquides qui la rendent vibrante, ou bien elle résonne dans des cavernes pleines de liquides qu'elle traverse avec un gargouillement, ou en faisant retentir leurs bords comme des plaques métalliques. La voix arrive alors directement à l'oreille à travers la caverne tuberculeuse, comme si la poitrine prenait une voix pour nous annoncer la fin prochaine du malade.

Tous ces signes sont, comme nous le disons, surtout sensibles au sommet du poumon ; mais ils peuvent également s'étendre à la partie moyenne et inférieure où ils ont la même signification.

TRAITEMENT. *Elaps, Lach., Lyc., Calc., Phos., Puls., Cham., Merc.*, à la 20ᵉ, 30ᵉ, 50ᵉ, 100ᵉ dynam., et à de longs intervalles. Il existe des exemples de phthisie guérie en respirant chaque jour pendant quelques minutes le mélange de parties égales de cire jaune et de colophane, dont on se sert pour cacheter les bouteilles. On cite aussi des guérisons obtenues par des frictions de lard sur toute l'étendue de la poitrine et entre les deux épaules. Nous pensons que ce dernier moyen devrait être employé à 7 jours d'intervalle et chaque fois pendant un quart d'heure.

106. ASTHME.—Anxiété spasmodique et purement nerveuse de la poitrine, caractérisée par des bâillements, de l'oppression, des urines abondantes, revenant périodiquement et par intervalles, apparaissant surtout la nuit. Le malade au moment de l'invasion subite du mal est dans un état effrayant d'anxiété. Le mal s'apaise quand la toux devient plus humide, l'expectoration plus facile, et les urines plus colorées.

TRAITEMENT. *Arsen., Phos., Bry., Nux V., Verat.* Si ces moyens ne suffisent pas, on se trouvera bien dans les attaques de faire flairer au malade un petit sachet de musc, d'heure en heure, 15 secondes chaque fois. On se trouvera bien aussi de donner aux enfants quelques cuillerées d'infusion de sureau, également d'heure en heure. Bien entendu qu'en employant ces derniers moyens on n'administrera aucun autre médicament.

Dans les intervalles des attaques, on emploiera comme préservatif la 10ᵉ, 12ᵉ, 15ᵉ dynam. d'*Arsen., Phos., Bry., Nux V.* ou *Verat.*, en choisissant celui de ces agents qui aura paru le plus utile dans les attaques.

Dans la difficulté de respirer provenant d'une pneumonie ou de tout autre état inflammatoire, et dans celle qui dépend d'un asthme nerveux, la méthode gymnastique de Ling donne deux formules vraiment spécifiques dont on se trouvera bien dans une foule de cas.

Dans le 1er cas, le malade est assis sur un tabouret, les genoux maintenus par un aide, les bras relevés au-dessus de la tête et entrelacés.

Le médecin ou tout autre personne de bon vouloir et d'une constitution saine, se tient debout derrière lui et lui fait des frictions lentes et suivies sur les côtés de la poitrine en remontant depuis le bas des fausses côtes jusqu'aux coudes. La poitrine est ainsi dilatée en même temps que tendue. La circulation se rétablit même dans les cas les plus graves, et les douleurs se calment comme par enchantement.

Dans le 2e cas, on appuiera la main gauche au-dessus du creux de l'estomac, et avec la main droite on percutera avec force, de manière à imprimer un mouvement de tremblement aux parties antérieures et inférieures de la poitrine.

Nous joindrons à ces deux exemples de la méthode de Ling un autre moyen applicable dans les affections du larynx et de la trachée-artère.

Si la maladie est aiguë et récente, on promène les deux mains du haut en bas, sur les parties latérales du cou, en imprimant de légères vibrations à la trachée-artère, et en exerçant une légère pression.

Dans les cas chroniques, au contraire, on tend les muscles du cou en promenant les mains d'avant en arrière.

Ces deux opérations pourront être répétées de 2 en 2 jours et dureront au plus 10 minutes.

Il est presque surperflu de faire observer que ces procédés tiennent à la fois de la gymnastique par les mouvements qu'ils impriment, de l'homœopathie par leur spécificité et leur faible action matérielle, et du magnétisme par la communication de la force vitale qui passe nécessairement de l'agent à la personne souffrante.

C'est pour cela que nous recommandons de nouveau de choisir un homme sain, vigoureux, affectionné au malade, et sympathique avec lui.

Ainsi considérée, la découverte de Ling en introduisant la

notion de spécificité dans la gymnastique et le magnétisme, ramène ces deux branches de l'art de guérir dans le cercle de l'action homœopathique, comme l'a fait de son côté Priestnitz pour l'emploi de l'eau. Hahnemann est le soleil du nouvel art ; mais Ling, Mesmer et Priestnitz en gravitant dans son orbite lui donnent un nouvel éclat et prêtent une nouvelle force à ses rayons.

107. L'Hydrothorax est un épanchement aqueux dans les cavités des plèvres. La respiration est difficile. On peut en appliquant l'oreille et imprimant une secousse subite à la poitrine, entendre le choc du liquide contre ses parois.

Traitement. *Dig.*, *Arsen.*, *Lach.*, *Buf.*, *Merc.*, *Bry.*

108. L'OEdème sera soumis à l'emploi des mêmes moyens. Des frictions rectilignes opérées sur les côtés de la poitrine, alternant avec un mouvement de tremblement imprimé à la cavité thoracique, de manière à avoir successivement une friction et un tremblement, facilitent l'absorption des liquides épanchés. Les bras devront être levés et tendus en l'air pendant l'opération et fixés par un aide.

Outre l'hydrothorax, plusieurs pleurésies chroniques et des adhérences avec le poumon ont été guéries par ce moyen.

CHAPITRE V.

APPAREIL DIGESTIF.

109. Bouche. Salivation. Fétidité.

110. Ainsi que Aphthes. Stomacace. — L'inflammation de la membrane muqueuse de la bouche provoque des ulcérations, avec une odeur fétide et une sécrétion plus abondante de mucosités et de salive. Si les ulcérations sont circonscrites, blanchâtres, entourées d'un petit bourrelet blanc à leur pourtour, on les nomme aphthes.

Toutes ces incommodités sont le plus souvent produites par le mercure. Dans ce cas, et si le mal est récent, le remède le plus favorable consistera en 5 gouttes d'acide azotique (acide nitrique, eau forte) dans 10 cuillerées d'eau tiède dont on se gargarisera la bouche deux fois par jour sans l'avaler, vu que l'absorption du médicament suffit pour porter son action au centre nerveux.

Si au contraire le mercure n'a pas été employé, on en prendra un globule de la 5e dynamisation, et les jours suivants, de 2 en 2 jours, la 6e, 7e, 8e, 9e, 10e dynamisation.

Si le mal reste stationnaire, on emploiera de même *Jac. C.*, *Nux V.*, *Buf.*, *Dulc.*

111. Le MUGUET est un degré plus avancé de la stomacace, qui, par la production de fausses membranes, paraît avoir de nombreux rapports avec le croup. On lui opposera *Merc.*, *Jac. C.*, *Nux V.*, *Phos.*, *Lyc.*

112. GRENOUILLETTE. — Tumeur molle, fluctuante, formée sous la langue par l'accumulation de la salive dans son conduit extérieur.

TRAITEMENT. *Thu.*, *Calc.*, *Merc.*, 5e et 10e, à de longs intervalles. Si l'on s'y est pris tardivement et que le mal fasse des progrès, il faudra exciser la tumeur pour donner issue à la salive.

113. GLOSSITE. — Inflammation et gonflement de la langue.

TRAITEMENT. *Acon.* ou *Arn.* en globules, et une goutte de teinture alcoolique, si le mal est produit par une piqûre d'abeille ou une autre lésion sur la langue.

On recourra ensuite à *Merc.*, *Dulc.* ou *Bell.*, et si la langue devient noire et menace de se gangréner, *Ars.* et *Lach.*

114. BÉGAIEMENT. BALBUTIEMENT.

TRAITEMENT. *Nux V.*, *Bell.*, *Sulph.* (Stramonium.) Exercer en outre les patients à chanter des couplets, déclamer des vers, qu'ils liront ou sauront imperturbablement par cœur, parler en cadence en frappant les mains en mesure, et s'habituer à retenir sa respiration.

115. PALAIS. — L'inflammation du voile du palais exigera *Bell.*, *Nux V.* et *Merc.*, si on n'en a pas déjà abusé. Si les os sont atteints, *Jac. C.*, *Calc.*, *Crotal.* et *Sil.*

DENTS ET GENCIVES.

116. ODONTALGIE, ou douleurs nerveuses des dents.

TRAITEMENT. *Phos.*, *S. Oler.*, *Bry.*, *Arn.*, *Hyosc.*, *Bell.*,

Cham., *Puls.*, *Sulph.*, pourront être donnés en gargarisme. Une goutte dans de l'eau.

117. Carie. — *Merc.*, *Sulph.*, *Sil.*, *Calc.*, *Phos.*, à longs intervalles comme préservatifs.

Quand la carie est déclarée, il n'y a guère d'autre remède que la cautérisation du nerf dentaire avec une goutte d'acide azotique concentré et un bon plombage; on peut ainsi conserver ses dents plusieurs années. Si ce moyen ne suffit pas, il faudra recourir à l'extraction.

118. Gencives saignantes, ulcérées, scorbutiques.

Traitement. *Merc.*, *Crotal.*, *Lyc.*, *Phos.*, et, dans les cas aigus, toucher les gencives avec un petit pinceau trempé dans une cuillerée d'eau où on aura fait tomber 12 ou 15 gouttes d'acide azotique.

S'il y a des excroissances, *Thu.* à l'intérieur, et localement en teinture.

GORGE.

119. Angine. — Affection inflammatoire de l'arrière-bouche; elle s'appelle *tonsillaire* si elle attaque les amygdales et le voile du palais, *pharyngienne* si elle s'étend jusqu'au larynx (V. **98**, *Laryngite*), *œsophagienne* si elle se prolonge dans l'œsophage. Dans ce dernier cas, on sentira une douleur assez vive depuis le milieu du cou jusqu'à la 7e vertèbre dorsale.

Traitement. *Bell.* est le premier moyen à employer après *Acon.* qu'on aura administré s'il y a des symptômes fébriles. Puis on pourra recourir à *Merc.* si l'on n'en a pas déjà abusé, et, dans ce cas, à *S. Oler.*, *Ped.*, *Thu.* (Myristica), et enfin *Elaps*, *Crotal.*, *Lach.*, *Arsen.*, si le mal fait des progrès alarmants, que les surfaces soient violacées, noires, tuméfiées, et menacent de tomber en gangrène. Ces médicaments devront être employés de 12 en 12 heures à l'état aigu et à des intervalles éloignés comme préservatifs avant l'attaque chez les personnes qui y sont sujettes.

Si la maladie s'étend à l'œsophage, on pourra ajouter aux médicaments précédents *Arn.*, *Rhs.*, et surtout *Elaps*.

120. Spasmes et paralysie du gosier, avec difficulté de la déglutition.

TRAITEMENT. *Elaps, Crotal., Lach., Puls.*

Des frictions rectilignes sur les deux côtés du pharynx, pratiquées sous le menton à l'extérieur du cou, selon la méthode de Ling, ont dissipé des contractions spasmodiques chez un malade qui, pendant plusieurs années, n'avait pu prendre que des aliments liquides.

On pourra aussi exercer une pression assez vive sur la partie postérieure et supérieure du pharynx en le portant en avant. On modifiera ainsi avantageusement les spasmes et les névralgies de cet organe.

ESTOMAC ET ABDOMEN.

121. INDIGESTION. — *Puls., Nux V.*, dans les cas légers, et dans les cas les plus graves, *Elaps* et *Arsen.* Chez les personnes bien portantes du reste, une tasse de thé ou de café noir suffiront pour unique traitement.

122. HOQUETS, RENVOIS. — *Acon., Hyosc., Verat., Bell., Elaps.*

123. VOMISSEMENTS. — *Puls., Nux V., Dig., Elaps, Sulph., Crotal.*

124. VOMISSEMENT DE SANG. — *Acon., Hyosc., Nux V., Arn., Elaps., Crotal.*

125. VOMISSEMENT NOIR. — *Elaps, Verat., Arsen., Dig.*

126. MAL DE MER. — Causé par les mouvements du navire, qui impriment à l'estomac une oscillation qui réagit sur le diaphragme et provoque ses contractions. Soulagé quand on est couché, parce qu'alors l'estomac et le foie sont plus à l'abri de cette oscillation, ce mal, produit par une cause persistante, ne peut être entièrement prévenu par l'homœopathie. Seulement on abrégera de beaucoup sa durée en prenant dès les premiers symptômes et après chaque accès de vomissement, *Nux V.* ou *Verat., Arsen., Sulph.*

Malgré le soulagement momentané produit par le lit, on devra dès le 2ᵉ jour se lever, s'accoutumer au roulis, et prendre des aliments sains et abondants, en évitant avec soin le vinaigre, le jus de citron et tous les acides,

127. ANOREXIE. — Le manque d'appétit n'est point une maladie par lui-même; on devra chercher la cause du mal dans les autres symptômes que l'on traitera en conséquence, et si l'on ne sait ou ne peut en découvrir aucun, on n'aura rien de mieux à faire qu'à prendre la liste des préservatifs et à suivre un traitement prophylactique, pour déraciner l'ennemi occulte retranché dans les replis de l'organisme.

128. Boulimie. — *Faim maladive, voracité, faim-calle.*

Pica-Malacie. — Appétit désordonné, désir de charbon, de plâtre, d'encre.

Traitement. *Hipp., Sil., Verat., Elaps, Calc.,* de la 10ᵉ à la 15ᵉ dynamisation et au-dessus, si les premières doses ont fait du bien.

129. Pyrosis. — Inflammation de l'œsophage et du pharynx. Sensation brûlante qui semble remonter de l'estomac jusqu'à la gorge où l'on croit ressentir l'impression d'un fer chaud.

130. Gastralgie, Gastrodynie, Cardialgie. — Douleur nerveuse de l'estomac, manifestée par des bâillements, des défaillances, des appétits singuliers; absence de fièvre, et souvent bonne digestion.

131. Gastrite. — Inflammation de l'estomac manifestée par une douleur vive à l'épigastre, augmentée par la pression, les mouvements des muscles abdominaux et les aliments; fièvre, insomnie, bouche brûlante, langue chargée, soif, désir de boissons froides et acides, renvois, hoquets, vomissements. La gastrite, au lieu de cette forme aiguë, peut débuter au contraire avec lenteur et sous forme chronique; elle sera traitée alors avec des dynamisations 15ᵉ, 20ᵉ et au-dessus.

Traitement. Les médicaments les plus efficaces contre ces trois formes de maladies sont : *Nux V., Puls., Dig., Elaps, Hyosc., Bell., Lach., Cham.* et *Acon.* pendant la fièvre si elle se développe.

132. Choléra-Morbus. — Vomissements et évacuations alvines, blanchâtres, aqueuses, comme de l'eau de riz mêlée de flocons albumineux ; suppression des urines, froid intense de la peau qui devient bleuâtre, crampes violentes dans les membres, cercle violacé et brunâtre autour des yeux, regard hagard, oppression extrême.

Traitement. Camphre dissous dans de l'esprit-de-vin en friction sur les membres où se manifestent les crampes, et une goutte tous les quarts d'heure dans un peu d'eau ou sur un morceau de sucre. Plus tard *Verat.* d'heure en heure, trois gouttes de la teinture dans de l'eau ou un globule de la 3ᵉ, et ensuite *Elaps, Arsen., Nux V., Crotal., Dig.*

Comme préservatif, *Veratrum*, 6ᵉ ou 7ᵉ dynamisation tous les 5 jours, et même plus souvent si la maladie est meurtrière. Si on n'a pas de Varaire sous la main, une pièce de dix centimes en cuivre rouge portée au creux de l'estomac dans un petit sachet de toile, est aussi un excellent préservatif. Il faut l'ôter si l'on est atteint et dès que l'on commence le traitement.

FOIE.

133-134. Hépatite et Jaunisse. — Douleur sous les fausses côtes droites, avec pression vive et fièvre. Si le mal atteint la partie convexe ou supérieure du foie, il s'y joint de la toux, des palpitations, respiration anxieuse et douleur sympathique sous l'épaule droite ; si, au contraire, c'est la partie inférieure ou concave, on aura désordre dans la production de la bile, urine et peau colorée en jaune (Ictère, Jaunisse), déjections bilieuses, etc., etc.

Traitement. Le premier médicament à employer est *Acon.*, puis *Bry., Buf., Bell., Lyc., Thu.*, si les symptômes répondent à la 1ʳᵉ forme de l'hépatite. Pour celle au contraire dans laquelle les symptômes bilieux prédominent, on recourra à *Merc., Crotal., Cham., Nux V.*

135. Splénite. — Tension et douleur sous les fausses côtes gauches, augmentée par la pression, avec chaleur et gonflement, qui peut devenir très-considérable, surtout après l'abus du quinquina dans les fièvres intermittentes.

Traitement. *Arsen., Arn., Nux V., Hipp.*

136. Ascite. — Hydropisie du ventre. (Voyez **52**, *Hydropisie.*)

137. Coliques et Entérite. — Inflammation de la membrane muqueuse des intestins, avec fièvre, douleurs qui de l'ombilic rayonnent vers les autres parties du ventre, borborygmes, selles douloureuses, chaleur, soif, coliques, et quelquefois délire et symptômes cérébraux. (Pour cette dernière forme, Voyez *Fièvre typhoïde*, **46**.)

Traitement. *Acon.* toutes les 2 ou 3 heures. *Merc., Crotal., Bell.*, et la 15e ou 20e dynamisation quand l'entérite devient chronique.

138. Péritonite. — Fréquente chez les femmes en couche. Elle débute par un frisson prolongé et une douleur sur un point circonscrit de l'abdomen, qui s'étend rapidement; hoquets, vomissements, fièvre violente, physionomie altérée. Le moindre contact est insupportable. Le ventre est dur, tendu, la constipation opiniâtre, l'urine rare, la peau sèche.

Acon. en doses répétées ; puis *Bry., Crotal., Cham., Rhs.*

139. Tympanite. — Gonflement du ventre par accumulation de gaz dans le canal intestinal.

Traitement. *Hipp.* à doses répétées, et une dose 10e après la guérison comme préservatif. Au besoin on donnera *Nux V., Ocym., Verat., Lyc.*

140. Helminthiase. — Souffrances causées par l'existence des vers dans les intestins.

Traitement. *Hipp., Merc., Bell., Sulph. Acon., Calc.* Si l'on a reconnu des débris rubannés de ténia, *Merc.* et *Sulph.*, une dose de la 20e dynamisation de mois en mois.

On pourra aussi employer quelques cuillerées de miel dans lequel on aura découpé un demi-écheveau de fil blanc en morceaux de 2 centimètres de long. Ce moyen, très-inoffensif pour l'homme, paraît mortel pour le ver solitaire.

141. Hernie. — Tumeur formée par la sortie d'une portion d'intestins à travers les parois de l'abdomen.

Les hernies peuvent être prévenues ou guéries si elles sont récentes par l'emploi de *Nux V.*, à la 5e, 7e, 10e, 15e et 30e dynamisation.

Lorsqu'à la suite d'efforts ou d'inflammations des tissus, la hernie se trouve étranglée à l'orifice qui lui donne passage, il survient des hoquets, des vomissements, une constipation opiniâtre, une péritonite et les accidents les plus graves.

Dans ce cas-là on donnera *Acon.* de demi-heure en demi-heure, et une heure après la 3e dose, si la réduction de la hernie est impossible, et surtout si les vomissements bilieux deviennent acides, on pourra donner *Sulph.* une seule dose.

Si le malade s'endort, on le laissera reposer tranquillement. S'il y a menace de gangrène, on emploiera *Lach.* ou *Arsen.*

Un bain tiède peut servir à la réduction de la hernie ; on a aussi appliqué avec succès sur l'hypogastre une large ventouse dont l'effet instantané a fait rentrer l'intestin. Un vase de faïence ou de ferblanc dans lequel on brûle un peu d'étoupe peut au besoin constituer la ventouse.

Du reste, il conviendra dès le principe d'appeler un opérateur pour recourir, s'il le faut, aux moyens chirurgicaux. On ne manquera pas cependant de faire observer à l'opérateur que le plus grand nombre des hernies cède à l'emploi des moyens homœopathiques, et que, par conséquent, il ne faut rien précipiter.

142. Carreau. — Engorgement et dégénérescence des vaisseaux lymphatiques de l'abdomen et de leurs ganglions.

Traitement. *Merc., Jac. C., Arsen., Ped.* (Voyez *Scrophules,* **48.**)

143. Constipation. — *Nux V., Lach., Sulph., Bry., Lyc.* Dans les cas les plus graves on pourra faire usage d'un lavement d'eau tiède ou d'eau de son.

144. Diarrhée. — *Calc., Cham., Puls.* S'il y a des coliques violentes, *Hipp., Arsen., Elaps, Dulc.* S'il y a chute des forces, *Verat., Phosph.*

145. Dyssenterie. — Évacuation de matières muqueuses ou purulentes mêlées de sang, accompagnées de coliques.

Acon., Merc., Elaps, et, au besoin, *Rhs., Crotal., Arsen.*

146. Hémorroïdes. — Dilatation douloureuse des veines du rectum et de l'anus, quelquefois avec écoulement de sang.

Traitement. *Acon., Cham., Sulph., Nux V.*

147. Chute du rectum. — *Acon., Nux V., Merc.*

148. Fistule. — Ulcère sinueux en forme de canal, ouvert du rectum à l'extérieur de l'anus, ou n'ayant qu'une ouverture. Quand elle est complète, elle donne passage aux matières fécales et constitue une infirmité très-pénible.

Traitement. *Sil.* à diverses dilutions, et, au besoin, *Sulph.* et *Calc.* On sera souvent obligé d'avoir recours à un chirurgien pour faire l'opération.

EFFETS DE LA MÉTHODE DE LING SUR LES ORGANES CONTENUS DANS L'ABDOMEN.

Un mouvement de bas en haut, et de dehors en dedans, appliqué sous les fausses côtes gauches, agissent sur la membrane musculaire de l'estomac et diminuent la production des sucs gastriques.

Dans l'hépatite avec gonflement du foie, appliquez avec force la main gauche sous les fausses côtes droites du malade en comprimant avec une certaine force ; puis frappez avec la main droite en imprimant un tremblement oscillatoire à l'organe souffrant, et vous verrez en peu de jours le foie diminuer de volume et revenir même à son état normal.

Pour ces deux mouvements, le malade doit être couché commodément, les genoux relevés, pour que les muscles de l'abdomen soient dans un relâchement complet.

Dans les vomissements nerveux et les contractions spasmodiques du diaphragme, on se trouvera bien de faire une pression sur les parties latérales du cou, à la partie moyenne et au-dessus des clavicules ; cette pression prolongée agira sur le trajet des nerfs phréniques, qui se dirigent vers le diaphragme en passant de chaque côté du cœur, et les contractions de ce grand muscle en seront heureusement modifiées.

Contre l'entérite ou la péritonite, employez le mouvement suivant : le malade ayant les bras tendus en l'air et fixés à un point d'appui, placez-vous devant lui, et faites-lui des frictions circulaires et en spirale sur la surface et les deux côtés de l'abdomen.

Dans le cas de diarrhée affaiblissante, employez les mêmes frictions ; mais que les bras du malade soient pendants le long du corps.

Dans les cas de constipation, promenez la main en frictionnant dans tout le trajet du colon, c'est-à-dire depuis l'aine droite jusqu'à la région du foie au-dessous des fausses côtes droites, puis transversalement jusqu'au même point du côté gauche, et de là en redescendant vers l'aine gauche. Ce mouvement facilitera beaucoup le mouvement péristaltique des instestins et la marche des matières fécales vers le rectum.

CHAPITRE VI.

APPAREIL URINAIRE.

L'urine des personnes qui se portent bien est transparente, d'un jaune clair et d'une odeur particulière, mais ses propriétés salines ou acides sont plus ou moins prononcées, suivant la nature et l'abondance des boissons, suivant le temps plus ou moins long qu'elle sera restée dans la vessie. L'urine la plus claire est celle qu'on rend immédiatement après avoir bu de l'eau ou mangé des fruits ; l'urine dont la couleur et l'odeur sont le plus prononcées est celle qu'on rend trois ou quatre heures après un repas abondant, ou le matin à son lever. La première s'appelle l'urine de la boisson et l'autre l'urine du sang. Durant le cours des maladies, ce produit animal varie dans sa quantité, dans sa couleur et dans ses principales conditions de composition. Ainsi l'urine d'un jaune pâle et d'une grande transparence est celle qu'on remarque ordinairement dans les affections nerveuses. Lorsque, pendant les premières périodes d'une maladie aiguë, elle présente ces caractères et ne donne lieu à aucun dépôt, elle fait présager une longue durée à la maladie. Dans le cas contraire, lorsque l'urine est foncée, trouble, qu'elle prend une couleur rouge ou briquetée, la maladie marche vers la guérison.

L'urine visqueuse, celle qui tient en suspension une matière filante comme du blanc d'œuf, indique un état d'irritation ou d'inflammation d'une glande située à la racine du canal de l'urèthre, et connue sous le nom de prostate (§ **160**). L'urine nuageuse est l'indice, lorsqu'il n'existe pas de maladie inflammatoire dans l'un des organes essentiels de l'économie, d'un état de maladie de la vessie. Celle qui contient également une matière visqueuse et filante, mais qui se dépose au fond du vase, s'attache à ses parois, conserve une odeur spermatique, et cause un chatouillement voluptueux en traversant le canal de l'urèthre (§ **164**), celle-là indique une perte de sperme ou spermatorrhée. L'urine qui charrie du gravier, du sable, etc., indique une prédisposition à la formation de la pierre, ou même la présence de la pierre elle-même dans la vessie (§ **149**).

149. Néphrite et Gravelle. — Inflammation des reins.

Les reins sont deux organes glanduleux, chargés de la sécrétion de l'urine, qu'ils versent dans la vessie par deux longs conduits nommés uretères ; ils sont placés aux lombes de chaque côté de la colonne vertébrale au-dessus des os du bassin.

La néphrite est caractérisée par une douleur aiguë, piquante, dans les reins, de la chaleur et une sensation de pesanteur qui se propage par les uretères jusqu'à la vessie, l'aine et quelquefois même la cuisse ; urine diminuée ou supprimée, rouge ou très-claire, avec dépôt blanchâtre ou de petits graviers ; fièvre et consomption. On distinguera la néphrite du lumbago (§ **64**), en ce que, dans celle-là, on peut se baisser et se courber sans exacerber ses douleurs.

Traitement. Le médicament le plus important est *Ocy. Can.*, répété à dilutions successives. *Bell.*, *Puls.*, *Nux V.*, viennent après. *Lyc.* pourra aussi être employé s'il y a des graviers dans l'urine.

150. Cystite. — Inflammation de tout le tissu de la vessie à la suite de blessures ou d'opérations et presque toujours mortelle, et catarrhe vésical ou inflammation de la membrane muqueuse de la vessie, manifestée par une douleur à l'hypogastre ; des urines mêlées de mucosités ou sanguinolentes (*Hematurie*).

Traitement. *Acon.* dans l'état aigu. *Ocy.*, *Sulph.*, *Puls.*, *Dulc.*, et au besoin quelques gouttes d'alcool camphré dans un peu d'eau, surtout si le mal a été causé dans son principe par l'usage des cantharides, soit à l'intérieur, soit en vésicatoire.

Dans l'hématurie ou pissement de sang, *Ocy.*, *Puls.*, *Arn.*, *Merc.*

151. Gravelle. — Voyez § **149**.

152. Dysurie, Strangurie, Ischurie et Rétrécissement de l'urèthre.—Difficulté d'uriner à quatre degrés différents.

Merc., si on n'en a pas abusé. *Dig.*, *Acon.*, *Ocy.*, *Lyc.*, *Sil.* On peut essayer aussi le camphre, surtout si la difficulté d'uriner est purement nerveuse ou causée par les cantharides.

153. Incontinence d'urine. — *Dulc.*, *Lach.*, *Acon.*, *Ars.*, *Hyosc.*

154. Diabète. — Flux abondant d'urine sucrée.

Arsen. est le premier médicament même dans les cas les plus désespérés. *Merc.*, *Phos.*, *Sulph.*, *Nat. M.*

155. Uréthrite, Blennorrhée. — Inflammation de l'urèthre avec écoulement de mucosités et de pus ; maladie le plus souvent d'origine vénérienne. Chez l'homme elle envahit en outre le prépuce et le vagin chez la femme.

Traitement. Faites macérer les sommités fleuries de chanvre femelle, bien mûres et bien odorantes, dans de l'alcool, et donnez-en 5 gouttes dans de l'eau, le matin, à midi et le soir ; continuez tant que l'amélioration est sensible. Si elle s'arrête, donnez de même la teinture de *Thu.* et passez à la 5me dilution, une dose tous les 2 jours. *Thu.* est surtout efficace chez les femmes. On pourra aussi employer : *Jac. C.*, *Merc.*, *Sulph.*, *Puls.*

Des percussions cadencées sur l'os sacrum, de haut en bas, ont guéri des uréthrites très-aiguës, même avec rétrécissement de l'urèthre. Pendant l'opération le malade est debout, les jambes écartées. On peut y joindre, pour compléter le traitement, des mouvements de tremblement imprimés au périnée (espace compris entre l'anus et la racine de la verge).

CHAPITRE VII.

PARTIES GÉNITALES DE L'HOMME ET DE LA FEMME.

PARTIES GÉNITALES DE L'HOMME.

156. Phimosis. — Resserrement de l'ouverture du prépuce au-devant de l'extrémité de la verge, qui empêche de découvrir le gland ; quelquefois naturel, causé d'autres fois par des ulcérations syphilitiques.

Traitement. *Rhs.*, et à son défaut *Jac. C.*, *Merc.* (Voyez § **33**). Si le mal est produit par un coup ou violence extérieure, employez *Arn.* en globule et quelques gouttes de la teinture alcoolique dans de l'eau pour des lotions.

157. Orchite. — Inflammation du testicule à la suite ou

d'une blénorrhagie mal traitée ou de quelque lésion extérieure.

TRAITEMENT. *Merc.*, *Puls.*, *Jac. C.*, *Dig.* et *Arn.* à l'extérieur, et en lotion s'il y a eu contusion ou lésion externe.

158. SARCOCÈLE. — Tumeur éléphantiaque ou cancéreuse du scrotum. *Lyc.*, *Sulph.*, *Bell.* sont très-efficaces contre la première affection. Contre la seconde on ajoute *Ars.*, *Lach.*, *Crotal.*

159. HYDROCÈLE. — Tumeur formée par un amas de sérosités dans les enveloppes du testicule.

TRAITEMENT. *Sulph.*, *Sil.*, *Arn.*, *Puls.*, *Dig.*

160. PROSTATITE. — Irritation d'une glande nommée prostate, qui se trouve à la racine de l'urèthre. Elle se manifeste par un sentiment de douleur et de chaleur au périnée, près de l'anus, la sensation d'une petite tumeur globuleuse en introduisant le doigt dans le rectum, où l'on sent une chaleur anormale et comme la présence d'un corps étranger.

TRAITEMENT. *Puls.*, et si cela ne suffit pas *Thu.* Si le mal est récent et causé par une lésion extérieure, on peut appliquer le soir une petite compresse baignée dans la teinture de *Thu.* à la base de la verge et à sa partie inférieure.

161. — PRIAPISME. Erection violente et prolongée, douloureuse, sans désirs vénériens. *Buf.*, *Acon.*, *Nux V.*

162. SATYRIASIS. — Exaltation morbide des fonctions génitales avec tendance à la démence et à la manie.

TRAITEMENT. *C. Ind.*, *Phos.*, *Hyosc.*, et dans les cas les plus graves une goutte de teinture de cantharides dans un demi-verre d'eau tiède et sucrée de 6 en 6 heures. Si le mal au contraire avait été produit par l'abus des cantharides, on recourrait à quelques gouttes d'alcool camphré prises également de 6 en 6 heures.

163. MASTURBATION. — La masturbation est un vice contre nature, produit ou par une maladie ou par les vices d'une fausse éducation.

L'emploi des règles de l'hygiène et des préservatifs, que nous avons indiqués, garantira vos enfants de la première.

Quant au deuxième point, demandez à M. Lallement, professeur à la Faculté de Montpellier et membre de l'Académie de Médecine, demandez-lui les causes de ce fléau. Il vous répondra que la source de l'onanisme est dans les colléges et dans l'étude du grec et du latin. Il vous répondra que c'est l'Université qui bâtit et entretient, au milieu des peuples modernes, ces milliers de Gomorrhe, où vont périr l'innocence et la santé des générations modernes ; d'où il ne sort pas trois enfants sur cent exempts de l'effrayante contagion qui menace l'avenir de la civilisation européenne ; il vous peindra le mal rapporté au sein des familles par ces malheureuses victimes d'une débauche précoce, et le niveau intellectuel de l'humanité baissant au fur et à mesure que les mœurs des singes tendent à la dominer et à l'envahir. Du reste il ne pouvait en être autrement. Toute cause générale produit des effets nécessaires.

Il était impossible que de l'étude abrutissante de deux langues mortes imposées à une jeunesse active, il ne résultât pas un ensemble d'habitudes vicieuses. Nous avons besoin de travaux agricoles, de connaissances physiques, chimiques et industrielles, et on ne nous enseigne que les traditions des Romains et des Hellènes. L'avenir appelle, pour mettre fin à toutes les misères, les miracles de la grande industrie. Il nous faut, dit M. Jobard, des métiers, des hauts-fourneaux et des *laminoirs*, et vous nous donnez, quoi ? des *latinoirs*. Est-il étonnant que les collégiens, ces malheureux parias de la société, renfermés dans les bagnes universitaires, pleins d'un dégoût instinctif pour la tâche stérile qu'on leur impose, jetés en dehors de la voie sociale, tourmentés par une sève vitale, que l'on refoule en eux par une compression terrible, ne viennent à consumer dans un vice infâme cette exhubérance de force que Dieu leur avait donnée pour le bien, et qu'une administration stupide refoule au milieu des cadavres de l'antiquité païenne ? De Socrate à Virgile le monde antique ne chante qu'un hymne en l'honneur des vices contre nature. Est-il donc étonnant que quelques atomes de ces miasmes infects aient atteint quelqu'un des jeunes forçats de la science, qui en aura bientôt transmis le germe à tous ses compagnons de boulet ? Quand je vois un homme du peuple s'imposer des sacrifices pour envoyer son fils au collége, je plains profondément son erreur ; mais quand je vois un bourgeois, qui luimême a traversé ces abîmes gomorrhéens, y envoyer ses enfants de la manière la plus simple et comme une chose toute naturelle ; quand je vois des académiciens nous vanter les délices des études classiques, il me semble qu'il existe une franc-maçonnerie occulte entre tous les sectateurs d'Onan, qui tend à perpétuer et à généraliser chez l'homme les habitudes des orang-outangs, ou enfin, si cette supposition est inadmissible, il faut donc que la rage de concourir aux emplois publics soit poussée à une véritable frénésie, pour qu'un père vienne de gaieté de cœur condamner son fils à la plus hideuse des dégradations morales et physiques dans l'espoir de le pousser un jour à une position privilégiée.

Cet entraînement si funeste et si général est du reste fondé sur le plus faux des calculs. L'éducation d'un *latineur*, dit M. Jobard, représente avec les intérêts un capital de 50 mille francs au moins à 21 ans, et celle d'un avocat ou d'un médecin 100 mille francs à 30 ans. Donnez donc à vos enfants une instruction plus réelle et plus économique, et sauvez leur santé en leur assurant 5 mille francs de rente que leur vole l'Université. Vos enfants sauront toujours assez de latin. Toute mère dévouée peut aujourd'hui, avec la méthode Jacotot, leur enseigner autant de latin en six mois que l'Université leur en enseigne en six ans ; car il faut rendre toute justice à ces effroyables sentines de vice, elles sont aussi le réceptacle de la plus crasse ignorance, et les esprits avancés reconnaissent tous aujourd'hui que les lycées ont sans cesse reculé pendant que tout marchait autour d'eux. Il faut entendre des hommes, qui ont approfondi tous les mystères de la linguistique, comme M. l'abbé Latouche, pour se faire une idée des progrès de l'esprit humain dans la philologie et de l'obscurantisme de l'Université. La conviction et l'éloquence de ce polyglotte sans égal nous ont presque réconcilié avec l'étude des langues en nous démontrant que l'on peut en trois ou quatre ans apprendre non pas deux langues, mais huit ou dix des plus beaux idiomes familiers à la langue humaine, depuis le sanscrit jusqu'à l'allemand, depuis l'hébreu jusqu'à l'espagnol.

Traitement. Si vous n'avez pu préserver vos enfants de la contagion, tâchez de diriger leur vocation vers les travaux agricoles ; recourez à la gymnastique, accablez-les de fatigue, occupez leur esprit de travaux, d'études qui leur plaisent ; adressez-vous à leur cœur en tâchant de leur inspirer une horreur salutaire du vice meurtrier qui les ronge. Ne leur faites jamais lire Tissot ni ses imitateurs. Tous ces livres font plus de mal que de bien. Enfin, pour guérir la tendance maladive, donnez *Sulph.*, 10ᵉ dynam., et, un mois après, 20ᵉ, et *Calc.*, également 10ᵉ et 20ᵉ de mois en mois. Si le sujet est épuisé par ses excès, *Hipp.*, *Cham.*, *Verat.*

164. Pollution, Spermatorrhée. — Les pollutions involontaires, suites de la masturbation ou d'une continence trop prolongée, dégénèrent en *spermatorrhée* ou perte insensible de sperme, qui coule d'une manière inaperçue, soit seul, soit avec les urines, soit pendant les efforts qu'on fait en allant à la garde-robe. Pour reconnaître cette infirmité, il faut avoir soin d'observer si les urines ne causent pas dans l'urèthre une titillation voluptueuse, et si elles ne laissent pas déposer au fond du vase une matière visqueuse, gluante, transparente et d'odeur spermatique.

Traitement. *S. Oler.*, *Puls.*, *Phos.*, *Ped.*, *Ocym.*, *Sulph.*

165. Impuissance. — *Buf.*, *Lyc.*, *Sil.*, se sont montrés quelquefois utiles. L'impuissance provient du reste presque toujours d'une maladie, qu'on fera bien de chercher à découvrir et à traiter. Un demi-bain froid de quelques minutes, pris une heure avant le coucher, est du reste le stimulant le plus innocent et le plus efficace auquel puisse recourir un homme épuisé et qui se méfie de ses forces la première nuit de ses noces. Mais il ne faut pas abuser de ce moyen en le répétant, et il vaut mieux attendre sa guérison d'un bon régime, d'un traitement homœopathique, et d'une modération extrême dans les plaisirs de l'amour.

PARTIES GÉNITALES DE LA FEMME.

166. Menstruation. — Les règles sont une fonction très-importante chez la femme. Il faut en étudier les phases avec attention.

Le sang des règles est plus pâle que le sang ordinaire; il est doué d'une odeur particulière, il est privé de fibrine, c'est-à-dire de l'élément plastique qui coagule le sang ordinaire exposé à l'air. Quand il y a des caillots, ils ne proviennent donc pas de la fonction menstruelle régulière, mais d'une hémorrhagie de la matrice, ou métrorrhagie.

Les règles sont le symptôme de la ponte périodique d'un

œuf, qui se détache des ovaires de la femme à peu près tous les mois lunaires. La faculté de concevoir est donc plus grande 3 ou 4 jours avant leur apparition, et 8 ou 10 jours après. Ce premier terme passé, sa probabilité est presque nulle, jusqu'à l'instant où la femme sent les premiers avant-coureurs d'une menstruation nouvelle; cependant elle persiste quelquefois, et l'affirmation absolue des premiers physiologistes qui, dernièrement, ont promis aux époux une couche féconde ou stérile à volonté, cette affirmation a été démentie par de nombreux exemples contraires. (Voyez *Ovarite*, § **172**.)

TRAITEMENT. Si les règles sont trop faibles, ou si elles tardent à s'établir chez les jeunes filles, et si elles sont supprimées, *S. Oler.*, *Verat.*, *Puls.*, *Sulph.* Si elles sont suivies de coliques et de maux de reins, *Ocym.*, *Bell.*, *Sil.* et *Lach.*, surtout à l'époque de la cessation des règles.

C'est après quarante ans que l'âge critique commence. Le flux menstruel s'écoule encore régulièrement pendant quelques années; mais il se modifie soit dans sa quantité, soit dans ses qualités physiques.

Le sang ne coule plus alors d'une manière régulière aux époques de la menstruation; il se montre tantôt goutte à goutte, et tantôt par hémorrhagies extrêmement abondantes. Pendant que l'écoulement se produit, ou par excès ou autrement, la femme se plaint d'étouffements, de lourdeurs dans la région du bas-ventre, de palpitations de cœur, de congestions vers la tête, de bouffées de chaleur qui semblent partir de la matrice et inondent de sueur la face ou toute la peau du corps. Le visage change de caractère, les yeux deviennent brillants, le teint s'altère et prend toutes les teintes, depuis la pâleur livide jusqu'au rouge ardent. Il est rare que des boutons, des taches plus ou moins colorées ne rendent pas cette altération permanente. Enfin, les règles devenues de moins en moins abondantes, finissent par s'arrêter tout à fait. C'est alors que la femme doit se mettre en rapport avec la situation nouvelle dans laquelle elle vient d'entrer. Ainsi elle s'attachera à se donner des habitudes calmes et paisibles. Elle évitera toute sorte d'excès de table, elle s'abstiendra complétement de l'usage du café, du thé et des liqueurs alcooliques. L'eau est, pour les femmes qui sont dans la période de l'âge critique, un médicament d'une certaine efficacité; nous leur conseillerons donc d'en boire beaucoup. On a des exemples nombreux des bons effets de l'eau, dans les cas d'excitation produite par les influences particulières dont nous parlons.

Lach., *S. Oler.*, *Puls.*, seront les principaux moyens à l'époque de l'âge critique.

167. Métrorrhagie ou hémorrhagie de la matrice. — *Bell.*, *Crotal.*, *Cham.*, *Bry.*, *Dig.* Si elle a lieu après l'accouchement, une chute, ou un coup, *Arnica*, une goutte de la teinture dans de l'eau à une ou deux heures d'intervalle.

168. Leucorrhée.— Flueurs blanches. Écoulement par le vagin d'un liquide blanc, jaune ou verdâtre, accompagné ordinairement d'une douleur obtuse dans le vagin, le bas-ventre et les cuisses, de pâleur, langueur, tiraillements et faiblesse d'estomac.

Traitement. *S. Oler.*, *Elaps*, *Puls.*, *Calc.* s'il y a eu infection syphilitique *Thu.* 5 gouttes de la teinture alcoolique dans un peu d'eau, 3 fois par jour. Voyez plus haut *Blennorrhée* (**155**).

169. Métrite. — Inflammation du tissu propre de l'utérus (matrice) caractérisée par une douleur continue, vive et déchirante, une chaleur brûlante et un gonflement à l'hypogastre, se propageant quelquefois aux tissus, aux veines et au vagin; suppression des règles et des lochies si elles existent à ce moment; ténesme, strangurie et fièvre intense.

Traitement. *Acon.*, *Bell.*, *Crotal.*, *Cham.*, *Dig.*

170. Chute de la matrice. — Employez : *Bell.*, *Crotal.*

171. Gonflement squirrheux. — *Elaps*, *Cham.*, *Thu.*, *Sil.*

172. Cancer.

Si le cancer est déclaré, *Crotal.*, *Ars.*

Cette dernière affection, comme toutes celles où les tissus sont désorganisés, est très-grave et ne se déclarera pas si l'on traite dès le principe les incommodités légères qui la précèdent toujours. En tous cas on fera bien de consulter un médecin homœopathiste pour constater la nature de l'affection et diriger le traitement.

On devra aussi constater avec soin s'il n'y a pas de cause syphilitique et recourir alors au traitement indiqué (§ **33**).

173. Ovarite. — Inflammation de l'ovaire.

Les ovaires sont de petits organes de la grosseur d'une

amande, placés de chaque côté de l'utérus, unis avec lui par deux ligaments, et dans le tissu desquels se forment l'œuf humain, qui se détache à l'époque de la menstruation et s'achemine vers l'utérus en traversant les trompes de Fallope.

L'inflammation des ovaires s'annonce par une douleur dans le bassin, s'étendant vers les aines, les cuisses et les reins. En même temps, en palpant avec une certaine force l'abdomen de la femme, on sentira à droite et à gauche de la matrice deux petites tumeurs qui peuvent atteindre un volume égal à celui de cet organe, et être confondues avec lui quand elles sont devenues très-volumineuses.

TRAITEMENT. *Acon., S. Oler., Lach., Puls., Merc.*

174. NYMPHOMANIE. — Exaltation de l'appétit vénérien jusqu'à la démence, *Verat.. Phos.* (Voyez aussi plus haut *Satyriasis*, § **162**, et *Masturbation*, § **163**). Même recommandation pour les pensionnats de jeunes demoiselles que pour les colléges de garçons. Ce sont des boîtes de Pandore d'où sortent presque tous les maux physiques et moraux de la société actuelle. Il y a quelques bonnes natures qui y résistent; mais il faut des âmes bien fortement trempées pour cela, et le plus sûr est de ne pas compter sur ces exceptions. Mères, gardez près de vous vos fils et vos filles, et faites leur éducation par la méthode Jacotot. Elle sera deux fois mieux faite et ne vous coûtera rien.

175. HYSTÉRIE. — Crises nerveuses avec sensation d'une boule qui semble partir de la matrice, remonter à la gorge et au cou, après avoir refoulé l'estomac avec un sentiment de chaleur ou de froid glacial. *Elaps, Bell., Verat., Phos., Crotal., Hyosc.*

176. STÉRILITÉ. — La stérilité est en général causée par une maladie qu'il faut combattre. A défaut de symptômes apparents, prenez la liste des préservatifs en insistant sur *Merc., Phos., Calc.* La cohabitation à la veille des règles et le jour où elles cessent de couler peut aussi être suivie de la conception, quand tous les autres moyens ont échoué. (Comparez *Impuissance*, § **165**). C'est le moyen qui fut indiqué à Henri II par Ambroise Paré, et qui lui réussit tellement bien, que Catherine de Médicis lui donna trois fils, qui furent François II, Charles IX, monstre de cruauté, l'ordonnateur des massacres de la Saint-Barthélemy, et Henri III.

La première femme du roi de Naples actuel, princesse de Carignan, stérile depuis plusieurs années, dut sa première grossesse à un traitement homœopathique, appliqué par le docteur Tranchina, ami et disciple du docteur Mure.

177. GROSSESSE. — Dès qu'une femme est enceinte, elle doit observer les règles de l'hygiène (Voyez le régime 5me et 6me séance). Si elle éprouve des vomissements, elle doit sans hésiter recourir à quelques doses de *Nux V.*, *Verat.* ou *Ars.* qui l'en débarrasseront. Si elle n'a pas pris les préservatifs homœopathiques, elle fera bien de prendre aussitôt, aux intervalles voulus, *Ped.*, *Crotal.*, *Bell.*, *Jac. C.*, *Sulph.*, *Elaps*, une seule dose à la 20e dynamisation. Elle remplira en cela un double devoir envers elle et envers l'enfant qu'elle porte. Plus que jamais tous les remèdes domestiques et tisanes seront interdits, ainsi que les corsets, ceintures et vêtements trop serrés. Saigner une femme enceinte, dit le docteur Croserio, est un double meurtre ou au moins une tentative de meurtre, que les lois devraient punir. On évitera les scènes émouvantes, les impressions violentes. On usera du coït avec une modération extrême pendant les premiers mois, et l'on s'en abstiendra à partir du cinquième.

S'il se présente quelque incommodité, comme toux (§ **96**), maux de tête (§ **181**), maux de reins (§ **64**), crampes (§ **189**), salivation (§ **109**), maux de dents (§ **116**), palpitations (§ **54**), diarrhée (§ **144**), etc., etc., on recourra de suite aux médicaments indiqués dans cet ouvrage. Il est bien entendu que dans ce cas on suspendra complétement l'emploi des préservatifs ci-dessus indiqués.

AVORTEMENT. — S'il se manifeste des douleurs qui portent par en bas, avec tiraillement dans les reins et les hypocondres, avec écoulement par le vagin de sang ou de mucosités, vous ferez de suite tenir la malade au lit. Dans le cas où les accidents seraient causés par une chute ou un coup, donnez *Arn.* Dans le cas contraire, donnez *Cham.*, dissous dans de l'eau, une cuillerée d'heure en heure, si les symptômes sont alarmants. Cessez l'administration dès qu'ils s'améliorent.

Comme préservatifs, employez ceux indiqués au commencement de l'article *Grossesse*. Seulement insistez sur *Crotal.* et *Bell.*, en les donnant à la 10e et à la 20e dynamisation, à 15 jours d'intervalle, surtout quand la femme a déjà avorté.

Si l'avortement a lieu malgré tous les soins, on devra toujours donner *Arn.*, et si le sang afflue dans les seins, *S. Oler.* ou *Puls.*

178. ACCOUCHEMENT.

Les phénomènes de l'accouchement peuvent être rapportés à quatre temps ou périodes. 1er temps, signes précurseurs : deux ou trois jours avant l'accouchement, écoulement muqueux, gonflement des parties génitales externes, douleurs faibles, courtes et intermittentes, connues sous le nom de mouches, dans les lombes et l'abdomen. 2e temps, douleurs particulières, dites expulsives, qui de la région lombaire se propagent vers l'utérus ; tension et dilatation du col et de l'orifice de cet organe ; saillie dans le vagin des enveloppes du fœtus, qui forment ce qu'on appelle la poche des eaux ; rupture de cette poche. 3e temps, contractions de la matrice et des muscles abdominaux ; douleurs plus aiguës ; la tête du fœtus s'engage dans le bassin ; l'occiput, situé le plus ordinairement au-dessus de la cavité cotyloïde gauche, vient se placer derrière l'arcade du pubis. 4e temps, après quelques instants de repos, les contractions recommencent ; la tête se présente à la vulve ; distension extraordinaire ; douleurs conquassantes ; la tête franchit enfin la vulve, et le reste du corps est facilement dégagé ; mais il tient encore à la mère par le cordon ombilical dont on fait la ligature et la section. (NYSTEN, *Dictionn. de Méd.*)

Il est rare que l'accoucheur ou la sage-femme ne soient pas avertis à temps pour veiller sur l'accouchement et pour remplir leur office ; mais, comme il n'est pas toujours sûr qu'ils se trouvent au moment précis auprès de la personne qui a réclamé leurs secours, voici l'énumération des soins à donner et des précautions qu'il faut prendre

D'abord, on doit recommander à la femme qui commence à sentir les douleurs vives, les épreintes douloureuses qui précèdent l'accouchement, de prendre la précaution de vider ses intestins par un lavement, et d'uriner. Cette recommandation a pour but d'isoler la matrice d'un embarras matériel qui pourrait compliquer ou retarder le travail.

A mesure que les douleurs augmentent de force et de fréquence, l'ouverture de la matrice tend à s'agrandir ; c'est à travers cette ouverture, qui n'est pas visible au dehors , car elle est au fond du vagin , qu'on voit se présenter une membrane tendue et élastique. Cette membrane fait partie du sac dans lequel l'enfant est enveloppé ; plus cette membrane saillit, plus elle forme poche. On l'appelle la poche des eaux, parce que tout le liquide qui est renfermé dans ce sac, où est logé l'enfant, se rend, par l'action de la pesanteur, dans la portion du sac qui saillit hors de la matrice. C'est lorsque la poche se rompt que les eaux s'écoulent, et qu'alors l'enfant descend dans le canal pour se présenter à l'ouverture extérieure. Mais, avant de dire comment il faut se conduire à partir de ce moment-là, nous avons quelques recommandations préliminaires à faire.

Il est important de ne pas être pris au dépourvu. Quand les douleurs commencent, que le moment de la délivrance approche, il faut tout préparer pour la mère et pour l'enfant.

Il faut, pour la première, un drap, une grande serviette , des éponges et de l'eau tiède, du linge de corps, et un lit appelé lit de misère, sur lequel se fait l'accouchement. Le drap, plié en plusieurs doubles, est disposé sous le bassin de la femme, quand elle prend place sur le lit ; la grande serviette sert à entourer et à contenir le ventre lorsque l'accouchement a eu lieu ; le linge de corps, les éponges et l'eau sont nécessaires pour les soins de propreté qu'exige la situation ; enfin, le lit est une couche plus commode que le lit ordinaire, pour subvenir aux nécessités du moment. Ce lit ne doit être appuyé que par la tête, contre l'une des parois de l'appartement ; il doit être isolé par les ruelles, afin qu'on puisse se placer indifféremment à gauche ou à droite, pour les manœuvres et pour le service. Si le lit est trop long, on doublera un matelas sur le milieu, pour que la femme ait la faculté de se tenir presque sur son séant, et d'avoir derrière elle un point d'appui. La partie antérieure du lit devra former un plan incliné, et son extrémité du même côté devra présenter un rebord saillant où les pieds puissent s'appuyer. Il n'est pas besoin d'ajouter qu'une fois sur le lit, la femme devra se placer les cuisses écartées, les genoux élevés , pour faciliter la fonction dont le travail s'opère. Cette situation est d'ailleurs dictée par l'instinct. On la prend sans qu'on ait besoin de la recommander.

Il faut, pour l'enfant, des ciseaux, du fil ciré, une compresse un peu large et percée d'un trou, dans son milieu, grand comme une pièce de un franc, une bande, une serviette douce, et ce qu'il faut pour nettoyer et habiller l'enfant. Les ciseaux, le fil, la compresse, la bande, serviront à faire la section et la ligature du cordon ombilical, et à le maintenir sur le devant des parois abdominales. Passons maintenant aux actes successifs de l'accouchement.

Avant de se placer sur le lit, la femme doit marcher pour faire descendre l'enfant, pour presser le moment de la délivrance. Les femmes qui sont à leur premier accouchement doivent surtout agir ainsi : elles ont besoin, cela se comprend facilement, de s'aider plus que les autres.

C'est le toucher qui guide, pour savoir quand la femme doit se placer sur le lit pour ne plus le quitter : lorsque la poche des eaux est rompue, c'est ce que la femme a de mieux à faire. Cependant, si le corps de l'enfant ne se présente pas, malgré la dilatation qui s'est opérée, la marche peut être encore utile. Dans tous les cas, on ne tarde pas, quand l'accouchement se fait sans difficulté, à sentir la partie de l'enfant qui doit passer la première. Le toucher se pratique en réunissant les deux doigts index et médius (indicateur et moyen) de la main. C'est avec une grande précaution qu'il faut exercer cette manœuvre, afin de ne pas blesser les parties. Il faut avoir soin de s'oindre les doigts avec de l'huile ou tout autre liquide analogue, toutes les fois qu'il sera nécessaire de recourir au toucher, qu'il faut opérer d'ailleurs le plus rarement possible.

Une fois que la tête, ou une partie quelconque du corps, est engagée dans le canal, au travers duquel l'enfant doit passer, on redouble de surveillance et de soins. On ne doit plus s'éloigner de la mère. Une main sera placée sous la vulve, à l'endroit connu sous le nom de périnée. C'est la main droite qui remplira cet office. Elle doit soutenir les parties pendant tout le temps de l'accouchement, afin que la distension qui s'opère ne produise pas de déchirure. Elle sera placée de manière à ce que l'ouverture formée par l'écartement du gros doigt et de l'indicateur embrasse la partie inférieure de la vulve. L'autre main, la main gauche, sera appliquée à plat sur le bas-ventre, et aidera à l'accouchement, soit en distendant les parties supérieures des organes génitaux, soit en comprimant légèrement le bas-ventre pour aider, pour ranimer les contractions de la matrice. Telle est la position que doit garder la personne que les circonstances obligent à surveiller un accouchement. C'est en conservant ses mains, quoi qu'il arrive, l'une dans la région de l'anus, l'autre sur le bas-ventre, et en secondant de son mieux, de cette manière, la fonction qui se poursuit, que cette fonction se terminera le mieux possible. Nous insistons d'autant plus là-dessus, que les manœuvres faites par des personnes qui ne connaissent ni la disposition des parties, ni les lois de l'accouchement, ne peuvent que troubler le travail, que lui nuire dans sa régularité. Sans doute, le travail peut être difficile, peut même paraître absolument suspendu, et exiger impérieusement une manœuvre. Mais, en supposant l'opération nécessaire, elle est trop délicate pour qu'une main non exercée ne produise pas de graves désordres, et peut-être la mort de l'enfant. D'autre part, si l'accouchement paraît interrompu par la présentation vicieuse du corps, enfin par une cause quelconque, il faut qu'on sache qu'avec du temps et de la patience, les conditions, de mauvaises qu'elles étaient, peuvent devenir bonnes, et que le travail finit, presque toujours, par se terminer sans autre accident. Lorsqu'on est isolé de tout secours, et qu'on est forcé de recevoir un enfant, il faut savoir attendre, et il est rare que les événements en fassent repentir. Trop souvent les chirurgiens eux-mêmes ont recours au forceps, surtout dans la pratique civile. Cet instrument, dit le docteur Senaux, n'a jamais fait de bien qu'à la poche des accoucheurs.

Après la sortie de l'enfant, l'accouchement n'est pas terminé ; il y a encore à recevoir l'arrière-faix, c'est-à-dire les enveloppes. Cette masse est ordinairement chassée par une dernière contraction ; mais, si plus d'un quart d'heure se passe sans que cette dernière partie de l'accouchement s'opère, il faut en presser la venue, soit en pratiquant quelques frictions sur le bas-ventre, avec la paume de la main, soit en faisant de légères tractions sur le cordon ombilical, qui s'étend, comme on le sait, de l'arrière-faix à l'enfant lui-même. Il arrive, quelquefois, que la délivrance des enveloppes se fait presque aussitôt que la délivrance de l'enfant. Mais, dans la plupart des cas, il s'écoule un intervalle assez considérable (de quelques minutes à un quart d'heure) avant cette seconde partie de l'accouchement. C'est pendant cet intervalle qu'on détache l'enfant de la mère, par la section du cordon ombilical. Voici comment on s'y prend.

Lorsque l'enfant est sorti, on le place sur les cuisses de la mère, le visage tourné vers les pieds : c'est le moyen d'empêcher que le sang qui s'écoule des parties génitales ne rejaillisse sur sa figure. Le cordon qui tient, comme on le sait, au nombril, doit être coupé avec des ciseaux, de préférence à tout autre instrument tranchant, à quatre ou cinq travers de doigt de distance du nombril, et entre deux ligatures faites préalablement. Après cette dernière opération, on passe le bout du cordon dans l'ouverture de la compresse ; on l'applique à plat sur cette double ou triple épaisseur de linge fin, et on le fixe par la bande que l'on passe deux ou trois fois autour du corps de l'enfant. Nous dirons plus loin dans un article spécial quels sont les autres soins que réclame le nouveau-né (§ **179**).

Lorsque la sortie des enveloppes est terminée, la mère doit être essuyée, changée et portée sur son lit. Ici nous placerons une observation importante : il peut arriver que quelques fragments du délivre restent dans la matrice, ce qui occasionne des coliques, et, dans certains cas, des pertes de sang. Pour que l'accoucheur ou la sage-femme soient suffisamment édifiés sur cette circonstance, si elle a lieu, il faut toujours conserver l'arrière-faix et le leur montrer ; c'est le moyen de les fixer sur la cause de certains accidents qui peuvent prendre, s'ils sont abandonnés à eux-mêmes, un caractère de gravité. Quand la femme est sur son lit, qu'on aura garni de linges, on lui mettra en ceinture, pour soutenir le ventre, une serviette pliée en trois ou quatre doubles. (VILLIERS.)

Quant au traitement, si à l'apparition des douleurs une vive crainte avec tremblement nerveux saisit la malade, on pourra lui donner *Acon.* dans un peu d'eau. Le vin, le café et les autres excitants recommandés par les sages-femmes et les matrones, sont beaucoup plus nuisibles qu'utiles. Les aromates, l'eau de Cologne et autres substances odorantes, seront écartées avec soin. Le seigle ergoté est souvent mortel pour la mère et pour l'enfant, aux doses employées habituellement par les accoucheurs. Une dose de *Puls.* le remplacera parfaitement ; mais il faut attendre que les eaux soient écoulées et que les douleurs naturelles fassent défaut. Ce médicament suffira seul ordinairement pour déterminer l'accouchement dans un temps très-court.

S'il se manifeste des crises nerveuses, *Nux V.*

S'il y a en outre défaillance, *Verat.*

S'il y a congestion sanguine à la tête, *Acon.* et *Arn.*

Pour l'hémorrhagie, *Arn.* ou *Bell.*, et si elle est considérable, recourez de suite à *Puls.* pour hâter l'accouchement avant que les forces de la malade soient épuisées.

Après la couche, il sera bien qu'une personne affectionnée à la malade, saine de corps et tranquille d'esprit, lui fasse trois ou quatre passes magnétiques, lentes et prolongées, de la tête aux pieds. Ce moyen pourra prévenir les convulsions et les hémorrhagies. S'il ne suffit pas pour prévenir ces accidents et qu'il y ait grande faiblesse, *Ars.* sera très-utile.

Lochies. — L'opération de l'accouchement terminée, il se fait un écoulement nommé lochies qui dure quelques jours, et qu'il faut entretenir sous peine d'accidents plus ou moins graves. Il faut donc prendre les mesures nécessaires pour que la suppression ne se produise pas. Elles consistent principalement à tenir le bas-ventre chaud, les pieds secs et les cuisses couvertes par un caleçon, si l'accouchée conservait un reste de cet écoulement après qu'elle aurait quitté la chambre. Si la suppression a eu lieu, donnez *Crotal., Verat., Hyos., Nux V.*

Le lait monte généralement aux seins le 3e jour.

S'il y cause de la douleur et du gonflement, *S. Oler.* sera très-bon, et, au besoin, *Puls.*; mais une seule dose chez les accouchées qui doivent nourrir, de crainte de supprimer le lait complétement.

La gerçure des mamelons sera traitée avec un peu de teinture d'*Arnica* en compresses, et un globule à l'intérieur. Quelques jours après, on pourra prendre *Sulph.*

L'allaitement devra cesser à un an pour les enfants robustes, et un peu plus tard pour les autres, surtout s'ils sont disposés héréditairement au rachitisme.

Le sevrage devra être amené graduellement, et si le lait tourmente encore la nourrice, on emploiera *S. Oler.*, une dose tous les 2 jours pendant une semaine, et puis une dose de la 10e dynamisation. Si *S. Oler.* ne suffit pas, on recourra à *Puls.*

179. Soins a donner aux nouveau-nés. — Ne pas se presser de lier le cordon avant que la respiration soit bien établie, comme nous l'avons dit ci-devant.

Dans les cas de mort apparente à la naissance, on dissoudra une pincée de tartre émétique dans un demi-verre d'eau, et on en placera une goutte sur la langue de l'enfant, de quart d'heure en quart d'heure. Demi-heure après on mettra une cuillerée de cette solution dans une tasse d'eau tiède qu'on donnera en lavement. Si cela ne suffit pas, bouchez les narines de l'enfant, appliquez votre bouche contre la sienne, et insufflez votre souffle dans ses poumons, en imprimant quelques mouvements successifs aux fausses côtes. Du moment que la poitrine se dilate et que le cœur bat, tout danger est passé.

A ce moment on pourra lier le cordon ombilical. Pour cela on appliquera une ligature à 8 centimètres, et une autre à 4 centimètres du nombril, toutes deux fortement serrées ; puis on coupera le cordon entre les deux ligatures, et l'enfant, séparé de la mère, sera reçu dans une couverture chaude.

Si l'enfant n'évacue pas le méconium au bout de quelques heures, donnez-lui deux ou trois cuillerées d'eau sucrée avec de la cassonade, qui suffiront pour provoquer cette évacuation de matières noires et verdâtres.

Si cela ne suffit pas, vous pourrez mettre le soir un globule de *Nux V.* sur la langue.

Ne vous pressez pas de nettoyer le corps de l'enfant de la matière grasse qui l'enveloppe à sa naissance. Elle sert à le protéger contre la trop vive impression de l'atmosphère. Le lendemain de sa naissance, vous pouvez la dissoudre par une onction de beurre frais, ou en le frictionnant avec une couenne de lard. Après cela une légère lotion à l'eau tiède achèvera de le nettoyer. Les jours suivants on lavera le corps avec une éponge fine trempée dans de l'eau tiède d'abord, puis de plus en plus froide, de manière qu'au bout de deux ou trois mois elle soit à la température ordinaire. L'été on en viendra à plonger l'enfant lui-même dans l'eau froide, d'abord quelques secondes et puis enfin 5 ou 6 minutes tous les jours. Cette habitude sera du reste interrompue à la plus légère indisposition de l'enfant.

Les gonflements du cou, contusions à la tête, suite de lésions reçues par l'enfant pendant l'accouchement, seront baignés avec un peu d'eau tiède animée de teinture d'*Arnica*.

L'enchifrènement du nez, qui empêche les enfants de téter, sera combattu par *Nux V.*, *Cham.*

Les hernies inguinales (de l'aine) céderont à *Nux V.*, *Cham.*, *Sulph.* Elles ne réclament pas de bandage.

Celle de l'ombilic sera maintenue par une petite bande de *gutta-percha* fixée par un peu de *Collodium* à chacune de ses extrémités, sous laquelle on glissera au besoin une petite compresse.

L'asthme et le hoquet céderont aux mouvements selon la méthode de Ling (§ **106**), opérés avec lenteur et sans secousses.

180. *Dentition.* C'est par ce mot qu'on désigne les phénomènes de la formation des dents. Les premiers effets sont, comme on le sait, l'apparition des *dents de lait*. Les germes de ces dents du premier âge commencent à apparaître, dans le fœtus, vers la fin du second mois. L'ossification de ces germes, qui sont mous au moment de leur apparition, a lieu du troisième au sixième mois. A l'époque de la naissance, les incisives ont déjà leur couronne; celle des canines n'est qu'à l'état d'ébauche; enfin les inégalités qui existent à la surface supérieure des molaires n'ont pas opéré leur réunion. Les racines se forment progressivement. C'est vers l'âge de six à huit mois, que commence cette épreuve si douloureuse de l'enfance, à laquelle se rattachent tant d'accidents, et qui consiste dans la première dentition. Voici l'ordre dans lequel elle s'établit : les premières dents qui apparaissent sont les dents incisives moyennes de la mâchoire inférieure; environ trois semaines après, viennent les dents correspondantes de la mâchoire supérieure; enfin les latérales supérieures et les latérales inférieures. Tout le monde sait qu'il y a quatre incisives à chaque mâchoire. Les canines se développent ensuite dans l'ordre suivant : les canines ou angulaires de la mâchoire inférieure, et puis les canines ou œillères de la mâchoire supérieure. Les molaires percent après ces dernières, au nombre de huit, sans aucun ordre bien prononcé. Ces dents ne sont que transitoires; elles doivent être remplacées plus tard.

Les premières dents permanentes sortent vers la quatrième année; ce sont quatre molaires, deux à chaque mâchoire, qui deviennent, quand la dentition s'est opérée, les premières grosses molaires. Cette dentition définitive a lieu vers l'âge de sept ans , et c'est à l'âge de dix ans qu'elle se termine.

La dentition n'exigera presque jamais l'incision des gencives, souvent nuisible et presque toujours inutile. Si elle tarde à s'établir, donnez *Calc.* une dose tous les 8 jours de la 5me et une de la 10me au bout du mois. S'il y a de la diarrhée et de la salivation , donnez *Merc.* ou *Crotal.* — S'il y a de la fièvre et des convulsions, *Acon., Bell., Cham.*

Le pissement au lit se guérira par *Sil.,* deux doses à 15 jours d'intervalle et une dose 10me après un mois.

Pour les autres incommodités, voyez les chapitres respectifs dans ce Manuel.

Éruption de la peau, Eczéma (§ 16), Écoulement (§ 88), Aphthes, Muguet (§ 111), Constipation (§ 143), coliques (§ 137) , Jaunisse (§ 134), Insomnie (§ 184), Convulsions (§ 190), Luxation spontanée (§ 68), Bégayement (§ 114).

En général il sera bon de donner le médicament à la nourrice ; mais pour peu qu'elle y ait de la répugnance, on se trouvera presque aussi bien de dissoudre le globule dans quelques gouttes d'eau, que l'on verse dans la bouche de l'enfant, ou même de lui placer le globule sec sur la langue. Dans tous les cas la nourrice devra suivre le régime homœopathique, pour qu'une alimentation irritante ne vienne pas contrarier l'action du médicament.

CHAPITRE VIII.

SYSTÈME NERVEUX.

Nous comprendrons sous la rubrique de système nerveux, les symptômes de la tête et du cerveau, centre du réseau nerveux, le sommeil, qui est la cessation des rapports entre l'appareil sensitif et l'âme, les crampes, les spasmes, la chorée ou danse de Saint-Guy, la catalepsie ; enfin nous emprunterons au docteur Héring, de Philadelphie, un passage important de sa médecine domestique sur la mort apparente, contenant les syncopes, la défaillance, l'asphyxie par le froid ou la strangulation, les gaz irrespirables, l'eau, le tétanos et l'épilepsie. Tout en empruntant le cadre du célèbre homœopathiste, nous ne laisserons pas que d'y joindre nos travaux personnels et entre autres une notice sur les enterrements précipités.

Névralgie. — Pour la commodité du lecteur nous avons traité des diverses névralgies à chacun des organes spéciaux où elles se manifestent d'ordinaire. Voyez : Tic douloureux (§ **39**), Sciatique ou Névralgie fémoro-poplitée (§ **67**), Odontalgie (§ **116**), Gastralgie (§ **129**), Céphalalgie (§ **182**).

Les névralgies sont des douleurs extrêmement vives et lancinantes, suivant le trajet des nerfs, *intermittentes* et sans aucune espèce d'inflammation locale ni de fièvre.

Traitement. Les médicaments les plus utiles dans les névralgies en général, sont *Crotal.*, *Arsén.*, *Elaps.*, *Verat.*, *Hipp.*, *Puls.*, *Hyosc.*, *Bell.*, *Nux V*.

Nous répéterons, à propos des névralgies, ce que nous avons dit à plusieurs reprises en parlant de l'emploi de l'eau froide. C'est qu'il faut s'en servir avec discernement et précaution. Combien de milliers d'individus souffrent en ce moment d'horribles douleurs névralgiques pour avoir prodigué les ablutions froides sans savoir provoquer à leurs suites la chaleur et la sueur! Ceux-là doivent, pour plusieurs années, s'abstenir de l'emploi de l'eau froide. Quant à ceux qui ont seulement des dispositions aux névralgies, et qui veulent essayer de l'eau froide, nous leurs conseillerons de s'y préparer par des frictions d'un linge imbibé d'esprit-de-vin. Le froid vif, provoqué par ces frictions, fait place immédiatement à une chaleur sèche et bientôt à la sueur, si on sait la provoquer par un bon exercice gymnastique. Après quelques semaines de cette pratique, l'emploi de l'eau froide sera beaucoup mieux supporté.

Est-il nécessaire de recommander les plus grandes précautions si l'on fait des frictions alcooliques auprès du feu ou à la lumière? Nous rappellerons donc qu'une étincelle suffit pour allumer l'esprit-de-vin et causer la plus effroyable catastrophe.

181. Apoplexie. — Elle débute par : chute sans connaissance, face injectée, respiration ronflante, et, après le retour à la vie, somnolence, paralysie des membres, de la langue, avec balbutiement; d'autres fois l'attaque est précédée de violents maux de tête, ou la paralysie atteint tout à coup une moitié du corps.

Traitement. L'apoplexie est surtout provoquée par l'abus des saignées. Les personnes qui n'auront pas perdu de sang, et qui auront la précaution de prendre de temps en temps *Acon.*, *Bell.* et *Rhs.*, pour combattre une disposition aux congestions, n'en seront jamais atteintes. Quoi qu'il en soit, dans l'apoplexie avec perte de connaissance, on donnera d'abord *Nux V.*, dissous dans l'eau, quelques gouttes sur la langue, de 10 en 10 minutes, ou bien *Hyosc.*, *Lach.*, *Bell.* et *C. Ind.*

Pour la paralysie, on emploiera *Bell.*, *Rhs.*, *Arn.*, *Phos.*

Si l'on arrive après que le malade a eu le malheur d'être saigné, on peut essayer *Verat.*, *Elaps;* mais alors le pronostic est très-grave, et les rechutes presque inévitables, tandis qu'après un traitement homœopathique, elles sont presque impossibles.

Le vertige et la congestion sont des symptômes légers analogues à l'apoplexie; on les traitera avec la même série de médicaments à la 30e ou 50e dilution. Ce traitement sera en même temps un excellent préservatif contre les attaques subséquentes d'apoplexie.

182. Céphalalgie. — Douleurs de tête nerveuses.

Si elles sont produites par un coup de soleil, *Rhs.*, *Phos.*, *Hyosc.*

— Par des études forcées, *C. Ind.*, *Nux V.*, *Sulph.*

— Par un accès de colère, *Cham.*, *Hyosc.*

— Par une chute ou un contrecoup, *Arn.*, *Rhs.*

— Par un refroidissement, *Acon.*, *Calc.*, *Puls.*

Vertiges et douleurs périodiques, comme les migraines, *Puls.*, *C. Ind.*, *Dig.*, *Lach.*, *Bell.*, *Verat.*, *Sulph.*, *Nux V.*

183. Hydrocéphale. — Dépôt aqueux entre les enveloppes du cerveau ou dans un autre point de la cavité du crâne. Elle se manifeste par l'élargissement des os de la tête chez les enfants, où l'on peut saisir de la fluctuation; fièvre, avec pouls vif, puis ralentissement considérable, dilatation et mouvements convulsifs des pupilles.

Traitement. *Bell.*, *Acon.*, *Dig.*, *Bry.*, *Arsen.*, *Lach.*, *Merc.*, *Sulph.*

Pour l'hydrocéphale aiguë, voyez Fièvre cérébrale (§ **47**).
CHEVEUX et CUIR CHEVELU. Voyez ci-devant (§ **40**).

La méthode de Ling a rendu de grands services dans les maladies du cerveau. Des maux de tête accompagnés de chaleur, vertige et battement doulóureux, ont cédé à des passes sur les deux côtés de la tête, suivies de percussions circulaires légèrement appliquées avec la paume de la main sur le sommet de la tête.

Voici comment A. Georgii décrit deux mouvements qui se sont montrés très-efficaces contre les maux de tête :

1° Le malade doit se tenir à genoux sur un plan élevé, les bras placés sur les épaules de deux assistants qui sont, l'un à sa droite, l'autre à sa gauche, et qui tiennent chacun une main sur la partie antérieure des épaules du patient et l'autre sur l'os sacrum. En soutenant de cette manière le malade, les assistants le font pencher peu à peu en avant jusqu'à une inclinaison de 45 degrés. Le malade, qui reste toujours à genoux, lutte pour reprendre sa première position contre la résistance qu'on lui oppose.

2° Ce mouvement consiste dans une friction faite du bout des doigts par le médecin, depuis le front jusqu'à l'occiput, et depuis la portion de l'os temporal qu'on nomme apophyse mastoïde (éminence osseuse placée derrière le lobe de l'oreille), jusqu'à la nuque.

On a encore guéri des maux de tête chroniques par le moyen suivant :

Faites coucher le malade en travers d'un lit, le bas du corps, depuis les hanches, restant en l'air, et soutenu par un aide qui saisit les pieds et les tient horizontalement. Placez-vous en face du malade, et appliquez-lui en saisissant ses épaules un mouvement de torsion alternative, d'abord de gauche à droite, et puis de droite à gauche, et ainsi de suite.

184. SOMMEIL.

Insomnie, *C. Ind., Ped., Buf., Bell., Puls., Acon.*

Somnolence. *Hipp., Nux V., Phos., Rhs.*

186. CAUCHEMAR. — Sensation pendant le sommeil d'un poids accablant sur la poitrine, dont on ne peut se débarrasser. Ce phénomène est surtout fréquent lorsque l'on est couché sur le dos ou que la digestion est difficile; mais le plus souvent il dépend d'un état nerveux qui doit être combattu

par le magnétisme ou par les médicaments suivants : *Elaps,*
Nux V., Acon., Buf.

187. SOMNAMBULISME. — Quelques personnes entrent naturellement la nuit en somnambulisme et se lèvent pour se livrer à diverses occupations ; il est dangereux de les réveiller,
même avec des ménagements ; il est barbare de les secouer
brusquement, et de les tirer de cet état par des moyens violents. Le magnétisme est dans ce cas le seul moyen vraiment
convenable. Sous son action vous verrez le somnambule se cal-
mer, s'arrêter, s'asseoir si vous voulez , et vous répondre si
vous l'interrogez. Parlez-lui avec douceur, et écoutez avec dé-
férence ce qu'il vous dira dans cet état surnaturel. Lui-même
vous indiquera comment vous devez le réveiller, et marquera
les jours où vous devrez le magnétiser de nouveau, soit de
jour, soit dans ses pérégrinations nocturnes. Suivez exactement ses instructions ; tâchez de le faire coucher tranquillement avant de le réveiller, et ne lui parlez pas de ce qui s'est
passé. Si le somnambule demande quelques médicaments homœopathiques, indiquez-lui *C. Ind., Crot., Buf., Phos.,*
Sil., ou faites-lui promener les doigts sur les tubes , pour
qu'il sente lui-même avec son merveilleux instinct ceux qui
sont en rapport avec son état.

188. RÊVES.

D'eau, d'inondation, *Ped., Sil., Merc.*

De dangers, de mort, *Crotal., Lach.*

Gais, *Ars., Phos., Puls.*

Voluptueux (voyez Pollutions, **164**).

189. Les CRAMPES dans les membres seront traitées par
des frictions d'alcool camphré, comme nous l'avons dit pour le
choléra. On pourra employer aussi *Calc., Sulph., Lyc.,Natr.*

190. Les SPASMES ou convulsions sont des mouvements
violents des muscles sans participation de la volonté. Les
spasmes *toniques* sont des spasmes permanents ; on appelle
cloniques ceux qui sont alternatifs ; le tétanos est un spasme
tonique ; le tremblement est le premier degré des spasmes
cloniques.

Pour les spasmes cloniques vous pourrez donner *Cham.,*
Elaps, Calc., Bell., Verat.

Pour les autres, voyez : Hystérie (§ **175**), Tétanos
(§ **193**).

191. CHORÉE. — Elle consiste en mouvements continus et irréguliers qui déjouent en général les efforts de la volonté en transformant leurs résultats au grand déplaisir du malade. *Crotal., Nux V., Lyc., C. Ind.*

192. CATALEPSIE. — Affection intermittente, sans fièvre, caractérisée par la perte instantanée du sentiment et de l'entendement, par une roideur générale ou partielle du système musculaire, qui conserve les attitudes qu'on lui imprime, pendant toute la durée de l'attaque. Pendant cet état singulier tous les actes de la vie intérieure continuent à s'exercer.

Cette maladie est une de celles que la médecine vulgaire doit bien se garder d'aborder; ses saignées, ses purgatifs, tout son arsenal de moyens grossiers et barbares ne ferait qu'agraver l'état du patient sans abréger en rien la durée des crises. Le magnétisme, au contraire, les abrégera et les adoucira. Le sujet tombera facilement en somnambulisme s'il est magnétisé pendant ses crises par une personne de bonne volonté. Dans cet état, en promenant la main sur une boîte de médicaments homœopathiques, il indiquera lui-même les moyens convenables pour se guérir et les époques auxquelles il devra être magnétisé de nouveau.

Enfin, si les indications du somnambule ou l'action seule du magnétisme ne suffisent pas pour amener la guérison, vous pourrez recourir à *Verat., Elaps, Cham., Bell.* Une dose au commencement de chaque accès et le jour suivant un globule de la 30ᵉ dynamination du même médicament qu'on ne répétera pas jusqu'à l'attaque suivante.

193. TÉTANOS. — Dans cette affection, les malades sont tantôt entièrement raides, sans mouvement possible des membres ou des muscles; tantôt, et c'est le cas le plus fréquent, leurs membres sont fléchis en arrière, et quelquefois à ce point que la nuque va toucher les talons. Lorsque vous aurez à agir contre les symptômes du premier ordre, vous donnerez *Crotal, Bell.*, et *Nat. M.* dans ceux du second, vous aurez recours à *Rhs.* ou *Bell. Lach.* peut prévenir l'attaque lorsqu'on la voit s'approcher, et *Nat. M.* sera préféré lorsque la cause dépend d'une contrariété vive et persistante.

194. EPILEPSIE. — Affection nerveuse dans laquelle il y a mouvements convulsifs et abolition complète des fonctions des sens et de l'entendement. Les accès sont précédés de malaise et de vertiges, et les malades sentent d'un point du corps s'élever une espèce de vapeur froide, que l'on a nommé *Aura epileptica* et qui gagne rapidement le cerveau, dont les fonctions sont abolies instantanément. D'autres fois l'accès arrive sans prodrômes d'une manière foudroyante. Quand le patient est revenu à lui, il ne conserve aucun souvenir de ce qui s'est passé ; mais il ressent un malaise, une stupeur, un accablement universel.

Le magnétisme sera également d'un très-grand secours dans cette maladie et amènera de l'amélioration dans un grand nombre de cas et la guérison dans quelques-uns.

A son défaut on donnera *Crotal., Arsen., C. Ind., Elaps*, à très-hautes dynamisations 30me, 50me ou 100me dans l'intervalle des attaques.

Dans l'attaque même, on se contentera de magnétiser ou l'on donnera un peu d'eau dans laquelle on aura dissous un globule de *Chamomille*.

DE QUELQUES CAS DE MORT APPARENTE.

195. Enterrements précipités. Embaumements. Sépultures publiques.

En commençant ce paragraphe, nous devons nous occuper d'abord des signes auxquels on reconnaît la mort. Cet ouvrage, que nous nous efforçons de remplir d'idées utiles, serait bien incomplet s'il ne comprenait les moyens de prévenir l'enterrement des personnes vivantes.

Il est certain que bien souvent des hommes ont été enterrés vivants. Il est même certain que de nos jours ce fait doit se reproduire encore, car les précautions nécessaires pour prévenir un si grand malheur ne sont pas toutes connues, et celles mêmes qui sont connues ne sont appliquées qu'à une faible partie de la population.

Dans l'état actuel de la science, les signes les plus positifs de la mort sont : 1° la cessation des battements du cœur, vérifiée par l'oreille appliquée sur la poitrine ; 2° le relâchement des sphincters (muscles constricteurs des ouvertures du corps); l'ouverture de l'anus, qui reste béante, ainsi que celle du vagin, chez la femme; les paupières se ferment à demi, les lèvres tombent et s'affaissent, enfin, la pupille, qui s'était rétrécie jusqu'à deux millimètres pendant l'agonie, se dilate tout à coup jusqu'à cinq ou six millimètres; 3° l'affaissement du globe de l'œil et la formation d'une toile glaireuse, qui voile la transparence de la cornée. Cette toile se fend en plusieurs morceaux si l'on y touche et disparaît par le plus léger frottement.

Quand tous ces signes co-existent, la mort peut dans les cas ordinaires être regardée comme certaine. On peut aussi considérer comme très-importants les signes suivants : perte de la transparence de la main, derrière laquelle on place une bougie dans un lieu bien sombre; face cadavéreuse, peau décolorée; la peau brûlée ne forme pas de cloches ni d'auréole rouge autour de la brûlure, l'abaissement de la mâchoire inférieure, la flexion du pouce dans le creux de la main. Mais il faut avouer qu'aucun de ces signes n'a une valeur absolue et indépendante.

Il en est de même de la raideur cadavérique, qui commence quelquefois un quart d'heure après la mort, d'autres fois après un espace de plusieurs heures, et qui dure d'autant plus longtemps qu'elle a commencé plus tard.

Le seul signe évident et incontesté jusqu'à présent de la mort est la putréfaction du cadavre. Nous conseillons jusqu'à nouvel ordre de ne s'en rapporter qu'à lui.

La putréfaction commence par la peau du ventre. Une coloration d'un vert bleuâtre apparaît sur les cadavres qui ne sont pas dans une atmosphère glacée, et d'autant plus vite que l'air est plus chaud et plus humide.

Ce signe, nous le répétons, doit être jusqu'à nouvel ordre regardé comme le seul infaillible. M. Bouchut, auteur d'un beau travail sur les signes de la mort, prétend que la cessation totale des bruits du cœur rend inutile l'attente de la putréfaction effective. Nous ne sommes point de son avis. Nous pensons que ce signe précieux éloigne les chances d'une erreur fatale, mais non qu'il les détruise tout à fait.

Le premier qui appliqua un miroir sur les lèvres d'un mourant, crut aussi avoir découvert un signe certain de la mort, et, en effet, il avait fait une observation relativement utile à son époque. Cependant aujourd'hui il est reconnu que ce signe est sans aucune valeur.

Quand plus tard on appliqua la main sur la région du cœur pour savoir si ses battements avaient cessé, on avait encore fait faire un pas à cette question terrible, et cependant aujourd'hui on sait que le cœur bat encore pour l'oreille appliquée sur le thorax, quand la main ne sent plus du tout son impulsion. Un jour on reconnaîtra que dans des cas très-rares le sang peut encore circuler silencieusement dans nos vaisseaux, sans que l'oreille la plus exercée en soit avertie.

Ces cas se présenteront après ces attaques inexplicables d'un mal mystérieux que l'on nomme *catalepsie*, et qui conduit souvent à ce que les anciens nommaient *léthargie*, maladie que nient les médecins modernes, mais que des témoignages multipliés et la nature de certaines maladies nerveuses empêchent de récuser. Dans cet état toutes les fonctions vitales semblent anéanties, quoique les malades jouissent de l'intégrité de leur intelligence et entendent parfaitement tout ce que l'on dit autour d'eux. Sans remonter à des exemples anciens et que l'on pourrait récuser, nous citerons seulement cette jeune demoiselle viennoise dont parle *Raciborsky*, qui, après 36 heures, parvint à rompre le charme qui semblait l'enchaîner, et dit en riant à ceux qui allaient l'ensevelir : « Oh! non, je suis trop jeune pour mourir. » Nous sommes convaincus que dans ce cas et d'autres analogues, tout indice des battements du cœur devait avoir disparu. Quand on a vu comme nous la catalepsie et l'insensibilité produite à volonté par un acte magnétique sur toutes les parties du corps de certains malades, et une immobilité complète enchaîner celle que l'opérateur indiquait, nul doute que cette affection extraordinaire ne puisse s'étendre jusqu'au cœur et en paralyser tous les mouvements apparents, sans que cependant la vie cesse un instant de subsister, par une faculté exceptionnelle aussi prodigieuse que cette maladie elle-même qui déjoue toutes les hypothèses des savants.

M. Bouchut effleure en passant ce sujet périlleux, qui lui eût certainement aliéné les sympathies de l'Académie, qui n'aime pas mieux entendre parler de catalepsie que de magnétisme, et qui a été enchantée de couronner un ouvrage dans lequel la distinction entre la vie et la mort est réduite à des signes bien palpables et bien matériels. Quant à nous, nous restons dans le doute, et nous invitons nos lecteurs à y persévérer; car, ainsi que l'a dit le célèbre Louis, quand il n'y aurait qu'un seul cas d'enterrement prématuré en mille ans, cette probabilité terrible devrait nous engager à prendre les précautions les plus minutieuses. Or, certainement ces cas-là ont été très-fréquents en France, et le sont encore malheureusement de nos jours. Il suffit pour cela de réfléchir : 1° que la mort n'est constatée par des médecins qu'à Paris et dans les principales villes ; 2° que jusqu'à ce jour on n'a pas attaché à l'auscultation du cœur l'importance qu'elle mérite ; 3° que la douleur des familles constitue un obstacle à un examen sérieux de l'état du corps, que l'on se contente d'examiner superficiellement, de crainte de provoquer une explosion de larmes ; 4° que l'habitude de constater des milliers de morts bien réelles finit par agir sur le médecin et le distraire de l'idée d'une léthargie possible, ainsi qu'il arrive au teneur de livres le plus exercé et au caissier le plus vigilant, qui jamais au bout de l'année ne peuvent balancer exactement leurs écritures. Or, c'est une cruelle erreur que celle où la vie et le supplice d'un homme sont les unités qui doivent servir d'appoint.

Qu'importe après cela que M. Bouchut et messieurs les commissaires aient examiné l'agonie de quelques centaines de malades, et qu'ils aient immolé pour leurs expériences des hécatombes de lapins ! Les lapins sont très-peu concluants dans l'affaire, et, quant aux malades, ce n'est rien qu'un cent ou un mille, pour chercher un fait aussi rare que celui que nous signalons. Les exceptions terribles qui peuvent se produire ordonnent de douter encore.

Quant à l'Académie, qui couronne des mémoires, elle devrait un peu songer à se justifier elle-même de cette profonde ignorance des matières physiologiques qui l'ont amenée à nier pendant 50 ans un fait évident aujourd'hui pour tout le monde, le magnétisme animal, et qui, de nos jours, l'a portée à condamner l'homœopathie sans l'entendre. Vraiment ! nous ne savons comment des juges qui ont condamné Mesmer et méconnu Hahnemann peuvent trouver des gens qui veuillent de leurs récompenses et de leurs couronnes. Ceux qu'ils ont flétris sont si grands, qu'il faut une humilité profonde pour se ranger parmi ceux qu'ils prétendent honorer.

Il faut que la France soit bien oublieuse pour tolérer encore ces institutions funestes qui ont étouffé chez elle tant de pensées sublimes, et qui, après avoir fait rétrograder les sciences médicales, ont pu, par l'organe de l'Académie des

Sciences, chasser Fulton comme un intrigant, et assurer ainsi à nos dépens la grandeur actuelle de l'Angleterre et des États-Unis. Oui, à notre avis, quand on devrait passer sous silence cette longue chaîne d'iniquités qui constitue la vie des corps stipendiés par l'État, il devrait suffire de ces trois noms : Mesmer, Hahnemann et Fulton, pour entraîner l'Institut de France vers le même abîme où l'ombre irritée du maréchal Ney a précipité, après trente-trois ans, la chambre des pairs qui l'avait jugé. Les noms de ces trois grands hommes, de ces rédempteurs envoyés du ciel, seront-ils moins grands dans l'histoire que celui du maréchal de l'Empire? Nous ne le croyons pas, et cependant l'Institut distribue encore des médailles et des couronnes. Mais, patience, patience! la justice est éternelle comme Dieu, et infaillible comme lui.

Pour nous résumer sur la question des enterrements, voici, selon nous, les moyens de prévenir leurs dangers. D'abord, il faudrait que personne de nous ne pût être condamné à être enterré vivant sans avoir été soumis à deux degrés de juridiction. Les garanties que l'on accorde à tout accusé ne sont pas de trop, n'en déplaise à l'Académie, quand il s'agit d'encourir la plus effroyable des peines sans l'avoir en rien méritée. Il faudrait pour cela que le décès, après avoir été constaté provisoirement au domicile, le fût une seconde fois au cimetière par un comité spécial composé de trois membres qui y siégeraient en permanence.

Ce comité ne pourrait ordonner l'enterrement définitif qu'après l'apparition de la putréfaction. A cet effet des maisons mortuaires seraient établies dans chaque cimetière, et serviraient de séjour d'attente aux cadavres jusqu'à ce qu'ils donnassent des preuves évidentes de décomposition.

Enfin, cette preuve définitive obtenue, tous les corps seraient embaumés dans le double intérêt des familles et de la salubrité publique.

Nous prévoyons quelle tempête d'objections va soulever ce que nous venons d'écrire; mais nous ne sommes pas accoutumés à nous laisser effrayer, et nous allons répondre aux plus massifs de ces projectiles que vont nous lancer les francs-archers du corps académique.

D'abord les coutumes! Cela va sans dire, l'Académie doit défendre les vieux us, elle qui ne vit que des abus.

Première objection tout à fait futile , petite fusillade sans conséquence, pour engager l'action. Nous n'y répondrons pas, car enfin nous écrivons pour des hommes du dix-neuvième siècle, ce serait leur faire injure que de discuter ce point devant eux.

La dépense, — deuxième objection — capitale pour l'Académie, qui veut que l'État économise, sans doute de peur que les fonds manquent pour les jetons de présence et les traitements. Là-dessus on dresse un budget fabuleux du prix que coûteraient cinquante mille maisons mortuaires sur la face de notre territoire. D'abord, quand le chiffre serait vrai, il faudrait en prendre son parti ; mais si l'on était d'accord sur le principe, avec un peu de temps et de bon vouloir, notre programme se réaliserait sans charge sensible pour les familles. D'abord, à Paris quatre édifices de plus dans ses quatre cimetières publics ne feraient qu'une dépense imperceptible dans l'océan du budget municipal. Dans les villes secondaires et dans les petites communes, rien ne serait si facile que d'utiliser quelque local déjà existant, contigu à l'église ou au presbytère dans chaque cimetière de campagne. Le gardien du cimetière serait chargé d'accourir au bruit d'une cloche dont le cordon serait passé au bras du mort présumé.

Le comité de révision pourrait être formé dans les moindres villages par le curé, le maire et le médecin ; les deux premiers pouvant se faire remplacer par un de leurs employés. Leur unique fonction serait de constater l'apparition de la putréfaction et d'autoriser l'embaumement. La constatation du décès à domicile n'est pas de toute nécessité confiée à un médecin. Elle consiste à déclarer que le cœur a cessé de battre. Or, avec la permission de l'Académie, ou sans elle, nous nous chargeons d'enseigner en quelques minutes à tout homme consciencieux à promener son oreille de la 3e à la 7e côte gauche, et à reconnaître si le bruit du cœur s'y fait entendre. Une contre-vérification à droite pour les cas exceptionnels où le cœur serait placé de ce côté, et quelques instructions sur les autres signes de la mort, formeraient un ensemble scientifique suffisant pour la constatation des décès, que du reste la loi française ne confie pas aux médecins, mais à un officier de l'état civil.

Les embaumements n'exigent pas davantage l'intervention des fils d'Esculape.

Nous allons donner en deux mots le moyen d'y procéder.

La tête étant redressée, la face en haut, tracez une ligne de la partie interne de la clavicule à l'apophyse mastoïde. La première se connaît à une pointe osseuse placée à côté de la fossette du cou, et la deuxième est une éminence osseuse très-saillante placée derrière le lobule de l'oreille. En dedans de cette ligne, à 7 ou 8 centimètres de la clavicule chez l'homme, à 5 ou 6 chez la femme, faites une incision de 6 centimètres de long, vous diviserez la peau et une légère couche charnue que l'on nomme le muscle peaucier; un peu au-dessous vous trouverez en poussant du côté de la trachée-artère un muscle nommé sterno-mastoïdien, dirigé suivant la ligne que vous avez dû tracer à l'extérieur. Au-dessous vous trouverez une gaîne commune embrassant deux tubes vasculaires, dont le premier est la veine jugulaire et le deuxième est l'artère caro-tide. Pour vous aider dans cette recherche, vous pouvez cher-cher sur un homme vivant, d'une taille et d'un âge analogues à celui du décédé, le trajet de l'artère que vous reconnaîtrez à ses pulsations en promenant les doigts sur une ligne tracée comme nous l'avons dit de la partie interne de la clavicule à l'apophyse mastoïde. Enfin, si vous éprouvez malgré cela trop de difficulté, croisez votre première incision par une coupure de 3 à 4 centimètres de large, au fond de laquelle apparaî-tront les ouvertures des deux vaisseaux divisés. Cela fait, in-troduisez la canule étroite d'une seringue dans le vaisseau le plus profond, que vous lierez autour d'elle avec un fil bien serré et noué solidement; puis faites l'injection d'un liquide conservateur qui descendra vers le cœur, et de là se répandra dans toutes les parties du corps par le canal des ramifications artérielles.

Si votre première incision a été bien dirigée, ou si la deuxième a été faite assez habilement pour ne couper que la veine jugulaire sans entamer l'artère, vous ferez seulement dans celle-ci une incision en long assez prolongée pour per-mettre l'introduction de la canule. Toutes les fois que la ju-gulaire aura été divisée, il sera bien de lier son ouverture in-férieure pour empêcher le reflux du liquide injecté.

L'opération devra être tentée d'abord à gauche, et si elle

échoue de ce côté, on n'aura qu'à lier les deux ouvertures inférieures de la carotide et de la jugulaire, après quoi on pourra recommencer à droite. Outre sa position, il est facile de distinguer l'artère à son tissu jaune grisâtre, et beaucoup plus résistant que celui de la veine qui s'affaisse sur elle-même, tandis que la carotide reste béante.

Quant au liquide conservateur, le premier employé par les docteurs Tranchina et Mure, à Palerme, en 1836, fut l'acide arsénieux tenu en suspension dans de l'alcool avec une petite addition de cinabre. Cette méthode a jusqu'à présent parfaitement réussi.

C'est à elle que M. Gannal, qui l'a empruntée sans en nommer les auteurs, a dû ses plus beaux succès, car il paraît, d'après des rapports officiels, que le sulfate d'alumine, dont il avait si hautement proclamé la supériorité, est tout à fait inefficace.

Le docteur Suquet emploie une solution de chlorure de zinc, qui paraît ne le céder en rien au sublimé corrosif, et qui conserve mieux que lui la souplesse et la couleur des chairs.

Le sel d'Alembroth, qui est un sel double de deuto-chlorure de mercure et de chlorhydrate d'ammoniac, a non-seulement la propriété de conserver les corps, mais de les durcir avec le temps presque à l'égal de la pierre. On prépare le sel d'Alembroth en mêlant parties égales de deuto-chlorure de mercure et de chlorhydrate d'ammoniac dans de l'eau que l'on concentre jusqu'à ce qu'il s'y dépose des cristaux blancs, rhomboïdaux, prismatiques, transparents, devenant opaques par la chaleur, et que l'on redissout très-facilement dans l'eau chaude pour s'en servir.

Le docteur Gorini a montré à l'Académie de médecine des préparations anatomiques presque entièrement transparentes; mais comme il faisait un secret de cette découverte, l'Académie, qui n'aime pas les inventions, l'a considéré comme un inventeur, et l'a évincé comme elle sait le faire pour les hommes de talent. Ainsi a été perdue comme tant d'autres cette admirable découverte.

On peut employer la préparation suivante :

Chlorure de zinc, 200 grammes,
Salpêtre,   200 gr.
Sel de cuisine   2 kilos.

Dissous dans 6 litres d'eau bouillante que l'on agitera au moment de s'en servir, pour qu'aucune partie du mélange ne vienne à se déposer.

L'injection doit être faite d'un seul coup, car la chaleur raccornit le tissu de l'artère, qui n'en admettrait pas une seconde. Ainsi il faut une seringue d'une grande capacité. A son défaut on adapte à la canule un tube de 2 ou 3 centimètres de diamètre, de 3 ou 4 mètres de haut, et l'on verse la mixture dans le haut avec un entonnoir.

Quand le corps est saturé de liquide, on voit celui-ci ressortir par la bouche. A ce moment on doit s'arrêter.

On fera bien d'introduire également un litre d'esprit-de-vin dans l'estomac et deux litres par l'anus, que l'on bouchera avec un bouchon enduit de cire ramollie.

Le cadavre devra être, s'il se peut, tenu dans un local sec et échauffé pendant quelques jours, et devra être enveloppé d'un linceul imbibé d'esprit-de-vin.

Si on est obligé de procéder de suite à l'inhumation, on déposera dans le cercueil quelques kilogrammes de sel déliquescent, tels que le chlorure de calcium, qui absorberont l'excédant d'humidité.

Outre les moyens ci-dessus, il est encore un sel, l'hypochlorite de chaux, facile à se procurer liquide et à bon marché, dont l'injection sera très-efficace pour embaumer les corps.

Si ces moyens étaient adoptés, alors on pourrait dire avec certitude que personne ne serait enterré vivant. Car si la vie peut subsister encore après la cessation des battements du cœur et la putréfaction déclarée, ce que nous ne croyons pas, il reste encore la chance de revenir à la vie sous le couteau de l'embaumeur, et la certitude de mourir instantanément par l'introduction du liquide conservateur.

Tout est aussi simple que facile. Une dernière halte dans une salle mortuaire avant l'inhumation, quelques kilogrammes de sel, trois litres d'esprit-de-vin, une opération praticable par tout le monde : tels sont les éléments de notre système. Ajoutez à cela que les embaumeurs demandent aujourd'hui 3 ou 400 francs pour une opération qui doit en réalité en coûter moins de dix.

Nous croyons ce système trop bon pour penser qu'il serait approuvé par l'Académie, ou adopté par le gouvernement, qui se guide sur sa lumière, pauvre cataracté, conduit par un amaurotique. Mais nous invitons tous ceux qui tiennent à mourir à la surface de la terre et non dans ses profondeurs, à s'unir pour rendre à jamais impossible le retour de pareils malheurs.

C'est de Paris que pourrait partir le plus facilement cette impulsion philanthropique. Quelques milliers d'hommes, qui se grouperaient pour avoir une sépulture commune dans un village des environs de Paris, pourraient à peu de frais assurer la réalisation du projet que nous exposons, et forceraient par leur initiative le gouvernement à sortir de sa routine officielle.

Si notre idée était acceptée, voici ce que nous proposerions pour la compléter : au lieu d'éparpiller sur un vaste terrain ces pauvres colifichets d'architecture que l'on nomme des monuments funèbres, nous voudrions voir une pensée unitaire rallier et éterniser ces témoignages de la mort. Nous voudrions qu'un monument cyclopéen dont le dessin général serait d'abord tracé par un architecte chargé de l'ensemble, fût dans ses détails exécuté par tous ceux qui voudraient faire de leurs tombes une pierre de ce temple de l'éternité. Ainsi nous éviterions à la fois l'éparpillement et la fragilité des tombes du *Père-Lachaise*, et la monotonie de nos édifices religieux. Quelques maigres et légers piliers de fonte supportant un toit en fer, donneraient la carcasse linéaire du monument et indiqueraient ses contours; mais à partir de là, l'architecte unitaire se retirerait pour laisser la place à tous les caprices de l'imagination exaltée par la poésie de la douleur. Les regrets et la vanité viendraient à l'envi enrichir cette curieuse basilique. Les riches achèteraient le droit de construire une colonne, un pilier, une voûte, une tribune. Bientôt la charpente de fonte disparaîtrait sous l'amoncèlement du granit, du marbre et du porphyre. Les morts vulgaires, enfermés dans des cercueils de pierre construits *ad hoc*, formeraient les dalles du temple, s'entasseraient en épaisses murailles, s'arc-bouteraient en lourds contreforts, se grouperaient en énormes piliers. Des souterrains, dignes des puits de l'Inde, s'enrouleraient en descendant vers les entrailles de la terre, pendant que les tours s'élanceraient en sens inverse portant leurs morts vers le ciel. Tous les genres connus, tous les styles de l'Égypte, de la Grèce, de l'Étrurie, ou de Rome, Palmyre et Pæstum, le Munster et l'Alhambra, Ellora et Palenqué, seraient représentés dans ce cycle définitif de toutes les formes que la pensée de l'homme a improvisées sur la pierre. Ce temple serait la dernière expression et le résumé des générations passées ; il serait le cri suprême de ce siècle, synthétique et incrédule, railleur et enthousiaste, destructeur du passé et effrayé de cette destruction, dont il a la plus large part.

Les objections faites contre les enterrements dans les églises ne portent pas sur notre projet. La science les prévient en rendant le corps de l'homme incorruptible.

Si, depuis trente ans, on eût agi dans le sens que nous indiquons, nous aurions à Paris un monument déjà aussi vaste que Saint-Pierre ou le dôme de Milan, et empreint dès le premier jour de ce prestige et de cette solennité que la Sainte-Chapelle ou la cathédrale de Cologne ont mis des siècles à mériter.

Et pour commencer cette œuvre babylonienne, que faut-il ? Quelques hommes, convaincus de son utilité, unis dans la même pensée, qui, sur un fragment de terrain stérile ou délaissé, posent une première pierre, trop tôt suivie de milliers d'autres, et qui inaugurent une œuvre dans laquelle ils auront pour collaborateur l'infatigable agent qui décime les grandes cités. Le temps et la mort, tels seront les vigilants contre-maîtres de notre nécropole, que le reste de l'Europe imiterait bientôt, si la première assise sortait de terre. Quant à nous, si nous tenons à l'inaugurer, c'est parce qu'elle éloignerait à jamais les dangers trop réels inhérents à la sépulture souterraine, et qu'elle compléterait un système complet et absolu de préservation contre les enterrements précipités.

Quant à la léthargie elle-même, elle consiste souvent dans une perte de connaissance, avec état soporeux et ronflement.

Un médecin ignorant n'a rien de plus pressé dans ce cas-là que de saigner ; il peut bien par là dissiper le sommeil, mais il peut aussi éteindre la vie.

Guidez-vous d'après les causes, et principalement d'après les symptômes précurseurs. S'il y a eu nausées ou envie de vomir, ou que le vomissement ait tiré un moment le malade de son état de somnolence, donnez une cuillerée à café d'une solution très-étendue de tartre émétique, un grain dans un verre d'eau ; prescrivez ensuite un lavement s'il le faut. Quant aux remèdes principaux, choisissez *Acon.*, *Verat.*, *Puls.*, *Nux V.*, *Ars.*

196. DÉFAILLANCE, SYNCOPE, ÉVANOUISSEMENT. — Cet état en général effraye beaucoup les personnes présentes, qui, dans leur préoccupation, emploient toutes sortes de remèdes dont le malade ne retire aucun soulagement : la première règle est donc de ne pas se hâter. Dégagez le malade de tous liens, des boutons qui le gênent ; mettez-le ensuite dans une position commode, écartez de lui tout ce qui, à la reprise de ses sens, pourrait lui être désagréable ; aspergez-lui la face avec de l'eau froide ; appliquez-lui en outre des compresses froides et mouillées sur la nuque et au creux de l'estomac. Si tout cela ne produit aucun effet, et que le malade conserve son état de froideur, faites-lui sentir de la teinture alcoolique de camphre.

Si la cause est connue, appliquez le remède approprié ; par exemple, si c'est la peur, *C. Ind.* ou *Acon.;* si c'est une perte considérable de sang, ou la suite d'un affaiblissement quelconque, *Verat.* Dans ce cas, un peu de vin est très-efficace, mais à très-petites doses ; après une forte émotion d'esprit, *Cham.* Si l'évanouissement arrive par l'effet d'une impression douloureuse, donnez *Sulph.;* d'une violente douleur, *Acon.*, quelquefois aussi *C. Ind.* ou *Cham.* Si les douleurs qui précèdent l'évanouissement sont d'une violence à rendre fou, donnez *Verat.* Si la défaillance revient le matin, *Nux V.*, et particulièrement aux personnes qui ont excédé leurs forces par un travail intellectuel ou par abus de boissons spiritueuses. *Crotal.* aux personnes qui ont abusé de mercure ; si elle arrive après dîner, *Nux V.* ou *Acon.* Si la faiblesse est précédée de vertiges, *Cham.* ou *Sulph.* Si des vomissements ont lieu après la reprise des sens, ne les empêchez pas, et si le malade s'endort, laissez-le goûter en paix un sommeil réparateur.

197. ASPHYXIE. — Dans cette circonstance, on fait généralement la faute de précipiter sans réflexion les moyens d'action, ou de ne rien faire du tout, dans la supposition que tout moyen est inutile. Il y a, dit Hering, avec qui nous sommes heureux de nous rencontrer, il y a plusieurs maladies où la mort n'est certainement pas apparente ; par contre, il y en a d'autres où la mort n'est qu'une suspension de la vie, particulièrement chez les femmes enceintes ou en couche. Il n'existe d'autre signe certain de la mort que la décomposition du corps, qui, procédant de l'intérieur à l'extérieur, se manifeste aux yeux par des taches livides. Il y a des cas où il est au moins incertain que la vie soit suspendue ; cela se voit surtout si l'état de mort est survenu subitement, sans cause appréciable, et s'il n'existe pas encore un commencement de putréfaction. Abstenez-vous alors de tout acte qui pourrait occasionner une mort réelle. Suspendez donc tout préparatif d'ensevelissement jusqu'au troisième jour. Ce temps est ordinairement suffisant pour déterminer dans le corps des changements qui lèvent toute incertitude. S'il n'y a pas de signe de décomposition dès le troisième jour, attendez encore, même une semaine s'il le fallait. Dans le cas où l'activité vitale a été suspendue par une cause extérieure violente, le corps doit être traité avec le plus grand soin, touché avec prudence et douceur : en faisant ainsi, on parvient souvent à rappeler à la vie des malheureux trouvés dans cet état de mort apparente. Placez le sujet dans les conditions d'une douce chaleur ; plus l'air est froid, moins on doit se hâter de le réchauffer : on ranimera graduellement la chaleur. Si la mort apparente a eu lieu par réfrigération, vous le réchaufferez avec beaucoup plus de ménagement ; car, en général, il est nuisible de ramener trop promptement la chaleur dans les corps en apparence inanimés. Procédez par des frictions, placez le corps dans un lieu où l'air soit sain et pur, et loin du bruit. Il ne faut rien précipiter ; si la vie existe encore, elle ne s'éteindra pas si vite.

198. Mort apparente par inanition. — Les individus qui, par suite de la privation complète de nourriture, tombent d'inanition et semblent être dans un état de mort, sont ranimés par de petits lavements de lait chaud, répétés souvent. Dès que la respiration commence à se faire sentir, donnez goutte par goutte du lait, plus tard quelques cuillerées à café, et graduellement davantage. Ce n'est que lorsqu'ils commencent à demander eux-mêmes, et qu'ils insistent, que vous pouvez leur donner quelques cuillerées de bouillie au pain, et plus tard du bouillon, ensuite quelques gouttes de vin. Avant de leur faire prendre un petit repas, il faut que le sommeil soit revenu et que le malade y ait déjà retrouvé quelques forces. Il continuera donc à ne faire que de petits repas, et ce n'est que progressivement qu'il pourra se permettre de rentrer dans ses habitudes alimentaires.

S'il mange trop vite et trop, il s'expose au danger de mourir.

199. CHUTE DANS UN PRÉCIPICE. — Placez avec précaution le malade sur un lit, la tête haute, et dans un lieu tranquille ; puis, mettez-lui sur la langue quelques gouttes d'une solution d'*Arn.*, en attendant l'arrivée du médecin, qui aura à examiner s'il n'y a pas quelque fracture ou s'il reste encore quelque signe de vie.

200. SUFFOCATION PAR MANQUE D'AIR ET STRANGULATION.

Pour les pendus, commencez par couper la corde, en ménageant la chute du corps de manière à prévenir les blessures ou les contusions. Gardez-vous d'attendre pour cela la venue d'un agent de l'autorité. C'est un sot préjugé, qui ne règne qu'en France, où la compression morale exercée par le gouvernement est tellement violente, que nous avons perdu l'usage de notre libre arbitre, même dans les choses les plus simples et les plus légitimes. Déshabillez en entier le patient ; couchez-le dans une position convenable, la tête un peu haute et le cou tout à fait libre et sans appui qui puisse le fléchir en avant ou en arrière ; pratiquez pendant quelque temps de légères frictions avec de la flanelle chaude, donnez ensuite un lavement d'infusion d'une tête de pavot dans suffisante quantité d'eau, administrez tout à la fois et poussez avec lenteur ; répétez-le tous les quarts d'heure, puis revenez aux frictions qui seront exercées sur les parties internes. Appliquez votre oreille de la troisième à la sixième côte, un peu à gauche, pour juger de l'état de la circulation ; écartez les paupières pour vous assurer, par la sensation subite du jour, du degré de dilatation des pupilles. Enveloppez les pieds avec des linges dans lesquels vous placerez bien chaud une tuile ou un fer : c'est ainsi que vous réchaufferez le corps.

Si, une ou deux heures après, il ne s'est pas opéré du changement, prenez une amande amère qui, après avoir été complétement écrasée, sera mise dans un verre d'eau avec laquelle vous humecterez la bouche et le nez, en tâchant d'en faire tomber quelques gouttes sur la langue ; le reste sera donné en lavement. Si le lavement n'était pas gardé, administrez-en un second, mais avec une canule plus longue, et qu'on laissera en place quelque temps, ou bien encore on bouchera l'ouverture de l'anus avec le pouce. Vous pourriez aussi faire pratiquer, par une personne bien portante, des passes magnétiques, qui se feraient du sommet de la tête à l'extrémité des pieds. Ne vous arrêtez pas à l'opinion de ces gens qui regardent cette pratique comme ridicule ; leur science ne leur permet pas de comprendre la vie autrement qu'à un point de vue étroit et vulgaire ; hâtez-vous de les éloigner.

201. DES NOYÉS. — Déshabillez-les de suite ; nettoyez-leur la bouche et la gorge, puis inclinez légèrement le corps et la tête, afin de faciliter l'écoulement de l'eau avalée ; couchez-les ensuite dans un lit chaud, enveloppés de couvertures chaudes, ou environnés de sable ou de cendres chaudes. En été exposez le noyé à l'action de la chaleur solaire, toujours enveloppé d'une couverture, la face exposée au soleil, et la tête légèrement couverte ; donnez-lui ensuite un lavement, et commencez à faire des frictions avec de la flanelle chaude, vous continuerez pendant deux heures entières. Vous pouvez également essayer des passes magnétiques. La saignée est une absurdité. Si les frictions ou les lavements ne produisent aucun effet, administrez quelques globules de *Crotal.* en lavement, et reprenez les frictions, que vous ferez durer longtemps. On a vu des personnes qui avait passé une demi-journée dans l'eau, et qui sont revenues à la vie par des soins prolongés.

202. CONGÉLATION. — Des personnes qu'on a trouvées gelées ont pu être rappelées à la vie, dit Héring, après plusieurs jours. Enlevez le corps avec la plus grande précaution, parce que la moindre compression pourrait déterminer la fracture de quelques membres. Exposez le sujet dans une chambre froide, inhabitée, ou dans une grange, pourvu qu'il n'y ait pas de courant d'air. N'oubliez pas dans ce cas que la chaleur, même modérée, est une cause de mort. Couvrez le corps de neige de quatre travers de doigt d'épaisseur, même le visage, en ne laissant que la bouche et les narines libres. Placez le gelé de manière à ce que l'eau qui se fondra puisse s'écouler promptement, et renouvelez la neige là où elle sera fondue. S'il n'y a pas de neige, mettez-le dans un bain refroidi avec la glace. Si la glace s'est prise au corps ou aux vêtements, il faut l'en détacher. C'est ainsi que vous réussirez à dégeler les corps ; vous aurez la conviction que vous y êtes parvenu lorsqu'ils deviendront mous et flexibles. Vous ôterez ensuite les habits, vous les couperez plutôt que de les enlever de force et de risquer de rompre quelque organe. Dès que les membres deviendront souples, vous ferez des frictions avec de la neige sur les parties ramollies, et vous continuerez jusqu'à ce qu'elles deviennent rouges ; après ces frictions, vous mettrez le malade sur un lit sec, et vous en ferez d'autres avec de la flanelle froide. Si après ce traitement vous n'apercevez aucun signe de vie, mettez quelques gouttes d'alcool camphré dans l'eau pour en faire un lavement : vous répéterez ce lavement tous les quarts d'heure. Si la vie se ranime sous l'empire des frictions ou du camphre, administrez alors des lavements tièdes de café noir, et dès que la déglutition s'est rétablie, donnez du café par petites cuillerées.

A mesure que les signes de la vie augmentent, éloignez les objets humides, et frottez le corps jusqu'à ce qu'il soit sec, mais jamais au point de produire de la chaleur. Il faut que le malade se réchauffe de lui-même dans le lit ; on ne l'entourera donc pas d'une chaleur artificielle, à l'exception toutefois des petits enfants, que l'on mettra au lit avec une personne saine. Il survient souvent alors des douleurs très-violentes. Dans ce cas, donnez *Arsen.* Si les douleurs sont lancinantes avec chaleur à la tête, administrez *Acon.* en dilution. Si le malade a envie de prendre du vin ou de l'eau-de-vie, il faut lui en donner, mais tout au plus par gouttes et de temps à autre, tant que cette envie peut durer. Les personnes rappelées ainsi à la vie doivent pendant longtemps se méfier de la chaleur du poêle et du feu, parce qu'il peut en résulter des maladies des os, qui ne se manifestent que l'été suivant.

203. EFFETS DU TONNERRE. — Les personnes qui ont reçu l'atteinte de la foudre seront placées, étendues à demi, en face du soleil s'il y en a en ce moment, dans un trou fait dans la terre fraîchement remuée ; ils en seront entièrement couverts, sauf la tête. Aussitôt qu'ils remueront les yeux, ayez soin de garantir leur visage de l'action des rayons solaires ; mettez-leur sur la langue quelques globules de *Nux V.* Si après une demi-heure il n'y a pas signe de vie, répétez ce remède. Un quart d'heure après, vous frotterez la nuque avec une solution de *Nux V.*; après un autre quart d'heure, vous lui déblayerez le derrière du dos, et lui administrerez un lavement avec une nouvelle solution de dix à vingt globules de *Nux V.* Vous aurez soin de boucher l'anus avec du coton, afin d'empêcher la sortie du lavement, et vous recouvrirez le malade de terre ; laissez-le dans cette position jusqu'à ce qu'il commence à respirer, après quoi vous lui dégagerez la poitrine, et vous le mettrez dans une chambre bien exposée à la lumière. Contre les souffrances consécutives, donnez *Nux V.*, *Sulph.* et *Elaps.*

CHAPITRE IX.

INTELLECT ET MORAL.

204. Frayeur et ses suites. — *Buf.*, *Acon.*, *Verat.*

205. Joie excessive et ses suites. — Un peu de café noir dans de l'eau, *Ped.* ou *Hipp.*

206. Chagrin. — *S. Oler.*, *Lach.*, *Hur.*, *Arsen.*, *Verat.*

207. Humiliation. — *Elaps*, *Natr. M.*, *Buf. S.*, *Cham.*

208. Colère. — *C. Ind.*, *Phos.*, *Cham.*

209. Amour malheureux. — *Nux V.*, *Buf.*, *Sulph.*

Dans toutes ces émotions violentes on emploie sur le moment des 6ᵉ ou 7ᵉ dilutions qu'on peut préparer instantanément ; mais dans leurs suites et dans les cas chroniques, on passera aux 15ᵉ, 20ᵉ et 30ᵉ.

210. Oubli, manque de mémoire. — *Buf.*, *Bell. Lach.*, *Sulph.*

211. Mélancolie, hypocondrie, abattement. — *Hur.*, *Natr. M.*, *Verat.*, *Sulph.*

212. Nostalgie, regrets douloureux du pays natal. — *Merc.*, *C. Ind.*

213. Suicide. — *Arsen.*, *Bell.*, *Rhs.*, *Puls.*, *Nux V.* S'il y a envie de se noyer, *Puls.*, *Ped.*; de se pendre, *Arsen.*; de se précipiter, *Bell.*

214. ALIÉNATION MENTALE.

Douce. *Puls.*, *S. Oler.*, *Elaps.*

Furieuse. *Crotal.*, *Bell.*, *Calc.*, *Verat.*, *Acon.*

IDIOTISME. — *Elaps*, *Sulph.*

Voyez en outre plus haut les mots *Frayeur*, *Joie*, *Chagrin*, *Colère*, etc. Voyez aussi Satyriasis (**162**), Nymphomanie (**174**).

CHAPITRE X.

215. ACCIDENTS ET LÉSIONS EXTÉRIEURES.

Nous avons achevé d'énumérer les principales infirmités qui peuvent atteindre l'homme aux différents âges de la vie et dans ses différents organes.

Maintenant nous allons le voir aux prises avec le monde extérieur, et analyser les moyens de prévenir les suites des violences qu'il peut recevoir du dehors. L'homœopathie devra souvent ici s'aider de moyens matériels, car il faut que le mal soit toujours combattu à armes égales.

Encore ici nous nous appuierons sur les beaux travaux du docteur Hering. Quoique déjà popularisés en France par la traduction du docteur Marchand, apôtre et martyr du nouvel art, nous croyons faire une chose utile en agrandissant encore le cercle de leur publicité. En ce moment, dit-on, le vénérable patriarche de l'homœopathie américaine ne dédaigne pas de se préoccuper des travaux de l'école du Brésil, et d'enrichir de ses additions une traduction de la pathogénésie brésilienne que prépare le docteur Neidhart. N'est-ce pas nous autoriser en quelque sorte à lui emprunter nous-même en France ce qu'il nous offre si généreusement en Amérique? Ici d'ailleurs, comme précédemment, nous joindrons aux travaux de notre savant guide les nouveaux moyens découverts par nous, et nous tâcherons encore d'être original même dans notre imitation. Peut-être aussi les attaques ouvertes ou occultes que ce travail soulèvera en grand nombre seront-elles moins violentes, lorsqu'au lieu de tomber sur nous, elles iront directement à l'adresse du vulgarisateur de l'homœopathie dans l'Amérique du Nord

10.

Les Commotions à la suite d'une chute, d'un coup, d'un choc ou de tout autre accident, produisent des douleurs de divers genres. Quelquefois les parties internes en éprouvent une sorte d'extension ou de déchirement; il survient alors des douleurs qui augmentent le lendemain, comme mal de tête violent, vertiges, respiration courte, tussiculation, crachement de sang, mal aux reins, etc., etc.; le remède principal dans ces divers cas est *Arn.;* mais si au moment de recevoir la commotion, le malade avait éprouvé un sentiment de frayeur, vous lui donneriez *C. Ind.* S'il se trouve mal et qu'il ait perdu connaissance au moment de l'accident, mouillez-lui la tête, la figure et les bras avec de l'eau froide, et administrez *Acon.* Si, après une commotion, il reste des maux de tête, et qu'*Arn.* n'ait produit aucun effet, donnez *Bell.* ou *Hipp.*

216. Tour de reins. — Après avoir soulevé un poids considérable, donnez *Hur.* ou *Rhs.* Si le mal de tête se déclare à la suite de cet accident, donnez *Calc.* Si les douleurs sont violentes, lancinantes, et qu'à chaque mouvement du corps elles augmentent, donnez *Bry.* Si après cela il n'y a pas d'amélioration sensible, donnez *Hipp.*

Si l'on a excédé ses forces, soit en grimpant sur un mur, soit en luttant, et que quelque temps après on se trouve mal, avec envie de vomir, douleur violente au ventre, comme si tout voulait en sortir, donnez *Verat.*

217. Meurtrissures. — Quand un membre a été entièrement écrasé dans l'une de ses parties, rétablissez-le au moyen d'un appareil contentif en carton; puis maintenez-le dans sa position naturelle; comprimez-le de temps en temps avec ménagement pour le ramener à son état normal. Avec les moyens ci-dessus, aidés de l'emploi de l'eau froide, et du *Collodium* sur les parties dont la peau a été enlevée, ainsi que d'un régime convenable, vous guérirez beaucoup plus vite que par l'emploi de tout autre procédé. Chez les individus de mauvaise santé, et chez lesquels la suppuration devient abondante, donnez *Sil.;* si l'inflammation se tourne en gangrène, donnez *Crotal.*, *Arsen.*

218. Bosses. — Appliquez des compresses d'eau froide avec un peu de teinture d'*Arn.* sur la tête de l'enfant; puis administrez *Arn.;* si, malgré ces soins, le mal s'aggrave, donnez *Buf.* ou *Elaps.*

Les Meurtrissures des yeux, par suite d'un coup ou de tout autre accident, devront être traitées comme précédemment, mais avec le soin de renouveler fréquemment les compresses à mesure qu'elles s'échauffent ; bandez les deux yeux, de manière à empêcher l'air et la lumière de porter sur la vue ; donnez *Acon.*, puis *Arn.*

219. La Contusion consiste dans une violente douleur éprouvée par suite d'une chute ou d'une autre cause mécanique : quand on ne peut remuer sans douleur le membre contusionné, qu'il s'enfle, et qu'il devient rouge, vous ferez toujours l'application de la chaleur à distance dès le principe, du *Collodium* sur les écorchures, et vous donnerez *Arn.*, puis *Bry.*

220. La Luxation consiste dans la sortie de l'os de son articulation. En explorant le mal, vous vous assurerez facilement si l'os est déplacé, soit en palpant avec soin la partie, soit en la comparant avec l'autre membre. Il peut se faire aussi que le membre affecte une certaine inclinaison. Ces accidents sont accompagnés d'un engorgement, de douleurs violentes, de tension dans le membre, et de fièvre ; le remède indiqué pour l'instant est *Arn.*, et si l'inflammation se déclare, *Acon.*, avec des compresses d'eau froide, et lorsque l'inflammation aura disparu, faites mouvoir le membre avec précaution pour éviter qu'il ne contracte de la raideur et que l'articulation ne se soude sur elle-même en formant ce qu'on appelle une ankylose.

221. Fractures. Elles se reconnaissent quand, à la suite d'une lésion mécanique, vous sentez à l'instant même sur un certain point de l'os une douleur piquante. En y portant la main vous trouvez cet endroit plus gros et inégal ; vous sentez un vide très-sensible si le membre fléchit, et si la fracture n'étant pas complète et les parties n'étant pas divisées, le membre se courbe. Dans ce cas, il ne peut accomplir aucun mouvement, vous sentez le point fracturé comme une nouvelle articulation ; et si vous imprimez le moindre mouvement, en approchant l'oreille vous entendrez le craquement des points fracturés. Dans ce cas, adressez-vous à un chirurgien, car ici une fausse manœuvre est difficile à réparer. Toutefois il ne faut pas perdre de vue l'engorgement qui se forme et qu'on doit prévenir. Laissez le membre en repos autant que possible ; appliquez des compresses froides sur les parties souffrantes ; si le malade est vivement ému et perd connaissance, donnez *Acon.*, et, quelques heures après, *Arn.* Quand la douleur devient intolérable , et que les accidents les plus graves se déclarent, procurez quelque soulagement en faisant subir au membre une légère extension ; entourez-le de deux serviettes placées au-dessus et au-dessous de la fracture. Attachez à ces deux liens des cordes que vous fixerez solidement aux deux extrémités du lit, et, dans cette situation, de légères et fréquentes extensions seront exercées sur le membre.

222. Des Blessures.—Toute blessure qui n'est pas mortelle guérit spontanément ; les remèdes extérieurs sont toujours nuisibles. Bornez-vous à un pansement convenable dont la base est l'eau froide. Selon les circonstances, vous donnerez un médicament à l'intérieur que vous aiderez par le régime.

Le point le plus important du traitement pour la prompte guérison d'une blessure, c'est d'en rapprocher les bords ; vous soustrayez la plaie à l'air. Les petites blessures superficielles se guérissent par le rapprochement des tissus divisés, que vous maintenez en rapport, soit par un pansement, soit avec des bandelettes agglutinatives. Si la blessure est large et pénètre au milieu des chairs, vous aurez recours au sparadrap fortement agglutinatif ; vous couperez des bandes qui seront plus étroites sur leur milieu que dans les extrémités ; et après les avoir légèrement ramollies par la chaleur, vous les appliquerez méthodiquement, c'est-à-dire que la partie étroite de la bande tombera sur la plaie. Entre chaque bande vous laisserez un petit jour, et notamment sur la surface de la plaie, pour que si la suppuration vient à s'établir, le pus puisse s'écouler facilement. Vous mettrez le membre blessé dans la position la plus favorable au rapprochement naturel des lèvres de la plaie, et vous engagerez le malade à garder cette position. Si l'on peut fermer la solution de continuité (blessure) avec un emplâtre adhésif plus simple , il sera toujours meilleur que le sparadrap ordinaire, lequel est pour la plupart du temps fort incommode.

On fait maintenant des bandes très-minces de gutta-percha qui, fixées à leur extrémité par du *Collodium*, forment un excellent pansement pour toutes les plaies. Lorsqu'on s'écorche la peau qui recouvre immédiatement les parties osseuses, ce qui arrive surtout chez les enfants, vous détachez avec soin la pellicule qui tapisse la coque d'un œuf frais, et vous l'appliquez sur la plaie par le côté qui regarde le blanc d'œuf, et cela dans la plus grande étendue possible. Un peu de *Collodium* étendu sur la plaie sera encore préférable, et remplacera parfaitement l'épiderme jusqu'à ce qu'il ait été régénéré.

Pour arrêter une hémorrhagie, mettez sur la langue du malade une pincée de sel, placez la partie blessée dans une position élevée, mais avec l'attention de ne gêner aucune partie du corps. Si le blessé se trouve mal, ne le fatiguez pas par le flair d'essences pénétrantes. Seulement lorsqu'il devient tout à coup pâle et bleu, et qu'il est pris de mouvements convulsifs de la face ou des membres, donnez-lui à flairer *Elaps;* s'il y a aggravation, un peu de vin vieux pur, puis répétez *Elaps*. Employez les mêmes moyens dans les fortes hémorrhagies; mais dès que le sang sera arrêté, faites boire au malade de l'eau fraîche à petite dose et aussi souvent qu'il le demandera.

Quand le premier pansement et l'emploi de l'eau froide ne suffiront pas pour arrêter le sang, donnez *Arn.;* s'il reste sans effet, *Crotal*. Dans un cas d'urgence, lavez la plaie avec de l'eau-de-vie ou de l'alcool, et imprégnez-en des tampons de charpie que vous appliquerez sur la plaie. La vive douleur éprouvée par le malade déterminera des contractions spasmodiques locales qui resserreront les vaisseaux capillaires. L'albumine du sang se coagule également sous la même impression et contribue à arrêter l'hémorrhagie. Pour obtenir promptement la guérison d'une blessure, ayez soin de la nettoyer avant tout pansement, lavez-la à grande eau, au cas où quelques corps étrangers seraient entrés dans la blessure. S'il s'agit d'un clou, ou d'une arête, ou d'un éclat de bois, ou d'un morceau de verre entré dans la plante du pied, vous ne pouvez pas toujours les faire sortir en entier; il faudra peut-être que le chirurgien fasse une incision cruciale.

Quand une blessure du Pied est tout à fait cicatrisée, et qu'en marchant vous éprouvez des douleurs violentes, il est à croire qu'il y a encore quelque chose; dans cette supposition, fixez au pied une semelle de liége à laquelle vous ferez un trou à la partie correspondante à la douleur; puis vous prescrirez au malade de marcher vivement, et vous lui donnerez matin et soir un globule *Sil.* A la suite de ce traitement, vous verrez sortir de la plaie le corps que vous supposiez être séquestré. Si la douleur est superficielle et que la peau soit unie et souple en cet endroit, faites une incision pour donner passage à la matière qui entretient le mal.

Favorisez la guérison des blessures par des médicaments appropriés, faites-en l'emploi dès que le malade sera revenu d'une première émotion. Lorsque la fièvre se déclare, que la peau est sèche, que le malade est inquiet, donnez *Acon.;* si son inquiétude est accompagnée d'une grande surexcitation, donnez *C. Ind.;* s'il a perdu beaucoup de sang, *Elaps* toutes les six ou huit heures; si l'amélioration n'a pas lieu, donnez un des médicaments appropriés aux divers cas de blessure, *Arn., Sil., Rhs.*

Si les accidents se présentent de manière à donner lieu à des contractions spasmodiques de la mâchoire, donnez *Nux V.* toutes les deux heures jusqu'à ce qu'il se déclare une amélioration. Si cette position s'aggrave, et que les mâchoires deviennent le siége d'un véritable trismus avec raideur et tension des muscles du dos, donnez *Merc.* Si cela ne suffit pas, surtout si le blessé a la figure rouge, donnez *Bell.* Dans quelques cas où le malade devient froid, on y remédie par *Bry.* ou *Verat.* Si la chaleur donne de l'aggravation, donnez *Hyosc.* Quand les enfants, par suite d'une chute, reçoivent une forte commotion à la tête, qu'ils vomissent, qu'ils poussent des cris étouffés, s'ils dorment d'un sommeil long et pénible, donnez *Arn.*, et ne les tenez pas trop chaudement, ne leur donnez rien à boire ni à manger de chaud; ne les laissez pas dormir trop longtemps; et s'il survient des convulsions et de la fièvre, donnez *Bell.* Si cela est insuffisant, même après une seconde dose, donnez quatre à cinq heures plus tard *Hep., Sulph.*, et laissez agir pendant quelques semaines.

Si un membre a été partiellement écrasé, vous pouvez quelquefois le conserver en faisant des applications de compresses à l'eau froide, et en donnant intérieurement *Arn.* ou *Acon.* alternativement, même dans le cas où il se déclare un commencement de gangrène; il est encore possible de le sauver en donnant *Hipp.*, et plus tard, quand la peau devient noire, bleuâtre, *Lach.*

Quant aux vastes blessures de l'abdomen, à la suite desquelles il existe une large ouverture par où sortent les intestins, ne laissez pas le blessé sans secours. Mettez les intestins en place après les avoir nettoyés dans le cas où ils se seraient salis ; faites un lavage à l'eau tiède, avec le soin de ne pas laisser introduire de l'eau dans le bas-ventre ; ne touchez pas le paquet intestinal avec les mains nues, mais à travers un linge de toile. Ne donnez rien de fort à flairer ou à prendre par la bouche : seulement, quand le blessé paraît tout à fait indifférent et étourdi, donnez une légère infusion de pavot ; s'il est hors de lui, *C. Ind.* ; s'il commence à avoir des crampes, des convulsions, *Nux V.* ; s'il devient plus pâle, avec nez effilé et extrémités froides, *Verat.* ; mais dès que la première émotion est passée, *Arn.* S'il n'y a pas de médecin, vous rapprocherez les bords de la blessure avec des bandelettes de gutta-percha et du *Collodium*, en ayant soin de laisser dans la partie la plus déclive une petite ouverture, que vous panserez afin d'empêcher l'air de pénétrer, et que vous traiterez comme il a été dit plus haut. Si plus tard il se déclarait de violentes coliques, donnez *Crotal.*, puis *Lach.* et *Phos.*

223. CORPS ÉTRANGERS DANS L'ORGANISME.

Dans les YEUX. — Le simple lavage n'est utile que pour faire sortir la poussière ; mais si la substance introduite est soluble dans l'eau, les lotions ne peuvent qu'aggraver les souffrances. S'il est entré dans l'œil de la chaux, de la cendre ou du tabac en poudre, appliquez du lait caillé acide, ou si c'est un corps étranger qui occasionne une pression vive, écartez les paupières et tâchez de le faire tomber au moyen d'une petite baguette de papier roulé, non collé, que vous mouillerez avec la salive. L'aimant a souvent servi à enlever des parcelles de fer ; vous pouvez essayer. Comme tout frottement est toujours nuisible, surtout chez les enfants, appliquez des compresses d'eau froide ; lorsqu'il y a rougeur et inflammation de l'œil, donnez *Acon.* Si après cela l'œil reste sensible et rouge, donnez *Sulph.* ; si cela ne suffit pas, donnez *Calc.* après le septième jour.

Dans les Oreilles. — S'il est entré quelque insecte, couchez-vous sur l'oreille opposée, et injectez dans l'autre de l'huile goutte à goutte, jusqu'à ce que l'insecte se fasse voir, ôtez-le alors avec un morceau de papier roulé ; mais si cet accident arrive dans l'oreille d'un enfant, et que le corps étranger soit susceptible de gonfler par l'humidité, prenez un fil de fer très-fin, d'une longueur convenable, pliez-le sur le milieu, et placez-vous derrière l'oreille ; trempez l'instrument dans l'huile, et faites-le glisser dans l'oreille de manière à saisir le corps, par derrière, au moyen de la courbure. S'il y a une inflammation, donnez *Arn*. Si l'inflammation est assez intense pour que l'oreille soit enflée au point d'empêcher l'extraction, donnez *Puls*. S'il arrivait que l'enfant vînt à avoir la fièvre, donnez *Bell.*, et s'il reste encore de la douleur, *Sulph*.

Dans le Nez. — Dans le cas où vous auriez à extraire un corps étranger logé dans les narines, attendez que le malade fasse une forte inspiration ; vous lui fermez ensuite la bouche, afin que l'air s'échappe avec force par le nez, ou bien vous lui faites priser un peu de tabac, afin de le faire éternuer. S'il s'établissait une suppuration consécutive, donnez *Sulph*.

Dans le Gosier. — Si pareil cas se présente dans le gosier, provoquez à cracher avec force et promptitude en frappant sur les épaules. Si c'est une grosse bouchée qui s'arrête au fond du gosier, provoquez la régurgitation par une infusion légère de tabac. Si cet accident arrive à un enfant, faites cracher ce qu'il a avalé, ou si la bouchée est déjà descendue assez en avant pour qu'on ne puisse plus la voir, faites-lui boire une gorgée d'eau de temps en temps, de peur que le corps étranger ne soit susceptible de se gonfler par l'humidité : car dans ce cas donnez du beurre fondu. S'il se déclare une contraction spasmodique qui empêche le morceau de descendre, s'il y a douleur ou difficulté de respirer, donnez *Nux V*. Si cela ne suffit pas, *Cham.*, et si toutefois il restait quelques débris dans la gorge, et que la douleur persistât, donnez *Sil*. Si ce sont des corps aigus, pointus, ou des morceaux de verre, avalez de temps en temps une bouchée de pain un peu forte, sans être trop mâchée ; si ce sont de petits corps acérés qui se soient attachés à la gorge, prenez des boulettes de cire enduites de miel ou de sirop. S'il survient des symptômes dangereux, doublez un fil de fer de manière à faire une anse dans le milieu, plongez-le jusqu'au-dessous du point douloureux; faites-lui subir un mouvement de rotation, puis sortez-le doucement.

Dans l'Estomac et les Intestins. — Avalez des substances gluantes et visqueuses, évitez tout ce qui est échauffant et acide, faites des frictions sèches, des pressions modérées sur le bas-ventre, puis couchez-vous et attendez que le corps étranger soit rendu par les selles. Celui qui est sujet à la constipation prendra une nourriture légère et du beurre en quantité, puis il s'administrera tous les jours un lavement d'eau tiède ou de lait. Si le corps étranger devait séjourner longtemps, donnez *Sil.*, et plus tard *Sulph.*

Si après avoir avalé des aiguilles ou tout autre corps étranger, il survient des symptômes graves dans le bas-ventre, donnez *Bry.* S'il est suivi de soulagement, administrez le même médicament chaque fois que le mal reprend; s'il ne suffit pas, donnez *Nux V.* Si les accidents s'aggravent et qu'un abcès veuille s'y former, donnez *Lach.*

Si quelques petits animaux ou des insectes pénètrent dans l'estomac, donnez des pilules de mie de pain mêlées avec un peu de tabac; contre les souffrances qui en résultent, faites flairer du camphre et administrez *Nux V.*

Dans le Larynx et la Trachée-Artère. — Lorsqu'il arrive qu'un corps étranger s'engage dans le larynx ou la trachée-artère, vous le connaîtrez par les signes suivants : la respiration est courte et surtout gênée, la figure bouffie, bleuâtre, les yeux saillants, la voix changée, rauque, et quelquefois éteinte. Jetez avec force la tête en arrière pour faciliter une toux violente qui dégage le corps et l'oblige à sortir. Assurez-vous de sa présence en saisissant doucement avec les doigts le larynx à l'extérieur, et en lui faisant subir un petit mouvement de haut en bas, il est alors facile de le tenir et de le faire claquer contre les parois. S'il n'est pas trop adhérent, administrez *Bry.*, au besoin *Sil.* S'il survenait une suffocation, ou si la face devenait bleuâtre, donnez trois globules de *Bell.*, que vous délayerez dans une cuillerée d'eau et que vous mettrez goutte à goutte sur la langue. Si le malade s'endort la tête levée, il peut arriver que le corps sorte de lui-même; mais si toutefois le danger augmentait malgré les médicaments indiqués, hâtez-vous d'appeler un médecin pour procéder à l'opération.

Dans la Peau. — Quand les corps étrangers s'introduisent sous la peau, on peut employer les moyens indiqués plus haut relatifs aux blessures. S'il s'agit des piquants de diverses plantes, frottez la partie avec de l'huile, et approchez du feu aussi près que cela se pourra ; puis prenez un couteau pour râcler doucement la peau, de manière à faire sortir ces épines.

Le même procédé sera employé dans le cas où de petits éclats de verre auraient pénétré sous la peau ; mais il est préférable de les abandonner au travail de la suppuration, que vous traiterez comme une blessure ordinaire. Si cela ne suffit pas pour en favoriser la sortie, donnez *Sulph.*, et si c'est encore insuffisant, *Sil.* Dans le cas où la suppuration se serait établie profondément, et où *Sil.* et *Sulph.* n'auraient pas suffi, donnez de temps en temps *Lach.*, et plus tard *Merc.*

224. Brulures. —Quand on s'est brûlé, exposez la partie au feu, et humectez-la d'alcool tiède ou de térébenthine jusqu'à ce que la douleur s'affaiblisse. Cependant si la brûlure occupait une trop grande surface du corps, et que les parties fussent trop profondément atteintes, râpez du savon ordinaire dans de l'eau tiède ; donnez-lui la consistance d'un liniment, et étendez-le sur des compresses que vous appliquerez directement sur les parties brûlées, lorsque vous aurez enlevé l'épiderme détaché de la peau. Après vingt-quatre heures, enlevez l'appareil sans essuyer ni laver, remplacez-le par un autre, et procédez ainsi jusqu'à ce que les plaies soient cicatrisées. Un autre moyen très-efficace est de prendre le suc des sommités fraîches d'ortie que vous mettrez dans partie égale d'esprit-de-vin, et vous en prendrez une cuillerée ordinaire que vous mélangerez dans un verre d'eau. Trempez dans ce mélange des compresses que vous appliquerez sur la brûlure. Après cela appliquez du *Collodium* si la brûlure est peu étendue, ou des bandes de gutta-percha que vous fixerez à leur extrémité par du *Collodium*, comme nous l'avons dit ci-dessus à l'article Blessure.

Quand la brûlure est le résultat de l'action de quelque acide, employez de l'eau de chaux ou de la craie dissoute dans l'eau. Si, par suite de brûlures violentes, on éprouve des spasmes et des convulsions, donnez *Cham.* ; s'il survenait

une diarrhée ou une constipation, donnez un lavement d'eau
tiède; mais si, par suite de la diarrhée, on éprouve des coliques, prenez *Hipp.*, et, plus tard *Sulph.*, *Puls.* ou *Elaps.*

225. EMPOISONNEMENTS.

S'il se déclare à l'improviste, chez des personnes bien portantes, surtout après avoir bu ou mangé, des symptômes alarmants et extraordinaires, des douleurs et un brûlement dans
le gosier, dans l'estomac et dans l'abdomen, de l'anxiété, des
vertiges, le délire, vous pourrez soupçonner que vous avez
affaire à un empoisonnement.

Dans ce cas vous ne devez pas perdre une minute, car souvent de la promptitude dépend le salut du malade. Procédez
cependant avec ordre et méthode, car rien ne retarde comme
une précipitation intempestive.

Vous avez deux choses à faire : 1° Diminuer la masse du
poison en faisant rejeter la portion qui resterait encore dans
l'estomac; 2° diminuer son action en faisant avaler les antidotes appropriés.

Pour remplir le premier but, vous provoquerez le vomissement en faisant boire une tasse d'eau tiède si vous en avez,
et en introduisant dans la gorge une plume aussi longue que
possible. On fait ouvrir la bouche du patient, on lui ferme
les narines en les pinçant, et on introduit la plume par-dessus
la langue aussi loin que possible, et jusque dans l'estomac,
si l'on a une plume de paon assez longue pour y arriver. Si
ce moyen ne suffit pas, vous pourrez donner une petite dose
de tartre émétique, dix centigrammes dissous dans un quart
de litre d'eau tiède à prendre par demi-verre de minute en
minute.

Faites préparer de l'eau tiède, de l'eau fortement sucrée, des
blancs d'œufs battus, une solution de savon blanc, du fort
café, de l'eau de gruau, d'orge, d'avoine ou de son.

Dans l'intervalle des vomissements, faites d'abord prendre
de l'eau tiède fortement sucrée, puis de l'eau saturée de blancs
d'œufs battus, et continuez si les douleurs sont vives et brûlantes. Si, au contraire, il survient des symptômes de défaillance, d'assoupissement, de narcotisme, recourez de suite à

l'infusion de fort café, et répétez-en une demi-tasse de cinq en cinq minutes.

Pendant ce temps, on tâchera de connaître la nature du poison. Si les matières vomies sont vertes ou rouges, et laissent un goût salé et métallique dans la bouche, s'il y a de grandes douleurs dans l'estomac et dans le ventre, avec diarrhée, vous aurez affaire à un empoisonnement par des sels métalliques, tels que le vert-de-gris, le sublimé corrosif, l'alun, les préparations de plomb, d'arsenic, d'étain, de potasse, etc., etc. Si, outre cela, la bouche est comme brûlée, on soupçonnera qu'on a affaire à des acides minéraux, tels que l'eau forte et l'huile de vitriol (acide azotique et sulfurique).

Dans ces deux cas l'eau saturée de blancs d'œufs battus est excellente, et on la continuera tant qu'elle soulagera le malade. Si elle cesse de faire du bien, on recourra à une solution de savon de Marseille dans quatre parties d'eau, une tasse de 3 en 3 minutes.

Si ces moyens ne soulagent pas, et que le savon aggrave l'état du malade; si l'on a lieu de croire que la substance nuisible est alcaline, telles que la potasse, la soude, l'ammoniaque liquide, la chaux éteinte, le sel de tartre, et si les matières vomies font effervescence quand on y verse un acide, alors recourez au vinaigre ou au jus de citron que vous donnerez étendu d'un peu d'eau. Dans l'intervalle donnez de l'eau de gruau ou d'orge, et, après chaque vomissement, revenez au vinaigre.

Ce liquide est excellent, ainsi que le café, contre les suites des champignons, du stramonium, de l'aconit, de l'opium et des vapeurs de charbon, la belladone, la ciguë, la valériane, la coloquinte, la chamomille et l'acide prussique; mais il ne vaut rien contre le suc des végétaux âcres, tels que l'euphorbe. Dans ce dernier cas recourez au savon.

Quand le malade va un peu mieux, le lait est excellent pour hâter la guérison et soulager les douleurs consécutives.

L'huile, la graisse, le beurre, sont rarement salutaires, surtout lorsqu'il y a empoisonnement métallique, ou qu'il y a des cantharides introduites dans l'estomac. Ils sont utiles contre les champignons vénéneux et les acides concentrés.

Le Camphre est une substance de la plus grande importance

dans un grand nombre d'empoisonnements. Il est souverain contre les substances végétales âcres, lorsqu'il y a diarrhée avec vomissements, pâleur, défaillance et froid des extrémités ; contre les cantharides, lorsqu'il y a inflammation de la vessie et difficulté d'uriner ; contre l'acide hydrocyanique, le tabac, les sirops vermifuges donnés en trop grande dose aux enfants, et les souffrances qui suivent l'ingestion du Phosphore, des acides et des champignons, lorsque les vomissements ont suffisamment débarrassé l'estomac et que cependant le malade continue à souffrir.

Quant au traitement consécutif des empoisonnements, on pourra employer quand la substance sera connne :

Si ce sont des acides minéraux, une cuillerée de magnésie de 2 en 2 heures, jusqu'à l'heure du sommeil.

Le jour suivant on donnera un peu d'eau-de-vie camphrée, une goutte de 3 en 3 heures dans une cuillerée d'eau, et si le camphre ne suffit pas,

Acon., un globule de 3 en 3 heures.

Si l'on a pris de l'acide phosphorique, une cuillerée de café noir d'heure en heure.

Contre l'acide azotique (eau forte), *Calc.*

Contre l'acide chlorhydrique (muriatique), *Bry.*

Contre l'acide sulfurique (huile de vitriol), *Puls.*

Contre les alcalis en général on fera bien de continuer les jours suivants une nourriture acidulée par le jus de citron, le vinaigre, quelques gouttes d'acide sulfurique dans de l'eau, et contre les souffrances qui persisteraient les jours suivants, *Arsen.* ou *Sil.*

Le Phosphore demandera de la magnésie, quelques gouttes d'eau-de-vie, et enfin *Nux V.*

L'Iode, des bouillies de farine et d'amidon, et plus tard, *Bell.* et *Hyosc.*

Acide Prussique. — Faire immédiatement avaler plusieurs tasses de café, flairer du camphre ou du vinaigre, ou mieux encore de l'ammoniaque liquide. On peut même en faire prendre une goutte dans une cuillerée d'eau. Les jours suivants, donnez *Hyosc.*, *C. Ind.*, *Lach.* (Les noyaux de pêches, d'abricots, les amandes amères, peuvent produire des accidents analogues et seront traités de même.)

L'Alcool ou l'Éther. — Donner cinq gouttes d'ammoniaque liquide dans un verre d'eau par cuillerées, ensuite du café pur, et le jour suivant *Nux V.* et *Bell.*

L'Arsenic. — Après l'eau sucrée, l'eau de savon et les blancs d'œufs, donnez du lait, ou mieux encore, si vous pouvez, du sang frais de veau, de pigeon, de poulet, ou de tout autre animal, bu lentement et par cuillerées, qu'on tâchera de ne pas vomir.

Le peroxyde de fer ou le résidu ferrugineux que l'on trouve dans les baquets où les forgerons éteignent le fer rougi est un excellent antidote.

Les jours suivants, *Verat.*, *Crotal.* et *Lach.*

Sublimé corrosif. — L'eau albumineuse alternée avec de l'eau sucrée pendant 24 heures, et contre les souffrances consécutives, *Jac. C.*, *Crotal.*, *Arn.*

Pierre infernale. — Du sel de cuisine pris en grande quantité, et les jours suivants, *Verat.*

Cuivre. — Vert de gris et ses autres préparations. L'eau sucrée, les blancs d'œufs, dissous ou non dans l'eau, le lait, l'eau d'orge ou les autres liquides mucilagineux.

Si vous avez du soufre sous la main, faites-en fondre sur une pelle rougie, et versez-le dans cet état dans un vase plein d'eau ; agitez, laissez retomber la poudre au fond, et donnez de l'eau, des demi-verres de minute en minute.

Ce moyen est également bon contre les autres métaux.

Les jours suivants vous pourrez donner *Verat.*, *Hyosc.*, *Arsen.*

POISONS VÉGÉTAUX.

Champignons.

Voici, d'après M. Villiers, quelques notions sur les empoisonnements par les champignons et la liste des plus dangereux :

Noms botaniques.	*Noms vulgaires.*
Agaric annulaire.	Tête de Méduse.
Agaric de l'olivier.	Oreille de l'olivier, œil de l'olivier.
Agaric brûlant.	idem.
Agaric caustique.	idem.

Agaric meurtrier.	Morton, raffoult, mouton zoné, etc.
Agaric styptique.	idem.
Amanite fausse oronge.	Fausse oronge.
Amanite vénéneuse.	Agaric bulbeux, 'agaric printanier.
Amanite bulbeuse blanche.	Oronge ciguë blanche.
Amanité sulfurine.	Oronge ciguë jaunâtre.
Amanite verdâtre.	Oronge ciguë verte;

et autres variétés d'amanite connues sous le nom vulgaire de : oronge souris, oronge croix de Malte, oronge peaucière de Picardie, oronge dartreuse, oronge blanche ou citronnée, oronge à pointes de trois quarts, oronge à sape, et quelques autres champignons beaucoup moins communs que ceux dont nous venons de parler.

Il est difficile, sans doute, de reconnaître les champignons vénéneux quand on n'a jamais trouvé l'occasion de les remarquer. Il y a cependant des caractères généraux, sur lesquels on peut sûrement se diriger. Voici en quoi ils consistent : la saleté, l'odeur repoussante appartiennent spécialement aux champignons vénéneux. Ceux qui contiennent un suc laiteux, ceux qui donnent au goût une saveur amère, âcre, acide ou douceâtre, et causent un sentiment de resserrement à la gorge ou provoquent des nausées, appartiennent également à cette classe. La couleur peut encore aider à faire la différence entre les bons et les mauvais champignons. Il n'y a que la couleur jaune citron qui soit commune à l'une et l'autre classe ; mais la couleur rouge de sang, rouge vineux ou violet, ainsi que le jaune pur et doré, et le brun noir, sont les couleurs qui signalent, d'une manière particulière, les champignons pernicieux. Dans tous les cas, comme les différences ne sont jamais assez tranchées pour qu'on soit absolument à l'abri d'une erreur, il faut prendre quelques précautions afin de neutraliser autant que possible la substance vénéneuse, si malheureusement elle existe. Une chose reconnue, c'est que l'amanite bulbeuse et la fausse oronge perdent la matière vénéneuse si on les laisse pendant quelques heures dans un bain d'eau fortement vinaigrée. On soumettra donc à un bain de même nature les champignons soupçonnés : c'est une précaution excellente, puisqu'elle rend innocents des champignons reconnus très-dangereux. Si on ne fait pas précéder la préparation alimentaire de ces substances végétales, surtout quand on est assuré de leur bonne qualité, par le bain vinaigré dont nous parlions tout à l'heure, il ne faut pas négliger de les soumettre à une forte ébullition et d'en jeter l'eau. C'est aussi bien par propreté qu'on doit le faire que par prudence.

On reconnaît l'empoisonnement par les champignons aux signes suivants : Coliques, tranchées, nausées, et enfin, vomissements avec selles plus ou moins abondantes. Alors se développe une douleur vive au creux de l'estomac, une grande chaleur d'entrailles, des crampes et même des convulsions. La soif augmente de plus en plus ; et si des médicaments convenables ne sont pas pris à cette période du mal, le pouls, de fréquent et dur qu'il était, devient faible et déprimé ; un sentiment d'abattement, de sommeil, de chute de forces, se marque en même temps ; enfin viennent des sueurs froides, qui sont le présage ordinaire de la mort.

TRAITEMENT. On provoquera les vomissements comme nous l'avons dit ci-dessus, et si ce moyen ne suffit pas, on donnera du charbon de bois pilé avec de l'huile, puis on fera respirer de l'ammoniaque et l'on recourra ensuite au vin et au café. Les moules et coquillages vénéneux exigent le même traitement. Dans les souffrances consécutives, donnez *Bell.* et *Hyosc.*

SEIGLE ERGOTÉ. — Comme moyen secondaire, râpez des pommes de terre crues dans un peu d'eau, exprimez avec force le liquide à travers une forte toile, et faites boire par cuillerées.

Prenez ensuite *Jusquiame,* une goutte de la teinture dans un peu d'eau ; les jours suivants, *Elaps* et *Rhs:*

RHUS TOXICODENDRON ou SUMAC VÉNÉNEUX. — Après les moyens généraux, donnez *Bry.,* puis *Bell.*

SPIGELIA demande *Merc.*

Le CAMPHRE et le SAFRAN demandent le *café.*

Les VIANDES faisandées, le lard rance, la charcuterie gâtée, quelques vieux fromages, peuvent constituer des poisons très-dangereux.

On leur opposera le vinaigre, le jus de citron, le café, et les jours suivants, *Bry., Verat., Arsen.*

En tous cas, quand on soupçonnera un empoisonnement, on devra conserver avec soin la matière des premiers vomissements avant que le malade ait pris autre chose que de l'eau tiède, et on les fera analyser le plus tôt possible, dans le double but de savoir le nom du poison que l'on doit combattre, ou de découvrir les traces du crime s'il y en a eu de commis.

Si les matières doivent se conserver quelque temps, on pourra verser dessus quelques verres d'alcool ; mais alors on devra en conserver avec soin un échantillon, pour guider le chimiste qui douterait de sa pureté.

---

226. Nous allons maintenant nous occuper des suites des morsures des animaux venimeux, piqûres des guêpes et des serpents, etc., etc.

Le principal moyen à employer dans tous ces cas-là est toujours l'application de la chaleur à distance, comme nous l'avons dit plus haut à l'article Charbon (**36**). Tout moyen sera bon si la lésion est dangereuse ; un fer rouge, un charbon ardent, un cigare allumé qu'on approchera autant que possible de la plaie, en prenant bien garde de ne pas la brûler et de ne pas causer une douleur trop violente. Ce serait dépasser le but, et repousser à l'intérieur du corps le venin, au lieu d'aider la force vitale à le repousser. Dès qu'on pourra avoir un petit foyer, on remplacera de minute en minute l'instrument rougi au feu pour maintenir une chaleur toujours égale. On circonscrira l'action de la chaleur sur un point déterminé en enduisant le pourtour de la plaie d'un cercle de graisse, d'huile, de savon, et, au besoin, de salive, qui garantira les parties environnantes du rayonnement de la chaleur. On ne soufflera pas sur l'instrument pour ne pas refroidir la plaie.

Au bout de quelque temps il sortira de la plaie de la sérosité ou du sang qui entraîneront une partie du venin ; on essuiera avec soin tout ce qui sera ainsi rejeté. Bientôt le malade éprouvera des frissons et des tiraillements, et alors, s'il s'est écoulé une heure depuis l'accident, on pourra suspendre l'emploi de la chaleur. Cependant si les douleurs lancinantes vont de la plaie au cœur, et si les symptômes généraux recommencent, on devra recourir de suite à l'emploi du feu.

Piqures de serpents. — Il y a peu de serpents venimeux en Europe ; mais ils sont très-fréquents dans les autres parties du monde, surtout au Brésil. Peut-être ce petit livre trouvera-t-il sur ces plages lointaines quelques lecteurs qui lui demanderont secours et lui devront la vie. Les serpents venimeux ont la tête aplatie, et portent à la mâchoire supérieure deux longues dents percées d'une rigole qui répond à deux glandes où le venin sécrété est déposé. Si l'on peut tuer le reptile, cause de la blessure, on fera bien de se livrer à cet examen pour conduire le traitement en conséquence. Les serpents qui ont deux rangées de dents ne sont pas venimeux.

A la suite de morsures empoisonnées, on sent habituellement une douleur vive, lancinante et brûlante, qui part de la plaie pour se diriger du côté du cœur. Bientôt arrivent des vertiges, des nausées, des défaillances, des convulsions, et des hémorrhagies par le nez, les yeux, les oreilles, sous les ongles, et par toutes les ouvertures du corps.

On arrêtera dès son début cet effrayant cortége de symptômes par l'emploi de la chaleur et en faisant une forte ligature au-dessus de la blessure, entre elle et le cœur, pour empêcher le sang d'y charrier le virus léthifère. On prendra tout ce qu'on aura sous la main, une bande de toile, un mouchoir, une courroie, une corde ; on serrera fortement, et l'on introduira sur le trajet des principales veines qui se dessineront de suite, des rondelles de liége coupées sur un bouchon pour localiser la pression.

On fera boire de suite quelques gouttes d'ammoniaque liquide dans de l'eau, et, à son défaut, de l'eau salée, un peu de poudre à canon, ou mâcher une gousse d'ail. Du bon vin ou quelques cuillerées d'eau-de-vie, de rhum, de kirsch, ont rendu de grands services dans les mêmes cas.

Si l'on a de la teinture d'ortie, on pourra en donner quelques gouttes de 5 en 5 minutes, mêlée avec un peu d'eau, et, après l'emploi du feu, on en appliquerait aussi quelques gouttes sur la blessure, que l'on agrandira par une petite incision avec la pointe d'un canif, si elle tend à se refermer.

Si l'on trouve quelqu'un de bonne volonté qui veuille sucer la plaie, on peut y consentir ; mais il faut bien prendre garde qu'il n'ait dans la bouche aucune lésion, aphthe ni déchirure, et que ses gencives ne soient pas saignantes et déchaussées, sous peine de voir se développer chez le guérisseur des symptômes plus graves encore que chez le blessé. En tout cas, le premier fera bien de passer dans sa bouche du sel ou une gousse d'ail. Il devra sucer, d'une manière continue, en tenant la peau de la plaie bien tendue, après quoi il y fera avec la paume de la main des frictions circulaires, ou qui se dirigent du côté du cœur.

Le malade devra être couché dès qu'on le pourra, et garanti de la lumière, du bruit, de toute émotion fâcheuse, et de toute impression extérieure ; ce repos absolu et le calme de l'esprit sont une condition de salut.

Après les premiers accidents passés, on donnera les jours suivants, *Crotal.*, *Elaps*, *Buf.* ou *Lach.*, selon les symptômes qui se présenteront,

LES MORSURES DES CHIENS ENRAGÉS seront traitées comme celles des serpents, par la ligature, la chaleur à distance, quelques doses de sel, d'ammoniaque, d'ail, de teinture d'ortie, ou tout autre excitant qui tombera sous la main ; mais on leur préférera de beaucoup la teinture de cantharides dès que l'on pourra s'en procurer. On en donnera deux gouttes dans de l'eau de 5 en 5 minutes pendant la première heure. Après cela on en appliquera sur la plaie, et on en donnera une goutte d'heure en heure jusqu'au premier sommeil. Les quatre jours suivants, on donnera dix gouttes le matin dans un peu d'eau, et tant que la plaie ne sera pas fermée ou que la cicatrice présentera un aspect rougeâtre, livide ou bronzé, on la chauffera deux fois par jour, et puis on la frictionnera avec la teinture de cantharides.

Si cela ne suffit pas, on emploiera au bout d'une semaine la belladone au lieu de la cantharide.

S'il se forme une vésicule sous la langue on l'enlèvera avec des ciseaux, et l'on touchera la place avec la teinture médicinale dont on se servira en ce moment. (Voyez plus loin, Médecine vétérinaire, § **187**.)

Les bains de vapeur pourront aussi être très-utiles ; on pourra en prendre un par jour pendant une demi-heure. Le malade sera bien enveloppé d'une couverture hermétiquement fermée, de manière à ce qu'aucune portion de vapeur ne puisse s'échapper. On aura une bassine d'eau bouillante sous sa chaise, et de 5 en 5 minutes on y jettera un fer à repasser, une pierre ou une brique rougie au feu. Il faudra pour cela avoir un très-grand feu allumé et se faire aider par une personne active. Après le bain, on enveloppera le patient d'une couverture de laine sur la peau, et on le couvrira de manière à maintenir une sueur abondante pendant une heure. On donnera pendant ce temps-là de l'eau froide par cuillerées de minute en minute, sans que le malade se remue, ni ne dérange ses couvertures.

Si la rage était déclarée, ou s'il se manifestait des signes précurseurs, tels qu'une soif subite, immodérée, des frissons, de la sensibilité à l'air froid, de la tristesse, de l'abattement, de l'horreur pour la vue de l'eau et les corps luisants, des crampes et des maux de gorge, il faudrait de suite recourir à un bain de vapeur d'une heure, forcer les sueurs, et recommencer le traitement ci-dessus indiqué par la teinture de cantharides et de belladone.

Pour les souffrances consécutives, on donnera *Bell.*, *Crotal.*, *Elaps*, en globules, de 2 en 2 jours, et, au besoin, *Lach.*, *Arn.* et *Verat.*

Il faudra en tout cas rassurer les personnes mordues, en leur représentant que de vingt personnes atteintes par des chiens enragés, une à peine voit la rage se développer, chance dix fois plus favorable que celle de la mortalité dans le choléra. On ajoutera de plus qu'avec un bon traitement préservatif et curatif cette chance encourue sera réduite à zéro. L'imagination a fait plus d'enragés que la morsure des chiens hydrophobes.

S'il se manifeste quelque éruption cutanée dans le cours du traitement ou après, il faudra les respecter et n'y faire aucune application externe. Si elles se prolongent, traitez-les comme il est marqué aux maladies de la peau (§ **2** à **37**).

Les PIQURES des *scorpions*, des *araignées*, des *millepieds*, des *guêpes* et des *abeilles*, seront traitées par l'emploi de la chaleur et de la teinture d'ortie à l'intérieur et à l'extérieur; bien entendu à des doses plus faibles et plus éloignées que pour le venin des serpents.

Il en sera de même de celles des *cousins*, qui dans les pays méridionaux peuvent devenir graves par leur multiplicité.

Il y a au Brésil un petit insecte nommé *borrachudo*, dont

la piqûre, dix fois plus rapide et plus pénétrante que celle du cousin, fait jaillir instantanément une gouttelette de sang, qui reste sur la peau après son départ. En fortes doses, son venin est, par ses effets, semblable à celui des serpents, surtout à celui de l'*Elaps Corallinus;* il est arrivé plusieurs fois que des malheureux soldats, recrutés dans le sud du Brésil et transportés dans le fleuve des Amazones, ont succombé en une nuit à ces piqûres innombrables. Ces piqûres seront traitées comme toutes les précédentes, et pour les souffrances consécutives on donnera *Elaps* et *Crotal.*

En tout cas, on ne devra jamais donner la teinture d'ortie à l'extérieur avant qu'elle ait été prise à l'intérieur. Autrement on risquerait de répercuter le mal et de provoquer une maladie chronique pour un temps plus éloigné.

La teinture d'*Arn.* ou de *Rhus,* la poudre de savon ou des gousses d'ail, pourront aussi servir à l'intérieur et à l'extérieur dans les cas que nous venons d'indiquer.

Il faudra tâcher de retirer le dard des abeilles avec une petite pince ou en grattant la piqûre avec l'ongle. Le miel sera propre à appliquer sur la petite plaie, surtout à l'œil et à la bouche.

Les enfants ne doivent pas mordre dans les fruits piqués, qui recèlent souvent des guêpes ou des abeilles.

Nous avons l'espérance ambitieuse d'avoir quelques lecteurs dans les pays tropicaux, et notamment au Brésil. Pour ceux-là, nous croyons donner un avis utile en leur conseillant d'appliquer sur le trou par lequel est entré la chique (*pulex penetrans* en latin, *bicho do pè* en portugais) une couche de collodium de 4 ou 5 millimètres de diamètre. On se préservera ainsi de la petite opération de l'extirpation, très-douloureuse quand elle est multipliée, ou des conséquences quelquefois cruelles et terribles de la multiplication de l'insecte dans la plaie. Si Raspail, ce patient et heureux observateur, eût visité les pays tropicaux, il n'aurait pas longuement établi que la chique n'existait pas ou n'était autre chose que la puce ordinaire. Hélas ! l'auteur de ces lignes, qui porte encore les traces de celles qu'il a nourries par myriades dans la colonie du Sahy, n'est pas en état de conserver un semblable doute.

Puisse le *Collodium* mettre fin aux douleurs causées par cet animal malfaisant !

Maintenant nous avons passé en revue les principales affections qui peuvent affliger l'espèce humaine et les moyens d'y porter remède. En quelques pages nous avons donné dans l'Introduction le moyen de se former un petit jardin botanique, composé de douze plantes, qui seront du plus grand secours dans toutes les indispositions communes.

Une petite pharmacie de trente-deux médicaments tout préparés sera donnée pour un prix minime aux acquéreurs de ce livre, et répond à tous les traitements homœopathiques qui y sont indiqués. Seulement, nous avons dû citer quelques substances d'un emploi moins fréquent, mais faciles à se procurer en tous temps et en tous lieux, tels que : l'ortie commune, le chanvre, le camphre et leur teinture, le savon blanc, que chacun peut trouver partout, et la teinture de cantharides, qui se trouve chez tous les pharmaciens. Nous avons donc la conviction que nous mettons au service du pauvre des moyens de guérison dix fois plus économiques que tous ceux qu'on a déjà proposés dans ce but. Notre conscience et une expérience de quinze ans nous donnent aussi la consolante certitude qu'ils sont aussi les plus efficaces. Puissent, malgré la coalition des intérêts contraires, puissent notre pays et l'Europe entière participer bientôt aux bienfaits d'un art qui n'est encore bien répandu qu'en Sicile, au Brésil et aux Etats-Unis !

Ici pourrait se borner notre tâche ; mais nous n'aurions pas assez fait pour l'ouvrier et l'agriculteur si nous ne leur donnions les moyens de remédier aux maladies des animaux, dont le sort est si intimement lié à celui de l'homme, dont ils partagent les travaux, et dont parfois ils adoucissent le chagrin.

Nous joindrons donc à notre travail un petit traité des maladies des principaux animaux domestiques, tels que le chien, le cheval, le bœuf, le mouton, la chèvre et le porc.

MÉDECINE VÉTÉRINAIRE.

Plus rapprochés que nous de la nature, les animaux sont sujets aussi à des maladies moins nombreuses et moins graves. La durée moyenne de leur vie est, relativement à la période, beaucoup plus longue que celle de l'homme, qui, en voulant fuir la douleur et prolonger ses jours, a trouvé moyen de décupler la première et de réduire la seconde au quart de leur nombre normal.

Pas de doute cependant que la fondation et la multiplication des écoles vétérinaires, l'abus des traitements médicaux, n'eussent tendu rapidement à atteindre la santé des animaux et abâtardi leur race aussi profondément que la nôtre si la découverte de l'homœopathie n'était venue apporter dans le monde, pour eux comme pour nous, l'instrument de guérison qui doit mettre fin au règne des facultés de médecine et à celui de la maladie.

Jusqu'à ce jour l'homœopathie des animaux ne repose pas sur une base aussi scientifique que celle de l'homme ; car, on le pense bien, on n'a pas pu expérimenter chez chaque race les médicaments qu'on leur administre, et l'on n'est pas sûr, par conséquent, de la similitude de leur action, chez l'animal bien portant, avec l'affection de l'animal malade. D'un autre côté, quand on l'aurait pu, les animaux ne peuvent exprimer les sensations internes, qui sont la partie la plus curieuse et la plus importante de chaque expérience ; et, sous ce rapport, les essais que l'on entreprendra plus tard seront toujours très-imparfaits.

Heureusement, malgré cette imperfection inhérente à la nature des choses, il nous reste encore assez de ressources dans l'art tel qu'il est constitué aujourd'hui pour remédier à la plupart des cas qui se présentent. En effet, l'homme, couronnement et type de la création terrestre, est ici-bas le centre où viennent rayonner tous les points de l'univers ; ce qui se passe en lui est un retentissement, un fidèle écho de la nature entière. On peut donc regarder les expériences faites sur son organisme comme un résumé de ce que produisent ces mêmes expériences sur les autres animaux, une espèce de terme moyen entre toutes les impressions diverses que les autres êtres en ressentiraient. De sorte qu'à de légères exceptions près, on pourra, quand on connaîtra la maladie d'un animal, lui appliquer les mêmes médicaments qu'on appliquerait à l'homme dans le même cas. Tel a été le point de départ des homœopathistes-vétérinaires, et, depuis trente ans, de nombreux succès sont venus couronner leurs efforts. Depuis lors, ils ont multiplié les expériences, noté les exceptions, de sorte que, aujourd'hui, l'art vétérinaire est aussi avancé à peu près que l'homœopathie humaine, et que les noms de Lux et de Gunther sont aussi populaires en Allemagne que ceux des autres disciples de Hahnemann.

Les animaux, avons-nous dit, ne savent pas exprimer leurs douleurs ; nous ajouterons comme compensation qu'ils ne savent pas non plus les dissimuler, et qu'un observateur attentif qui voudra les étudier avec patience connaîtra bientôt aussi bien leurs symptômes qu'une garde soigneuse ceux de son malade. En outre, la simplicité du régime et l'absence des émotions morales mettent les animaux dans des conditions bien plus heureuses que l'homme pour ressentir tous les bons résultats d'un traitement homœopathique.

Nous classerons les affections des animaux dans le même ordre que nous avons donné à celles de l'homme, en commençant par les maladies de la peau et les fièvres inflammatoires, et en terminant par les maladies du système nerveux, les crises, les convulsions et le tétanos.

Quant au régime des animaux malades, il devra, dans leur maladie, être le plus simple possible. On écartera de celui des chevaux, des vaches et des moutons, les résidus des féculeries, des fabriques de betteraves, et tous ces produits artificiels, qui ne peuvent suppléer le bon foin et l'herbe fraîche, ou au moins on n'en fera qu'un accessoire de leur nourriture ordinaire. Les chèvres seront tenues à l'écurie, pour les empêcher de brouter les plantes aromatiques, dont elles sont friandes. Les chiens d'appartements seront sevrés de sucre, de café, et de toutes ces friandises qui leur sont si nuisibles et causent leurs infirmités et leur caducité précoce. Les porcs eux-mêmes doivent être tenus proprement, en dépit du préjugé barbare qui fait de la malpropreté leur élément naturel.

Pour bien diriger le traitement homœopathique des animaux, il faut s'habituer à les examiner, à les comprendre, à apprécier leurs mouvements, la vivacité de leur regard, la résistance de leur tissu, l'état de leur peau, la souplesse de leurs poils, la consistance de leurs excréments, les altérations de leur voix, les variations de leurs goûts et de leur appétit ; en un mot, il faut constater leur état de santé avant de se proposer de guérir leurs maladies.

Les pulsations des artères et les battements du cœur ont,

chez l'animal aussi bien que chez l'homme, une haute signification. Chez le cheval, dont nous nous occuperons d'abord, le pouls bat cinquante pulsations chez le jeune poulain, et descend au-dessous de quarante par minute chez le cheval adulte. On tâte le pouls à la partie interne de la jambe de devant près du poitrail (*en haut du bras, près du sternum*). On sent les battements du cœur en posant la main sur le côté gauche, près de l'omoplate. Souvent il faut provoquer quelques mouvements de la part du cheval pour sentir les mouvements du cœur, presque insensibles dans l'état de repos. La respiration du cheval a lieu neuf ou dix fois par minute.

La race bovine, les chèvres et les moutons, diffèrent des autres animaux domestiques par la forme de leur appareil digestif et la rumination, fonction spéciale par laquelle ils font passer successivement leurs aliments dans leurs quatre estomacs distincts : la *panse*, le *bonnet*, le *feuillet* et la *caillette*.

Le porc a la faculté de vomir si facilement, qu'il évite ainsi presque toutes les indigestions auxquelles sa gloutonnerie l'exposerait sans cela.

En général, les soins que l'on donnera aux animaux, outre qu'ils sont réclamés par l'humanité, sont en eux-mêmes une bonne spéculation ; l'abondance de leurs produits sera presque toujours en rapport avec ceux qu'on leur a consacrés. Aujourd'hui même, la plus grande partie des maladies des animaux sont externes ; c'est-à-dire que si nous préservions leur peau de la malpropreté, leurs pieds des lésions externes, leurs articulations de contacts violents, nous n'aurions à nous occuper ni de la *gale*, ni du *piétin*, ni de la *fourbure*, ni des *jades*, ni de la *pousse*, ni des *nerfs-ferrure*, ni des *luxations*. L'homœopathie, en nous donnant le moyen d'éteindre, dans leurs sources, les maladies internes et les grandes épizooties, nous pourrons donc, avec un peu d'attention, préserver la santé des animaux de toute atteinte, et porter leur race à un degré de perfection inconnu jusqu'ici. Vous tous qui lirez ce livre, que nous écrivons le cœur plein de bons désirs pour tous les êtres souffrants de la création, aidez-nous dans cette croisade sainte contre le mal, et joignez aux ressources de l'art, que nous vous offrons sans arrière-pensée et sans réserve, les bons traitements et les soins auxquels les animaux ont droit. Par leurs produits, leur travail, et nous ne craignons pas d'ajouter, par leur reconnaissance, ils vous payeront au décuple ce surcroît de peine.

Les règles de l'application des médicaments aux animaux sont les mêmes que chez l'homme. Un seul globule sur la langue ou dissous dans un verre d'eau est suffisant pour produire, chez tout animal, quelle que soit sa dimension physique, tous les effets qui sont dans la sphère d'action de ce médicament. Il faut bien, quand on veut exercer l'homœopathie, se pénétrer de cette idée, qu'à partir de la cinquième dynamisation, les quantités sont infinitésimales, c'est-à-dire échappent à toutes les mesures que nous avons l'habitude d'appliquer à la matière. Les molécules broyées par le pilon sont tellement divisées et subdivisées, qu'un seul globule contient tout ce qu'il faut pour agir, non-seulement sur un cheval ou un cochon, mais sur tout un troupeau de bœufs, si on veut le dissoudre dans un litre d'eau et en donner une cuillerée à chacun.

S'ils avaient une notion claire de nos médicaments, on n'entendrait pas si souvent des homœopathistes discuter s'il faut donner un seul globule à un enfant, trois ou quatre à un adulte, et quinze ou trente à un cheval. Un seul suffit dans tous les cas, et chacune de ses parties suffirait aussi si l'on voulait le subdiviser.

Que l'on veuille bien noter, cependant, que ce que nous disons n'est rigoureusement applicable qu'à partir de la 5me ou 6me dynamisation. Nous savons tous qu'en augmentant la quantité matérielle d'un médicament ordinaire, nous augmentons aussi ses effets. La 1re et la 2me dynamisation possèdent encore en partie cette propriété, déjà faible dans la 3me, insignifiante dans la 4me, et presque nulle dans la 5me, dont chaque globule contient déjà des atômes assez subtils et assez nombreux pour agir sur des centaines d'individus. Il faudra donc distinguer avec soin, dans le petit traité qui va suivre, les teintures et les substances elles-mêmes des globules préparés. Toutes les fois que nous citerons seulement un médicament, sans parler de sa dynamisation, on donnera purement et simplement un globule de la 5me, tels qu'ils sont contenus dans la boîte de 32 médicaments, qui est livrée à nos souscripteurs. Si la maladie est ancienne, on fera quelques dilutions comme il est indiqué dans la 3me séance, et quand

Il s'agira de teintures ou de substances, nous indiquerons la dilution et la quantité.

Nous avons divisé les maladies des animaux par paragraphes et dans le même ordre que les maladies humaines. Nous avons eu soin de faire coïncider les mêmes numéros, pour que dans les cas douteux on puisse se reporter au traitement des maladies de l'homme, dont jusqu'ici il faut reconnaître que l'art vétérinaire n'a été qu'un reflet ou une imitation.

---

§ 1. FIÈVRE INFLAMMATOIRE.

La fièvre inflammatoire est, chez les animaux comme chez l'homme, une irritation du système vasculaire, qui se traduit par l'accélération du pouls, la soif, la chaleur générale, et divers autres symptômes d'excitation. Elle est le premier cri de la nature souffrante, et accompagne à leur début toutes les maladies inflammatoires, telles que celles du poumon, du cerveau et des voies digestives. (Voyez **347**, **79-130**, **136**, etc., etc.)

Les médicaments principaux sont : *Acon.*, *Bry.*, *Phos.*, *Rhs.*, *Buf.*, *Ped.*

MALADIES DE LA PEAU.

Les exanthèmes cutanés sont difficiles à apprécier chez les animaux dont la peau est masquée par le poil. Aussi les premiers ordres de ces maladies seront-ils traités sommairement et laisseront-ils de nombreuses lacunes.

§§ **2-3**. ÉRYSIPÈLE et INSOLATION. — Les brebis de race sont assez sujettes à ces deux affections, que l'on traitera par *Acon.*, *Rhs.*, *Hipp.* et *Phos.*

§ **4**. URTICAIRE. — Les chevaux sont assez sujets à une fièvre inflammatoire que l'on nomme tuberculeuse, et qui en somme n'est qu'une espèce d'urticaire. Elle se manifeste par un tremblement, de la tristesse, le regard terne, le gonflement des jambes, et des élevures plates et pruriantes sur divers points de la peau.

TRAITEMENT. *Acon.*, teinture d'ortie, 10 gouttes dans un verre d'eau matin et soir. *Dulc.*, *Rhs.* et *Arsen.*

§ de **5** à **18**. DARTRES, GALE, ICTHYOSE. — Le cheval est assez sujet à des dartres furfuracées qui s'écaillent, et sont très-difficiles à guérir par les moyens ordinaires.

Traitement. On pourra essayer une préparation connue sous le nom de *Balsamus terebinthinæ sulphuratus*, proposé par Gunther, qui s'en tient à la forte teinture préparée comme il suit : on prend une partie de soufre qu'on fait bouillir dans quatre parties d'huile de lin jusqu'à parfaite dissolution, ce qui procure une masse élastique d'un brun noirâtre, exhalant une odeur sulfureuse désagréable; une partie de cette masse est alors dissoute dans trois parties d'essence de térébenthine, et le médicament est obtenu.

Le baume de soufre térébenthiné sert non-seulement pour guérir la gale, mais encore pour la prévenir, surtout chez les bêtes à cornes, les porcs et les brebis. A cet effet, chaque bête du troupeau en reçoit, au commencement de l'automne, une couple de doses qu'on répète au bout d'un mois ou six semaines.

Si les expériences qu'on a faites à cet égard se confirment, la chose mériterait un sérieux examen, car on épargnerait bien des frais causés par l'achat des médicaments, la perte de la laine, et celle d'un bon nombre de brebis. Il faudrait avoir soin que les animaux reçussent réellement la substance qui vient d'être indiquée, et en surveiller l'application. Après l'administration du baume, l'animal restera deux heures sans manger et sans boire. (Voyez Gunther, traduction de Martin.)

Les bêtes à cornes se trouveront sans doute très-bien de ce moyen, et on les délivrera ainsi de ces gales malignes qui infectent des troupeaux entiers et poussent les animaux à se frotter les uns contre les autres jusqu'à amener la chute des poils et l'excoriation de la peau; dans ces cas les plus aigus, on pourra donner jusqu'à trois doses par jour à chaque animal affecté.

Si la gale persiste malgré cela, on donnera *Sulph.* une dose par jour pendant 8 jours, et après *Merc.* et *Lyc.*, une dose de chaque pendant 8 jours si les pustules sont grasses et suppurantes; *Rhs.* et *Sil.* si elles sont sèches.

Enfin, si la maladie a résisté à tous ces moyens, on donnera *acide sulfurique* 5 ou 6 gouttes dans un verre d'eau matin et soir, et quelques jours après on lavera les animaux avec de l'eau dans laquelle on aura dissous le même acide dans la proportion d'un demi-verre dans un grand seau d'eau.

§ **19**. Pemphigus.

Les jeunes chevaux sont sujets à une maladie analogue au pemphigus de l'homme, que l'on nomme échauboulures. Il se forme à la surface de la peau des vésicules qui crèvent en laissant échapper une sérosité qui bientôt constitue des croûtes nombreuses.

Traitement. *Dulc.*, *Rhs.*, *Hipp.*, *Ped.*

§ **20**. Clavelée. — La clavelée est une maladie qui attaque les troupeaux de brebis, et qui a de nombreuses analogies avec la petite vérole.

Dans la clavelée bénigne l'animal infecté devient triste et abattu, et on aperçoit sur divers points du corps, notamment à la face interne des pattes de devant et au pourtour de la bouche, de petites taches rouges dont le centre est occupé par un petit bouton que termine une pointe blanche. L'éruption commence par des frissons fébriles, chaleur du corps, surtout aux oreilles et au nez, rougeur des yeux et de la membrane muqueuse de la bouche ; l'animal boite principalement des pieds de derrière ; il n'a ni appétit ni rumination, mais la soif est grande. La respiration est courte, il coule du nez un mucus clair comme de l'eau, et les endroits sur lesquels se sont formés les boutons commencent à se gonfler, surtout sur la tête. Dans la clavelée maligne la tête est très-enflée, les yeux sont chassieux et fermés, la respiration est très-difficile, et il coule du nez un liquide visqueux, fétide ; l'animal tient la bouche ouverte, d'où s'échappe une bave écumeuse ; il grince souvent des dents, et rend souvent des excréments liquides qui exhalent une odeur désagréable. Les pustules cachées sous la toison ressemblent à des tubercules durs, livides, plombés, brunâtres ou noirâtres, et entourés d'un rebord blanc où bleuâtre, et sécrètent un ichor âcre et rongeant qui forme des ulcères, et finit par détruire les yeux et des lambeaux des lèvres et des oreilles. Les brebis malades peuvent être conduites au champ lorsque le temps est beau et chaud. Dans le cas contraire, il faut les tenir dans une étable chaude et sèche, et ne leur donner que de bon fourrage. Quant au traitement, on peut leur donner *Arsen.* et *Elaps.* à doses répétées.

La clavelée est plus maligne chez les jeunes porcs que chez

les brebis; elle ne se montre non plus qu'une seule fois pendant le cours de la vie. La tête est pendante, les oreilles rejetées en arrière, les soies se hérissent, et l'on voit apparaître sur la peau, principalement à la tête, aux oreilles, à la face interne des cuisses et au ventre, de petites taches rouges qui s'élèvent en une pustule pleine de sérosité; le médicament indiqué est *Arsen.* Quand il ne nettoie pas complétement la peau, on a recours à *Dulc.*

§ **21** à **25**. GOURMES, MALANDRES.

Les chevaux sont sujets, après avoir ressenti l'impression du froid et de l'humidité, à contracter une maladie qui a reçu le nom de gourmes.

Les yeux s'enflamment et deviennent ternes, il y a de la toux, les naseaux sont enflammés, les glandes de l'auge se tuméfient et comblent bientôt tout l'intervalle des ganaches; la durée de cette affection est de 8 à 10 jours, et on la dit bénigne dans ce cas-là. Le médicament principal est *Dulc.*

Sous une forme plus aiguë, il y a fièvre inflammatoire, toux sèche, inflammation de la bouche, soif vive, manque d'appétit, diminution ou suppression des urines; outre les glandes de l'auge, la tête entière est tuméfiée. On doit éviter de faire boire de l'eau trop froide aux chevaux malades.

TRAITEMENT. *Acon., Dulc., Arsen., Merc., Bell.*

La race bovine et surtout les jeunes veaux sont très-sujets à éprouver la gourme, et seront soumis au même traitement.

Les gourmes enfin peuvent se transformer en maladies chroniques; les symptômes précédents persistent avec moins d'intensité, la membrane pituitaire devient pâle et ulcérée; il en découle des mucosités visqueuses qui se durcissent en croûtes épaisses; le ventre et les pieds se tuméfient, et bientôt apparaissent tous les symptômes de la morve à laquelle aboutissent en général les gourmes chroniques.

TRAITEMENT. *Arsen., Sulph., Crotal., Merc.* (Voyez aussi *Morve,* § **92**.)

Les malandres sont une inflammation au pli du coude (jarret du membre de devant), avec croûte suintante et démangeaison. L'animal boite d'une manière visible.

TRAITEMENT. *Thu.* et *Sulph.*

26 à **28**. TUBERCULES.

Le FARCIN est une maladie du cheval, caractérisée spécialement par une éruption de petits boutons durs, charnus (tubercules), épars sur toute la superficie du corps, qui finissent par s'ouvrir et suppurer. L'animal maigrit rapidement, la membrane muqueuse des fosses nasales se décolore, le poil se pique, et la maladie finit généralement par se confondre avec la morve, avec laquelle elle est sans doute identique, et dont elle ne diffère que par son siége, l'une attaquant les membranes muqueuses de l'intérieur du corps, et l'autre le tissu cutané externe.

TRAITEMENT. *Dulc., S. Oler., Rhs., Lyc., Hur.*

§§ **29, 30, 31, 32**. VERRUES.

Les bœufs sont sujets à avoir des verrues et des tubérosités fongueuses de diverses espèces. On les traitera avec *Thu.*, un globule chaque jour, et après une semaine, des lotions avec la teinture alcoolique de Thuia, dans la proportion de 25 gouttes dans un verre d'eau.

Employez outre cela, au besoin, *S. Oler., Dulc., Jac. C,*

33. SYPHILIS.

Les chevaux sont sujets à une affection qui a reçu le nom de syphilis, et qui se manifeste après le coït par le gonflement et l'excoriation des parties génitales, inflammation du testicule, ou, chez les juments, du vagin et de la vulve, gonflement des glandes de l'aine, écoulement de mucosités nasales comme dans la morve, démarche raide et forcée, maigreur.

TRAITEMENT. *Merc., Jac. C., Thu., Sil.*

La maladie à laquelle on a donné le nom de syphilis chez la race bovine à des caractères tout différents. Elle se manifeste par une exaltation violente de l'appétit vénérien. Les vaches dans cet état-là conçoivent rarement, ou bien avortent presque constamment ; le pouls est petit, et il se développe une toux fréquente.

TRAITEMENT. Cantharides, deux gouttes de la teinture alcoolique tous les matins, et, au besoin, *Phos., Sil., Lyc.*

§§ **34, 35**. ANTHRAX, ABCÈS, FISTULES.

Les abcès sont des collections purulentes qui succèdent à l'inflammation du tissu cellulaire, et qu'il ne faut pas tarder à ouvrir d'un coup de bistouri lorsque l'on sent la fluctuation du liquide purulent. Les abcès sont plus fréquents chez la race bovine que chez le cheval.

TRAITEMENT. *Sil., Bell., Merc., Crotal.*

Si à la suite d'un abcès ou d'une plaie, il se forme un ulcère sinueux en forme de canal qui pénètre dans les chairs, donnez *Puls.*, *Sil.*, *Arsen.*

§§ **37** à **40**. CHUTE DES POILS.

On arrêtera communément cette affection par *Lyc.*, *Calc.*, *Sil.*

Si le cheval s'est dépouillé la queue en la frottant pour gratter une dartre pruriante, ce que les vétérinaires ont nommé *Arrête-queue*, donnez-lui *Rhs.*, *Dulc.*, *Lach.*

42. TISSU CELLULAIRE. — Amaigrissement graduel et dépérissement des animaux sans causes connues. *Acon.*, *Arn.*, *Elaps*, *Hipp.*, *Sulph.*

Tumeurs enkystées sous la peau, et loupes qui déterminent souvent la chute des poils. *Lyc.*, *Sil.*, *Jac. C.*, *Hipp.*

Il se manifeste parfois chez le cheval des tumeurs molles, arrondies, froides, indolentes, aux jambes, et de préférence aux articulations. On les nomme molettes, vessigons, capelet. On leur oppose *Hipp.*, *Arn.*, *Lyc.*, *Rhs.*

43. CARREAU. MARASME. — Les veaux sont sujets à tomber dans le marasme et à dépérir sans cause connue ; on les guérira par : *Arn.*, *Sulph.*, *Acon.*, *Hipp.*

44. FIÈVRES FROIDES. — Les fièvres froides n'ont pas, chez les animaux, un type aussi régulier que chez l'homme. Elles correspondent cependant assez bien à nos fièvres intermittentes. Elles se caractérisent chez le cheval par les symptômes suivants : Accablement, défaut d'appétit, poils hérissés, froid des oreilles, urines aqueuses, pouls dur et accéléré, battement des flancs et respiration gênée.

Les principaux médicaments sont : *Arsen.*, *Acon.*, *C. Ind.*, *Crotal.*, *Rhs.*, *Hipp.*, *Bry.*

45. SUEURS. — Les animaux, et surtout le cheval, sont sujets à des sueurs excessives, qui constituent une véritable incommodité.

Nux V., *Merc. Sulf.*, les en délivreront habituellement.

46. FIÈVRES PUTRIDES, NERVEUSES, TYPHOÏDES. — Toutes ces maladies ont trop de rapport dans leurs symptômes et leurs traitements pour que nous les distinguions.

Chez le cheval, la fièvre typhoïde succède le plus souvent à la fièvre inflammatoire ; pouls rapide, battements de cœur, frissons fébriles, haleine chaude, respiration difficile, coliques intestinales, constipation, langue chargée, soif, manque d'appétit, vertige, tête basse et appuyée ; enfin l'animal devient insensible, tombe dans la somnolence, et meurt s'il n'est promptement secouru.

TRAITEMENT. — *Hyosc.* et *Bell.* quand le traitement de la fièvre inflammatoire n'aura pas suffi. S'il se manifeste un écoulement fétide et abondant par le nez et de la diarrhée, donnez *Hipp.* ou *Verat.*

Les fièvres nerveuses et typhoïdes sont souvent contagieuses ; on fera donc bien, en tout état de cause, d'isoler les animaux qui en sont atteints.

Quand les bêtes bovines sont atteintes de fièvre nerveuse, l'animal devient triste ; la langue, la bouche et le nez sont secs et enflammés ; agitation violente, excréments desséchés, dans lesquels on retrouve le fourrage non digéré ; accès fébrile plus violent chaque soir.

TRAITEMENT. — *Bry., Hyosc.; Arn.*

TYPHUS CHEZ LE CHEVAL.

Tristesse, yeux troubles et fixes, respiration plus profonde que de coutume, gémissement, gorge chaude, langue couverte d'un enduit blanc, oreilles froides, ainsi que les pieds, perte de l'appétit ou grande voracité, et grincements de dents ; haleine froide et fétide : un mucus de mauvaise couleur s'échappe du nez ; des gargouillements dans le ventre ; les jambes de derrière enflent parfois, ou il survient, soit au ventre, soit sur le devant de la poitrine, de faibles tumeurs qui grossissent ou qui disparaissent avec rapidité. Il apparaît aussi, à la partie interne des cuisses, des vésicules ou des pustules, d'où s'écoule une sérosité sanguinolente ; il sort du sang par le nez. La tête est portée très-bas, les pieds sont ramassés sous le ventre, le poil est piqué ; de la chaleur alterne avec du froid ; puis survient une chaleur brûlante ; la peau tressaille ; il s'établit une sueur froide et visqueuse ; les yeux rougissent et sont sensibles à la lumière ; l'ouïe est diminuée ; le ventre ballonné et tendu : il se développe souvent de l'enflure à la poitrine, aux jambes, sur le dos et aux fesses. Le médicament à donner est *Arsen.* en une ou deux doses. Si la maladie est déjà développée, on répétera le médicament tous les quarts d'heure, jusqu'à parfaite guérison. On s'est bien trouvé aussi de *Crotal.*, dans un grand nombre de cas.

TYPHUS DES BOEUFS.

L'animal atteint du typhus cesse tout à coup de manger et de ruminer ; il tient sa tête pendante, la pose sur la mangeoire, ou la porte brusquement en haut et de côté, en faisant entendre des plaintes. Les yeux sont fixes et larmoyants, quoique peu rouges ; les cornes, les oreilles et le nez sont tantôt chauds, tantôt froids. Certaines bêtes émettent un mucus sanguinolent par le nez ; d'autres grincent des dents ; chez la plupart, une bave visqueuse découle de la bouche ; il y en a qui ont la respiration courte et gênée, avec battements des flancs et toux brève ; les déjections et l'urine sont parfois supprimées : si l'animal fiente, il ne rend que des excréments secs, durs et en petites boules. La peau tantôt est collée sur les parties sous-jacentes, tantôt séparée d'elles par de l'air, de manière qu'en passant la main le long du dos on sent une sorte de crépitation : le poil est terne, rude et piqué. Quelquefois il se forme des tumeurs charbonneuses sur le dos, au ventre, au fourreau, aux mamelles : la sécrétion lactée cesse à la première apparition de la maladie chez les vaches. Lorsqu'on appuie la main sur l'épine du dos, l'animal cherche à fuir la pression ; il gémit, meugle, il tremble ; la bête semble ne pouvoir plus se tenir sur les jambes, et finit par tomber. Le médicament indiqué est *Arsen.*, qu'on répétera toutes les quinze minutes, jusqu'à ce que l'amélioration se prononce ; dans les cas moins graves on peut laisser une heure d'intervalle entre les doses. Au besoin *Crotal.*, *Hipp.*, *Rhus.*

MALADIE DE SANG OU SANG DE RATE.

La brebis devient faible et triste ; elle reste en arrière du troupeau, tient la tête pendante, se couche, et ne peut plus se relever. Si elle reste debout, elle tremble de tout son corps, et si, après qu'elle s'est couchée, on la relève, elle semble comme paralysée du train de derrière ; les yeux sont pleins d'eau, puis d'un mucus visqueux ; il s'écoule aussi par le nez un mucus jaunâtre. L'urine est sanguinolente ; la respiration est difficile, et, dans quelques cas, on sent çà et là des tubercules à travers la laine. Outre ces phénomènes principaux, on rencontre fréquemment aussi les suivants : l'animal cesse de ruminer, la respiration est gênée, l'œil fixe, brillant, saillant hors de l'orbite, le museau sec et d'un rouge foncé ; au crâne apparaît une tuméfaction qui envahit peu à peu la tête entière ; de la bouche, du nez et de l'anus, coule un sang écumeux ; dans certains cas, l'inflammation érysipélateuse survient à l'une des cuisses, et alors l'état paralytique de l'animal annonce l'existence de la maladie. Le moyen de guérison est d'administrer une dose d'*Arsen.* toutes les quinze ou vingt minutes. En continuant jusqu'à ce qu'on obtienne une amélioration, si ce moyen ne suffit pas, on passera à *Elaps* et *Hipp.*

47. Fièvre cérébrale ou Encéphalite.

Rare chez les bêtes bovines, l'encéphalite est assez fréquente chez les chevaux. Elle se manifeste par les signes suivants : après un violent coup de soleil, chez les jeunes chevaux à la fin de la dentition, ou chez les étalons privés trop longtemps des fonctions sexuelles, il se manifeste pendant trois jours un abattement extraordinaire. Bientôt les yeux deviennent brillants, hagards, féroces ; l'animal se dresse sur ses jambes, mord, brise les liens qui le retiennent, se précipite au hasard, sans prendre garde à aucun obstacle ; il se blesse, se heurte avec violence, et finit par tomber haletant sur le sol ; bientôt il se relève pour se précipiter et retomber de nouveau. C'est le moment de le saisir et de le maîtriser. On doit se hâter de le traiter, sinon la mort ne manque pas d'arriver après trois ou quatre accès.

Traitement. *Acon.* à doses répétées, et, au besoin, teinture alcoolique de cantharides, trois gouttes dans un peu d'eau, de 2 en 2 heures ; et enfin *C. Ind.*, *Verat.* et *Bell.*

48. Pléthore, Hémorrhagie, Vices du sang.

Si après un coup ou par l'extension d'une plaie, il se manifeste une hémorrhagie locale, on pourra lui opposer *Elaps*, *Arn.* ; si le sang sort par jets rouges, écumeux et par saccades, il faudra modérer l'hémorrhagie en comprimant le vaisseau entre la blessure et le cœur, et faire appeler un vété-rinaire pour pratiquer la ligature. On pourra souvent aussi arrêter l'hémorrhagie en lavant la plaie d'abord avec de l'eau froide, et puis avec une éponge imbibée d'eau-de-vie ou même d'alcool.

49, 50, 51, 52. ANASARQUE, HYDROPISIE, HYDROTHORAX, CACHEXIE ET POURRITURE AQUEUSE DES BREBIS.

L'infiltration du tissu cellulaire et les collections de liquides dans les divers organes se traitent par *Buf.*, *Arsen.*, *Dulc.*, *Rhs.*

Dans l'hydrothorax ou hydropisie de poitrine, le cheval est abattu, triste, paresseux, la tête pendante; on ne peut le faire travailler que par la violence; il tient les jambes écar-tées pour que les épaules ne resserrent pas la poitrine; la muqueuse du nez et de la bouche est pâle, la langue blanche, la fiente liquide, l'appétit nul, les pieds sont froids, une hu-meur fétide découle du nez. On joindra *Lyc.*, *Crotal.* et *Puls.*, aux moyens ci-dessus s'ils n'ont pas suffi.

Luz, le célèbre vétérinaire allemand, emploie contre cette classe d'affections le carbonate de potasse (kali carbonicum) à la dose d'une once par jour chez les bêtes à cornes, et en a retiré des succès brillants. Ce fait est d'autant plus important, que par leur constitution, par les pâturages marécageux et la nature de leurs travaux, les bœufs sont très-sujets à cette es-pèce de maladie.

Nous traiterons ensemble la *Cachexie aqueuse* et la *Pour-riture des bêtes ovines* (moutons et brebis), vu la grande analogie qui existe entre ces maladies.

L'animal perd sa vivacité, il devient lent, paresseux et triste. Les yeux deviennent ternes et troubles, la conjonctive pâlit, ainsi que le museau, les gencives et la peau; la laine perd son élasticité, et se laisse aisément arracher; des yeux et du nez il s'écoule du mucus, et de la bouche une salive sale; la respiration est difficile, le bas-ventre enfle, surtout du côté droit. Les moyens les plus efficaces sont : *Crotal.*, *Lyc.*, *Merc.*, *Hipp.* et *Sulph.*, si les excréments sont blan-châtres. La brebis qui est atteinte de pourriture a la marche lente, se laisse saisir sans faire de résistance; ses reins cè-dent à la pression qu'on exerce sur eux. L'œil est terne, lar-moyant, les lèvres, les gencives et le palais ont une teinte pale ; la peau est bouffie, et conserve l'impression du doigt ; la laine change de couleur ; les déjections sont molles, l'urine est rare et d'une teinte foncée. Il se forme à la région supérieure du cou et à la ganache une tumeur pâteuse, se dissipant pendant la nuit, et reparaissant dans la journée. A ces symptômes se joignent ceux de la cachexie. Quant aux moyens curatifs, *Arsen., Bry.*

53, 54, 55. MALADIES DU COEUR, PALPITATIONS, HYPERTROPHIE.

Ces maladies, plus fréquemment observées chez le cheval que chez les autres animaux domestiques, auxquels on ne porte pas une égale attention, se traiteront par *Dig., Arsen., Elaps, Bry.; Lach., Crotal.*

56 et **57.** MALADIES DES OS ET DES ARTICULATIONS.

Tumeurs osseuses. Les chevaux sont assez sujets à contracter une tumeur osseuse à l'articulation du jarret, que les vétérinaires appellent *courbe*, et à l'*éparvin*, exsudation osseuse qui se manifeste à l'articulation du canon au membre postérieur ; l'animal boite si on veut le faire aller au trot ; le repos améliore les souffrances de l'animal.

TRAITEMENT. *Sil., Crotal., Merc., Rhs., Calc.*

58 et **59.** CARIE et OSTÉOSARCOME.

La carie des os est une maladie très-grave chez les bêtes à cornes ; il en est de même de la fragilité des os, qui est assez fréquente chez les animaux qui paissent dans les terrains marécageux.

TRAITEMENT. *Crotal., Jac. C., Merc., Sil.*

60. FRACTURE.

Lorsqu'il arrive par l'effet d'une chute qu'une portion de l'os des iles se trouve fracturée, et qu'il se développe à l'endroit même une tumeur chaude et douloureuse, le cheval boite, et la hanche malade est moins haute que l'autre. Toutes les fois que cet accident arrive, on peut administrer *Arn.* à l'intérieur. Les fractures des os des jambes se reconnaissent à l'impossibilité d'appuyer sur le membre lésé, qui présente de la flexion sur un point où il n'existe pas d'articulation, et fait entendre une crépitation produite par le frottement des bouts de l'os. Le traitement à suivre est d'entourer la fracture de larges bandes de toiles sur lesquelles on applique deux attelles en fer, creusées en forme de gouttière, de manière que celle qui occupe la face postérieure dépasse le sabot de quelques pouces. Il faut passer sous le ventre une large sangle attachée au plafond, de sorte que pendant le traitement l'animal soit à demi suspendu ; puis faites prendre deux doses d'*Arn.* Au bout de huit jours, enlevez le bandage pour voir si les fragments sont bien affrontés ; après, on le laisse jusqu'à la guérison complète. On évitera ainsi de perdre la plus grande partie des chevaux de prix que l'on sacrifiait jusqu'ici à la barbarie de la routine.

61. MALADIES DES ARTICULATIONS.

Les chevaux et les moutons sont sujets à la fourbure, surtout des pieds de devant. Ils traînent les pieds, paraissent raides, tristes, sans appétit, ils ont un peu de fièvre.

TRAITEMENT. On donnera aux animaux fourbus, *Acon.*, *Hur.*, *Verat.*, *Thu.*, *Sulph.* S'il y a distension des tendons, *Rhs.*

62. QUEUE A L'ANGLAISE.

Lorsqu'on pratique cette opération, on doit avoir soin d'administrer quelques doses d'*Arnica* pour dissiper la fièvre traumatique, le tétanos ou l'apparition de la gangrène. Si l'inflammation se déclare, qu'on administre quelques doses d'*Arsen.*

63. GOITRE.

Les bêtes à cornes sont sujettes au gonflement glandulaire qui constitue le goître. La maladie est généralement plus développée du côté gauche que de l'autre, et les fait râler d'une manière affreuse.

TRAITEMENT. *Bell.*, *Merc.*, *Sil.*

64 et **65.** TOUR DE REINS.

Si des bœufs surmenés ont fait un violent effort et se sont donné un tour de reins, on leur donnera :

Hur., *Rhs.*, *Bry.*

66. PARALYSIE DES MEMBRES.

Le cheval reste couché par faiblesse ; il a des douleurs dans les membres, qui finissent par maigrir et s'atrophier.

TRAITEMENT. *Arsen.*, *Hipp.*, *Hur.*

Si les bœufs ont contracté, par suite de fatigue, un effort de la cuisse, ou ce que les vétérinaires nomment *Agravée*, on se trouvera bien de leur faire quelques frictions avec de la teinture d'*Arnica*. Après cela, on pourra donner *Hur.*, *Phos.*, *Sulph.*

67. TUMEURS FROIDES.

Tumeurs quelquefois considérables et dures comme du cartilage, et qui ne sont douloureuses que lorsqu'on les comprime avec force. *Arn.*, *Merc.*, *Sil.*

68. L'inflammation du genou et son gonflement, la tumeur du genou que l'on nomme *Eponge* chez le bœuf, se traitent par *Puls.*, *Jac. C.*, *Thu.*, *Arsen.* ou *Arn.*, s'il y a eu lésion extérieure.

On appelle *jarde* une tumeur qui se développe à l'articulation du jarret chez le cheval. Chaude et douloureuse dans le principe, elle tend à devenir insensible et dure. On lui oppose *Arn.* et *Rhs.* dans le principe, et plus tard *S. Oler.* et *Sil.*

Les écorchures au genou ont souvent de la gravité, surtout chez les chevaux de race. On les lavera avec de l'*Arn.*, et puis on les recouvrira de bandelettes de *gutta-percha* fixées avec du *Collodium*.

70. VARICES.

La veine saphène est sujette, chez le cheval, à une dilatation variqueuse au point où elle passe sur la face interne de l'articulation.

Le médicament principal est *Rhs.* et puis *Puls.*, *Phos.*

71. OEDÈME, EAUX AUX JAMBES.

Assez rares chez les bêtes à cornes, plus fréquentes chez les chevaux, les eaux aux jambes se manifestent par un gonflement aqueux, qui remonte graduellement et laisse suinter des gouttelettes de serosités liquides d'abord, et puis sanieuses et purulentes. La douleur est violente; l'animal boite; le poil est hérissé; la peau est chaude.

TRAITEMENT. Le médicament principal est *Thu.*, deux gouttes de la teinture alcoolique dans un peu d'eau, soir et matin, et plus tard, *Thu.*, puis *Crotal.*, *Merc.*, *Arsen.*, *Hipp.*, *Sulph.*

72. PIEDS, SOLE et ONGLES.

Les pieds des animaux et leurs appendices sont sujets à mille incommodités diverses, résultant les unes de la négligence des maîtres et de mauvais traitements, les autres de leur conformation et de la nature des choses.

ENCLOUURE. — Si un cheval s'est encloué le pied, il faut arracher le clou avec soin, laver le pied avec un peu d'eau-de-vie ou de l'eau animée de quelques gouttes de teinture d'*Arnica ;* déferrer au besoin le cheval, et le laisser ainsi six ou huit jours.

Au besoin, on donnera à l'intérieur *Arn., Rhs., Hur.*

Solbature. — Si le cheval perd un fer et fatigue la sole outre mesure, elle s'enflamme et peut déterminer une maladie générale.

Lavez avec l'eau d'*Arn.*, et au besoin *Rhs., Hur.* à l'intérieur.

La Seime est une fissure de la sole dans le sens des fibres. Même traitement.

Le Crapaud est un suintement à travers les lames de la fourchette. Donnez *Sulph.* à l'intérieur, et en même temps lavez le pied avec un peu d'alcool dans lequel vous aurez laissé infuser des fleurs de soufre. (Voyez **18.**)

Excroissance au sabot. — Donnez *Jac. C.*, une dose tous les trois jours, et au besoin *Thu.* à l'intérieur, et quelques gouttes de sa teinture dans de l'eau pour laver l'excroissance.

Les bêtes à cornes sont sujettes à une maladie que l'on nomme *limace*, et les moutons à une affection analogue, que l'on nomme *piétin*. Nous les plaçons ici, vu que leur symptôme principal affecte les pieds.

73. Limace.

Contagieuse. L'animal perd l'appétit, devient triste, sa respiration est accélérée, la rumination est lente ; la bouche est chaude et sèche, les déjections sont dures, l'urine a une couleur foncée ; le lait ne vaut rien, et en général il disparaît. L'invasion de cette maladie est accompagnée de fièvre inflammatoire et sensibilité des onglons. L'animal reste couché, et lorsqu'on le force à marcher, il ne le fait qu'avec de grandes précautions, en levant et en abaissant les pieds malades avec un mouvement convulsif et en boitant. On remarque entre les onglons et au boulet de la chaleur et du gonflement, et dès ce moment l'appui sur le pied est impossible. Les parties tuméfiées se couvrent de pustules d'où découle un liquide blanc-jaunâtre. Les médicaments indiqués sont *Arn.* à l'extérieur et intérieur, et ensuite *Lyc., Hipp., Rhs., Calc.*

74. Piétin.

Il y a deux formes de piétin, qu'il faut bien distinguer l'une de l'autre :

1° Le piétin benin ; il commence par une fièvre plus ou moins violente, et se fait reconnaître par les symptômes suivants : L'animal est triste et boite ; il éprouve de la chaleur, les pieds rouges et enflés. Pour procéder au traitement, on lave le pied avec *Arn.*, tant à l'intérieur qu'à l'extérieur.

2° Le piétin malin. L'animal commence à boiter, tantôt d'un membre, tantôt d'un autre, jusqu'à ce que tous soient atteints. Un petit ulcère se fait apercevoir dans l'espace interdigité. Dès qu'on s'en aperçoit, il faut racler la partie malade jusqu'au vif, puis on lave le pied avec de l'eau salée, et l'on touche la plaie avec une plume trempée dans l'acide azotique (nitrique) fumant, après quoi on enveloppe le pied de linge, et on couche l'animal, à l'écart des autres, sur une litière douce. Les brebis guéries doivent être séparées du troupeau pendant quelque temps.

A l'intérieur *Hipp.*, *Sulph.*, *Arsen.*

La maladie qu'on nomme *fourchet* se rapproche beaucoup du piétin, et sera soumise au même traitement.

MALADIES DES YEUX.

75 à 77. LÉSIONS EXTERNES. MALADIES DES YEUX.

S'il y a une plaie ou une inflammation de l'œil, on fera bien de donner *Arn.* en teinture pour bassiner l'œil, et en globules à l'intérieur. Après cela, et après avoir retiré le corps étranger, s'il y a lieu, on pourra donner *Acon.* ou *Bell.*

78. SPASMES DES PAUPIÈRES.

Les chevaux sont assez sujets à des mouvements convulsifs des paupières, que l'on guérira par *Hyosc.* et *Cham.*

79. OPHTHALMIE.

Les bêtes à cornes sont sujettes à l'inflammation aiguë de l'œil. Cet organe, d'abord sec et brillant, devient bientôt larmoyant, chassieux, gonflé ; les paupières enflent aussi.

TRAITEMENT. — Teinture de chanvre : 1 goutte dans de l'eau tiède pour laver l'œil, et 10 gouttes dans de l'eau sur la langue. Passez ensuite à *Acon.*, *Buf.*, *Dulc.*, *Calc.*, *Puls.*

Le cheval est souvent sujet à un larmoiement des plus désagréables ; vous le combattrez par les mêmes moyens.

Si l'œil devient chassieux, vous y ajouterez *Merc.*, *Lyc.*, *Sil.*

80. Taies de la cornée. Albugo.

S'il se forme des taches blanches à la surface de l'œil, lavez-le avec de l'eau tiède, dans laquelle vous aurez versé une goutte de teinture de chanvre.

Si cela ne suffit pas, donnez successivement *Calc., Ped., Bel., Hur.*

81. Cataracte. Si le cheval commence à perdre la vue et à ne pouvoir se diriger, observez l'œil avec attention, et si vous apercevez le cristallin devenu opaque, vous pouvez être sûr qu'il y a une cataracte commençante.

Dans ce cas-là, lavez l'œil avec quelques gouttes de teinture de chanvre dissoutes dans de l'eau, et 10 gouttes par jour dans de l'eau à l'intérieur. Passez ensuite à *Phos., Ped., Sulph., Puls.,* 5me, 10me et 30me dynamisation, à un mois d'intervalle pour chaque dose.

82 à 87. Amblyopie et Amaurose.

Si malgré l'examen le plus attentif vous n'avez rien pu découvrir d'anormal dans l'œil du cheval qui devient aveugle, vous avez affaire probablement à une amaurose commençante ou *Amblyopie amaurotique.* Essayez, dans ce cas-là, d'abaisser graduellement la paupière en la frottant légèrement, et puis relevez-la vivement en y laissant tomber le jour d'aplomb ; si la pupille reste immobile, c'est que la paralysie du nerf optique est consommée ; si au contraire la pupille se contracte et se resserre vivement, c'est que la maladie est peu avancée.

Traitement. — *Ped., Hyosc., Lyc., Cham., Sil., Puls.,* chacun à la 20me et à la 30me dynamisation à un mois d'intervalle.

MALADIES DES OREILLES.

88. Douleur a l'oreille.

Cette incommodité est quelquefois très-cruelle, surtout chez le cheval. Il est facile, avec un peu d'attention, de constater son existence. L'oreille est chaude, enflammée, souvent tuméfiée ; le cheval penche la tête du côté malade et la secoue.

Traitement. *Puls., Acon., Elaps, Bry.*

89. Parotite.

La parotite est une glande salivaire placée entre l'oreille, le bord postérieur de la mâchoire et le col. Elle est parfois le siége d'une inflammation facile à reconnaître au gonflement de la glande.

TRAITEMENT. *Acon., Bell., Sulph.*

90. TAUPE. — Tumeur indolente placée derrière les oreilles à l'union du cou avec la tête, qui souvent vient à suppuration.

TRAITEMENT. *Acon., Sil., Merc.*

91. MALADIES DU NEZ.

Le gonflement et l'inflammation des naseaux sont assez fréquents chez les animaux.

TRAITEMENT. *Arn., Sulph., Bry.*

92. CORYZA.

Rhume de cerveau, nommé *morfondure* chez les chevaux, causé par une suppression subite de la sueur. L'animal est abattu, lent, paresseux ; il y a de la fièvre et un écoulement de mucosités nasales.

TRAITEMENT. *Acon., Sulph., Cham.*

93. MORVE.

Contagieuse. Écoulement muqueux, odeur fétide, croûtes épaisses d'un vert jaunâtre dans le nez ; l'écoulement est parfois accompagné dans l'auge d'une tumeur dure de la grosseur d'une noix. Pituitaire pâle, points rouges, ulcérations qui saignent en y touchant. Le principal remède est *Arsen.,* une dose par jour, qui guérit souvent avec une promptitude merveilleuse. *S. Oler., Sulph* et *Lyc.,* conviennent contre les tubercules cutanés ; contre les boutons de farcin, *Arsen., Hipp.* et *S. Oler.*

AFFECTIONS DES POUMONS.

94 à **97.** PNEUMONIE.

L'inflammation générale du poumon est une maladie aiguë, assez fréquente, produite par l'air ou l'eau trop froide. Le pouls s'accélère jusqu'à cent pulsations par minute, la soif est vive, quoique l'animal évite de boire à cause de l'étouffement ; la muqueuse de la bouche et des naseaux est rouge, la toux fréquente, le cheval se tient constamment debout, les jambes écartées, pour faciliter la respiration.

Traitement. *Acon., Phos., Bry., Arsen., Rhs.*
Même traitement chez les bœufs et les brebis.

91. Angine.

Fièvre, respiration bruyante, sonore, yeux saillants, toux sèche, langue rouge, haleine chaude, naseaux enflammés, salive écumeuse.

Acon., Phos., Hipp., Thu., Arn., Bry.

99. Toux.

Généralement la toux est le symptôme d'une autre affection générale. Si on ne peut en découvrir la cause on pourra toujours donner :

Acon., Dulc., Phos., Puls., Lyc.

101. Catarrhe.

Contre le catarrhe des bœufs après refroidissement, avec toux creuse et fréquente, on a employé avec succès :

Dulc., Bry., Puls.

102. Pleurésie.

Si le cheval ou le bœuf a pris un refroidissement après avoir eu chaud, et qu'il décèle par ses actes une vive douleur à la poitrine, vous pourrez supposer une pleurésie.

Les principaux symptômes sont : froid, suivi d'un accroissement de chaleur aux cornes, aux oreilles et au nez ; allongement du cou, abaissement de la tête ; coudes écartés du corps, respiration gênée, avec mouvement plus prononcé du ventre et dilatation des naseaux ; tussiculation faible ; crainte de tout attouchement sur la poitrine ; déjections sèches, noirâtres, brillantes et profondément sillonnées ; urine rouge. Point d'appétit ; la sécrétion du lait est très-diminuée. Le médicament principal est *Acon.*, à prendre une dose toutes les deux heures, jusqu'à ce que la fièvre ait cessé entièrement. Ensuite on administre quelques doses de *Bry.*, à huit ou douze heures d'intervalle. *Cham.* contribue à rétablir la sécrétion du lait. *Phos., Hipp., Sulph.*

103. Hémoptysie.

Si le sang est rejeté en abondance par les narines, avec toux, fièvre et oppression, donnez *Arn., Cham., Elaps, Phos.*

104. Phthisie pulmonaire.

Toux, mucus nasal, respiration courte, faiblesse. Le cheval, quoique mangeant bien, maigrit considérablement ; il est surtout incapable du moindre effort pendant l'après-midi. Les poils de la crinière tombent, de petits tubercules apparaissent au garrot; poil lisse et brillant; diarrhée et mort. Les principaux médicaments recommandés sont *Lyc.*, *Hipp.* et *Dulc.* 10e, 15e, 30e dynamisation, et à longs intervalles.

105. POUSSE OU ASTHME DU CHEVAL.

Respiration accélérée, bruyante, sifflante, stertoreuse. Il est menacé de suffocation, surtout s'il monte ou s'il tire un lourd fardeau. Mucus visqueux rejeté par le nez en toussant; il s'interrompt souvent quand il boit pour reprendre haleine; il est maigre et son poil est terne, piqué. Les principaux médicaments ordonnés sont *Acon.*, *Bry.* et *Nux V.*

Chez les bœufs on pourra ajouter à ces médicaments *Calc.* et *Arsen.*

106 et **107.** HYDROTHORAX.

L'œdème et l'hydropisie du poumon sont assez fréquents chez les bêtes à cornes et les chevaux.

Nous avons décrit cette affection et indiqué son traitement ci-devant, §§ **50, 51, 52.**

MALADIES DE LA BOUCHE.

108. GLOSSITE.

L'inflammation de la langue est rare chez les chevaux; si elle se manifeste, on donnera avec succès *Acon.*, *Merc.*, *Bell.*

Plus fréquente chez les bêtes à cornes, on la combattra par les mêmes moyens.

109. PARALYSIE DE LA LANGUE.

On la reconnaît à la difficulté ou à l'impossibilité de boire; elle est rare chez les chevaux. On la combat par *Hyosc.*, *Bell.*

110. STOMACACE.

Les bœufs sont sujets à l'inflammation de la muqueuse de la bouche à la suite de la limace. On leur donnera *Merc.* ou *Bell.*

111. GLOSSANTHRAX.

Le charbon à la langue est une affection généralement mortelle, fréquente chez les bœufs, et qui va chez les brebis jusqu'à la gangrène et la chute de la langue elle-même.

Si les bêtes bovines se trouvent soumises à un genre de vie qui engendre le typhus, ou qui en favorise le développement, il arrive quelquefois que le principe pestilentiel se jette de préférence sur la langue, auquel cas survient le Glossanthrax, maladie contagieuse. Le charbon de la langue s'annonce ordinairement par une bave abondante qui coule de la bouche, une grande anxiété et la tuméfaction de la langue. En examinant la bouche, on découvre de petites vésicules pleines d'un liquide trouble, ou de petits tubercules entourés d'un cercle bleuâtre. Les vésicules crèvent et emplissent la bouche d'un liquide fétide ; sur les tubercules, au contraire, s'élèvent des pustules qui, d'abord d'un jaune blanchâtre, deviennent plus tard brunâtres ou noirâtres, et atteignent le volume d'une noix. La première chose à faire est donc de les gratter avec un couteau courbe, une cuiller de fer ou un bouchon de paille, après quoi on nettoie bien la plaie au moyen d'un linge trempé dans l'huile. Pendant cette opération, il faut tenir la tête de l'animal basse, afin qu'il ne puisse pas avaler d'ichor, et prendre garde d'être touché soi-même par ce liquide qui détermine chez l'homme et les animaux des ulcérations malignes. Une fois les pustules enlevées, on touche la langue tous les jours avec un linge imbibé d'eau à laquelle on ajoutera quelques globules d'*Arsen.* S'il restait encore la fétidité de l'haleine, on administrerait *Merc.*, *Crotal.* ou *Phos.*

112. Lampas.

Les jeunes chevaux sont sujets à une tuméfaction du palais à laquelle on donne ce nom.

Traitement. *Merc.*, *S. Oler.*, *Sulph.*

MALADIES DES DENTS ET DES GENCIVES.

113. Gencives.

Pour les gencives pâles ou saignantes, donnez *Merc.*, *Buf.*, *Sulph.*

114. Tic.

Les chevaux sont sujets à appuyer leurs dents sur la mangeoire ou sur les corps durs qu'ils rencontrent. Outre la destruction rapide des dents, leur appétit diminue et l'animal maigrit à vue d'œil.

On donnera *Nux V.*, *Crotal.*, *Sil.*

Quant aux jeunes chevaux sujets à contracter cette mauvaise habitude par irritation, on les isolera et on les éloignera de la mangeoire pour les en guérir.

MAUX DE GORGE.

115 à 119. Angine.

L'angine est une maladie grave chez les bêtes à cornes. Il y a inflammation de l'arrière-bouche et fièvre.

Traitement. *Ped., Acon., Phos., S. Oler.* (Voyez **98.**)

MALADIES DE L'ESTOMAC.

120. Indigestion.

Les chevaux voraces qui travaillent après le repas sont sujets aux indigestions. Agitation, tête basse, sueur. Grains d'avoine non digérés dans les excréments. L'animal s'écarte de la mangeoire, détourne la tête du fourrage; mais il ne cherche pas à se coucher, comme dans la colique.

Les bœufs trop avides sont sujets à la même incommodité.

Traitement. *Nux V., Arsen., Elaps, Cham., Dulc.*

121 à 126. Anorexie.

Le manque d'appétit est plutôt un symptôme qu'une maladie distincte chez les animaux.

Si on ne peut la déterminer avec précision, on donnera *Nux V., Hur., Cham., Puls.*

127. Faim canine.

Traitement. *Puls., Nux V.*

126. Boulimie.

Appétit désordonné. L'animal mange de la terre, du bois, des cordes, etc. *C. Ind., Puls., Nux V.*

129 à 131. Inflammation de l'estomac.

Le cheval est agité, regarde son ventre, se jette par terre; pouls dur, renvois d'air, bouche sèche, bâillement.

Les symptômes sont encore plus graves chez les bœufs. Il s'y joint des spasmes, de la fureur, les yeux sont saillants.

On doit ne pas nourrir les animaux trop abondamment si l'on veut les préserver de cette maladie.

Traitement. *Acon., Hipp., Puls., Nux V., Ped.*

MALADIES DE L'ABDOMEN.

132, 133. Hépatite et Jaunisse.

L'inflammation du foie offre des symptômes qui peuvent quelquefois la faire confondre avec la pneumonie. L'animal est abattu, regarde son flanc droit, gratte la terre de ses pieds de devant ; il est constipé ; l'urine est brune, la fièvre violente, déglutition difficile, poil terne et piqué. Enfin, dans une période plus avancée de la maladie, la membrane muqueuse de la bouche, des naseaux, et le blanc de l'œil, prennent une teinte jaune, la gangrène envahit le foie, et l'animal succombe. Cette maladie est plus grave encore chez les bêtes à cornes que chez les chevaux, surtout lorsqu'elles séjournent trop longtemps l'hiver dans des étables.

Traitement. *Acon., Hipp., Merc., Crotal., Nux V., Sulph.*

134. Splénite.

L'inflammation de la rate est plus rare chez les chevaux que chez les bêtes à cornes. La langue est brunâtre. Il y a manque d'appétit, pouls d'abord dur, puis faible et lent, regard fixe, douleur dans le flanc gauche en pressant dessus.

Traitement. *Acon., Arsen., Nux V., Bry., Hur.*

135. Ascite.

Dépôt de liquide dans la cavité abdominale. Le ventre est tendu, soif continuelle, urine âcre. (Voyez **51** et **52**.)

Traitement. *Arsen., Crotal., Buf.*

136. Entérite.

L'inflammation de l'abdomen est une affection grave, surtout chez les bêtes à cornes.

Le ventre est chaud, tendu, le pouls dur, les yeux saillants, les membres tantôt froids, tantôt chauds, dos voûté ; l'animal regarde son ventre, trépigne, ne fiente pas. Bientôt un calme apparent se manifeste, mais il n'est que le précurseur de la gangrène des intestins et de la mort.

Traitement. *Acon., Hipp., Hyos., Ars., Nux V.*

La Maladie des bois n'est qu'une forme de l'entérite qui se manifeste au printemps, chez les bœufs ou les brebis qu'on envoie pâturer dans les bois. Elle est soumise au même traitement.

137. Péritonite. — Cette maladie est produite le plus souvent par une lésion extérieure, telle que des coups, une sous-ventrière trop serrée chez le cheval, ou bien un refroidissement violent.

L'animal est inquiet, agité, regarde ses flancs, se jette par terre, cherche à se frotter avec les pieds de derrière; les oreilles et les jambes sont froides, le pouls dur, et les yeux rouges et animés.

Traitement. *Acon.*, une dose de 2 en 2 heures. Cantharides, une goutte de teinture dans de l'eau, 6 fois par jour, et quand les premiers symptômes sont un peu calmés, *Nux V.*, *Crotal.*, *Bry.*, *Hyos.*, *Elaps.*

138. Colique.

La colique est souvent amenée par un refroidissement. L'animal se couche et se relève, se campe sans pouvoir fienter ni uriner, témoigne une vive anxiété, et éprouve des accès qui se renouvellent à peu près de 10 en 10 minutes.

Traitement. *Acon.*, *Arsen.*, *Hipp.*, et teinture de cantharides si la rétention d'urine prédomine.

MÉTÉORISATION.

Cette affection est une espèce de colique venteuse qui se manifeste après que l'animal a mangé. L'animal cesse de manger et de ruminer. Gonflement énorme du ventre, surtout au côté gauche, et quand on frappe dessus, il résonne comme un tambour. Respiration courte et difficile, les naseaux largement ouverts. L'épine du dos paraît enfoncée, les quatre pieds sont rapprochés, la queue est courbée en haut, les yeux sont fixes et saillants, les veines du cou et de la poitrine sont gorgées de sang, bouche chaude et pleine de bave; l'anus, fermé, fait saillie au dehors; une sueur froide baigne le corps; l'animal se plaint, tremble, chancelle, et se tient avec peine sur ses jambes. Le médicament indiqué c'est *Cham.*; si la rumination n'est pas rétablie lors de la guérison du mal, on prendra *Acon.*, et au bout de quelques heures *Arsen.*, en doses répétées, ou bien *Nux V.*, *Hipp.* et *Cham.*

La colique venteuse offre les mêmes symptômes à un moindre degré d'intensité. On pourra lui appliquer le même traitement.

139. Helmintiase.

Le cheval, tourmenté par les vers, bat son ventre du pied, lèche les murs, frotte son train de derrière ; ses excréments sont fétides.

Traitement. *Sulph., Merc., Hipp., Sil.*

141. Ptiiriase.

Si la peau est envahie par des poux, donnez à l'intérieur *Ped.*, et si cela ne suffit pas, faites infuser des feuilles de tabac dans de l'eau, qui servira à laver les places les plus infectées.

140. Hernie.

Les sauts, les efforts violents, des coups de corne, peuvent déterminer une hernie. On sent alors une tumeur molle, indolente sous la peau, qui grossit graduellement. Si la hernie s'étrangle, il se manifeste une anxiété cruelle ; la constipation est absolue, et l'animal succombe en peu d'heures.

Traitement. — Dès le début, il faut faire reposer l'animal, laver la place malade avec de la teinture d'*Arn.* dans de l'eau. Après cela on passe une sangle sous le ventre, et l'on glisse, entre elle et la peau, un tambour d'étoupe. Si la hernie a été produite par une blessure, on élargit la plaie ; on fait rentrer les intestins lavés avant avec de l'eau tiède et en ayant soin d'avoir les doigts bien huilés, et l'on suit le même traitement.

Les jeunes poulains sont sujets à des hernies ombilicales, qu'on pourra traiter de la manière suivante : Serrez la peau du cheval de manière à faire rentrer la hernie ; puis entourez la partie excédante de la peau avec un fil de cordonnier. En quelques jours cette espèce de sac sera adhérente, et la portion comprise hors de la ligature se détachera et tombera. *Nux V.;* une dose de deux en deux jours complétera la cure et préviendra les rechutes,

141 et 142. Constipation. — La constipation est un symptôme qui accompagne fréquemment les coliques ; le ventre est ballonné ; l'animal se soutient difficilement sur ses pieds.

Traitement. *Sulph., Bry., Nux V.*

143. Diarrhée. *Acon., Puls., Hipp., Cham.*

144. Dyssenterie ou diarrhée sanguinolente. *Merc., Elaps, Crotal., Arsen.*

144 et 145. Chute du rectum. — Accident fréquent

après une longue diarrhée. *Bell.*, *Arsen.*, *Merc.*, 5ᵐᶜ et 10ᵐᵉ dynamisation.

MALADIES DES VOIES URINAIRES.

147. Néphrite.

Inflammation des reins, produite par des chocs extérieurs ou par quelque maladie interne.

Le pouls est dur, vif ; le dos est déprimé, très-sensible à la pression ; urines rares, quoique claires.

Traitement. — Cantharides : une goutte de la teinture dans un peu d'eau ; tous les jours *Ocy.*, *Acon.*, *Nux V.*

149 et **150**. Calculs. Gravelle.

Maladie assez rare chez les chevaux, plus fréquente chez les bêtes bovines. *Ocy.*, *Lyc.*, *Phos.*, *Jac. C.*

151. Dysurie.

Il est facile de distinguer la rétention d'urine et les spasmes du col de la vessie de la néphrite ; les reins ne sont pas douloureux par la compression ; les urines sont rares, il est vrai ; mais l'animal se campe souvent pour uriner, seulement goutte à goutte, et avec des gémissements.

Traitement. *Hyos.*, *Ocy.*, *Jac. C.*, et au besoin quelques gouttes de teinture de cantharides dans de l'eau.

152. Incontinence d'urine. *Cham.*, *Arn.*, *Merc.*

153 et **154**. Diabète.

Emission très-abondante d'urine sucrée, avec soif et amaigrissement ; fréquente chez les bœufs et les moutons.

Traitement. *Lyc.*, *Arsen.*, *Merc.*

MALADIES DES ORGANES GÉNITAUX.

155. Inflammation du fourreau et gonflement.*Buf.*,*Merc.*, et *Jac. C.* Et si les urines sont fréquentes, *Rhs.*

156. Inflammation des testicules.

Après la castration ne donnez pas à boire de suite aux animaux. Lavez la plaie avec de l'arnica, et si l'inflammation persiste, *Lyc.*, *Sulph.*

157. Pollutions.

Les étalons vigoureux sont sujets à des pollutions, si on les tient trop longtemps éloignés des juments.

Buf., Hipp.

158. Satyriasis.

S'il y a exaltation maladive de l'appétit vénérien chez les étalons, donnez *Cantharides* une goutte de la teinture dans de l'eau deux fois par jour. Puis *Phos., Acon., Buf.*

159. Nymphomanie.

Si les juments ne conçoivent pas par trop d'ardeur, on leur donnera une goutte de teinture de cantharides dans de l'eau douze heures avant qu'elles ne soient saillies et au besoin *Puls.*

160 à 175. Avortement.

L'avortement est souvent la conséquence d'une chute ou d'un coup; mais il peut être aussi déterminé par de mauvais soins et l'excès de travail. La plupart du temps, il est annoncé par plusieurs symptômes, parmi lesquels on doit signaler l'agitation, l'anxiété, l'abattement de la mère, la diminution soudaine de son lait, et la sortie par le vagin d'un liquide muqueux de mauvaise odeur. Le médicament indiqué est *Arn.*, puis *Puls.* Enfin, si l'avortement a eu lieu, et que le placenta tarde quatre à six heures à sortir, on doit faire prendre *S. Oler., Bell., Nux V.*

176. Chute de la matrice.

Il n'est pas rare, chez les vaches, qu'après une parturition difficile, et dans laquelle des secours manuels ont été administrés sans prudence ou par suite d'efforts après la mise bas, la matrice se renverse sur elle-même et apparaisse au dehors, en partie ou même en totalité, sous la forme d'un très-gros corps de couleur rouge foncé, dont la surface est couverte de boutons rouges d'aspect satiné, qui sont les cotylédons. En pareil cas il faut se hâter, pour éviter l'inflammation ou la gangrène. On place les jambes de derrière plus élevées que celles de devant; on s'entoure la main d'une toile molle trempée dans du lait, et peu à peu on fait rentrer l'organe à la façon d'un doigt de gant; si l'accident n'est pas de fraîche date, que la matrice soit sèche, froide, ou même sale, on commence par la bien laver avec du lait tiède : on administre ensuite intérieurement *Arn.*, et l'on pratique des injections d'eau d'*Arn.* Quand il y a fièvre et état inflam-

matoire, on fait prendre de suite une couple de doses d'*Acon.*
Si l'accident a été produit par de grands efforts après le vé-
lage, c'est le cas de recourir à *Bell.*, et s'il se déclare peu
après la mise bas, surtout la mère étant couchée, on se trouve
bien de *Cham.* (deux doses par jour) ; quand la chute de la
matrice provient des efforts exercés pour l'expulsion du placenta, *Puls.*, si l'anus s'enfonçait d'une manière notable,
Nux V.; quelquefois il reste des indurations ou du gonflement au vagin et aux mamelles, avec suppression ou
diminution du lait. Tous ces accidents consécutifs cèdent en
peu de temps à l'usage prolongé d'*Arsen.*, dont on fait prendre
une dose toutes les six heures, jusqu'à ce qu'il n'en reste plus
aucune trace.

177. ACCOUCHEMENT.

Lorsque les juments pleines ne sont pas surchargées de
travail et qu'on les soigne bien, elles mettent bas sans de
grands efforts ; cependant parfois les forces de la mère ne
suffisent pas pour amener le petit au jour, et l'on est obligé
de recourir à des médicaments ou à la main pour prévenir
des accidents. Un long temps s'écoule avant que l'animal se
couche, et il témoigne une vive agitation avant que les douleurs efficaces paraissent ; donnez alors *Puls.* Si les douleurs
sont accompagnées de mouvements convulsifs, on administre
Cham. ou *S. Oler.*, une seule dose, de crainte de supprimer
le lait. Si le lait tarde, recourez à *Acon.* et à *Cham. Arn.*
convient lorsque l'animal a beaucoup souffert, et *Nux. V.*
quand il lui reste une sorte de paralysie des reins. L'inflammation de la matrice cède à *Arn.*, et les frissons fébriles qui
surviennent après la délivrance sont dissipés par *Acon.* et
Puls. S'il se présentait des difficultés au passage, il faudrait
tirer un peu sur les pieds, mais seulement pendant la durée
des douleurs.

178. FIÈVRE DE LAIT.

Les animaux perdent l'appétit et leurs forces ; la langue,
la bouche et le nez sont secs ; les membres sont pris de convulsions, les animaux chancèlent, tombent comme frappés
d'épilepsie, quittent rarement leur litière, et refusent ordinairement de boire. Au début, les déjections sont sèches,
mais au bout de quelque temps elles s'amollissent, et les aliments finissent par passer indigérés ; la langue devient sale,

et la bouche laisse échapper une abondante salive de mauvaise odeur. Tant que dure la fièvre, il faut administrer *S. Oler.*, et au besoin *Bry.* Une dose de *Verat.* est indiquée lorsque la maladie, après avoir été vaincue, laisse un état de faiblesse à sa suite.

179. INFLAMMATION DES MAMELLES. *S. Oler.*, *Sil.*, *Phos.*, *Bry.*

Si le lait de la vache est BLEU, *Lach.* et *Puls.*; si le lait est ROUGE par des filets de sang d'un trayon, *Phos.*, *Acon.*; VISQUEUX, *Sulph.*, *Cham.*; ACIDE, *Sulph.*, *Phos.*; PEU ABONDANT, *Bell.*, *Cham.*; s'il s'écoule spontanément, *Cham.* et *S. Oler.*; ce dernier seulement dans les cas graves et avec modération, car il pourrait supprimer complétement le lait si on le répétait trop fréquemment.

SYSTÈME NERVEUX.

180. FOURMI.

Affection vertigineuse, rare chez les bœufs, fréquente chez les moutons, produite par des vers dans le cerveau (hydatides). L'animal se met à tourner rapidement sur lui-même, tombe enfin, et se relève bientôt pour tourner et tomber de nouveau.

TRAITEMENT. *Elaps*, *Bell.*, *Sulph.*

181. APOPLEXIE. VERTIGE.

Les chevaux qui ont le col court, épais, qui portent la tête basse et faiblissent sur les jambes de devant, sont plus disposés que les autres aux attaques d'apoplexie.

TRAITEMENT. — On leur donnera, comme préservatif, *Acon.*, *C. Ind.*, *Bell.*, *Crotal.*, *Nux V.*, à la 10e ou 15e dynamisation; à longs intervalles et à doses répétées de la 5e, si le mal est une fois déclaré.

182. PARALYSIE.

Dans cette maladie, qui succède souvent à l'apoplexie, les muscles n'obéissent plus à la volonté. Plus rare chez les bœufs que chez les chevaux, elle se traite par : *Acon.*, *Buf.*, *Elaps*, *Bell.*, *Hipp.*

183. Le TREMBLEMENT CONVULSIF des brebis se guérit souvent par quelques gouttes d'acide sulfurique dans de l'eau.

184. Épilepsie. Chute avec perte de connaissance, écume à la bouche, mouvements convulsifs ; assez rare chez les bœufs, plus fréquente chez les chevaux.

Traitement. *Crotal., Hyosc., Bell., Ferat.*

185. Syncope.

Défaillance après de fortes hémorrhagies. *Cham., Elaps, Ferat., Arsen.*

186. Typhus. (Voyez **46.**)

187. Tétanos.

Le tétanos commence toujours par des symptômes légers de colique, avec mouvement de la queue ; l'animal a de la peine à ouvrir la bouche ; les oreilles deviennent raides, les yeux sont largement ouverts, le col est sans souplesse et immobile ; enfin, l'animal est raide comme un cheval de bois. La respiration est accélérée et bruyante, et une sueur froide couvre l'animal, incapable de faire le moindre mouvement, il se tient debout, les jambes fort écartées. Le médicament prescrit est *Nux V.*, administré à doses répétées plusieurs fois par jour, ensuite tous les deux jours. S'il reste de la raideur dans les jambes, *Arsen.*; s'il ne recouvre pas l'appétit, *Ferat.*, *Bellad.* et *Merc.* ont été souvent utiles.

188. Rage.

Nous commencerons à décrire les symptômes de la rage telle qu'elle se manifeste chez les chiens.

On en distingue deux formes principales : la rage proprement dite, et la rage mue.

La rage proprement dite s'annonce d'abord par un changement notable dans les allures du chien, qui paraît ou plus vif ou plus irritable, ou triste et comme appesanti, suivi d'une agitation particulière, périodique ; la docilité diminue avec les progrès du mal ; l'appétit se perd ; le chien dévore des choses non alimentaires ; il boit et rejette l'eau qu'il ne peut plus avaler ; la voix devient plus aiguë ou plus grave, mais toujours un peu rauque et désagréable, et son hurlement est court. L'envie de mordre ne se montre que par moments. Sans aboyer, l'animal se jette sur les objets qu'il rencontre ; il happe l'air comme s'il voulait prendre des mouches. Plus tard, les yeux rougissent, se ferment et s'ouvrent alternativement, ils sont troubles, et jamais étincelants. La peau se plisse sur le front, et la tête enfle, puis l'amaigrissement paraît.

La rage mue détermine, sous le rapport des allures, du défaut d'appétit, de la boisson, de la voix et de l'envie de mordre, des phénomènes semblables à ceux de la rage proprement dite, mais avec les modifications suivantes : la mâchoire inférieure est pendante et comme paralysée dès le début de la maladie, le chien ne peut avaler aucun liquide, et la salive lui coule continuellement de la gueule, et tient la langue pendante entre les dents.

La cause de la rage est le défaut de soins, le manque de bonne eau, surtout dans les temps chauds, et l'impossibilité de satisfaire l'appétit vénérien, ou bien l'inoculation de la bave à la suite d'une morsure. Dans ce dernier cas, elle n'éclate jamais avant le neuvième jour, et elle peut survenir beaucoup plus tard.

RAGE CHEZ LE CHEVAL.

Le cheval qui a été mordu par un chien enragé devient triste, la tête baissée, les yeux fermés, et manque d'appétit. Les oreilles, la bouche et les jambes sont froides, les poils se hérissent, et un léger frisson court sur la peau.

Pour les chiens, comme pour les chevaux, on fera bien, aussitôt la morsure constatée, de chauffer la plaie à distance, comme nous l'avons indiqué pour le charbon développé chez l'homme (§ 46). On appliquera ensuite de la teinture de cantharides, dans la proportion d'une petite cuillerée, dans quatre cuillerées d'eau, et l'on en fera prendre matin et soir cinq gouttes pour les chiens et vingt pour les chevaux dans suffisante quantité d'eau, pendant une douzaine de jours. Si, malgré ce traitement, quelques symptômes alarmants se manifestent, recourez à *Bell.*, *C. Ind.*, *Crotal.*, *Hyo sc.*, *Buf.*

RAGE CHEZ LES BÊTES A CORNES.

L'animal est agité ; il n'a plus d'appétit ; il ne rumine plus ; la soif est peu considérable ; l'abdomen est un peu gonflé, et l'animal fait de grands efforts pour fienter et uriner. Il se secoue souvent, surtout de la tête et du cou ; il beugle presque sans cesse. Sa voix, d'abord à peine changée, prend, au second ou troisième jour, un timbre particulier, rauque et sourd ; le regard fixe, l'œil plus rouge ; la salive coule continuellement avec écume. Chez quelques vaches, les aliments remontent involontairement à la bouche. Il faut attacher l'animal par les quatre membres, le col et les cornes ; on chauffera la plaie, puis on lui administrera une dose de *Bell.* On lave bien la morsure et on la fomente avec de l'eau à laquelle ont été ajoutées quelques gouttes de teinture de belladonne. Lorsqu'un chien enragé s'est glissé dans un troupeau, il est prudent de faire prendre journellement une dose de *Bell.* à toutes les bêtes, pendant huit à douze jours.

On peut aussi employer cantharides, comme nous l'avons dit dans le précédent paragraphe, et pour les symptômes consécutifs, *C. Ind., Hyosc., Buf., Crotal.*

MALADIE DES POMMES DE TERRE.

Nous avons résumé, aussi complétement que notre cadre le comportait, les principales infirmités humaines et leurs remèdes appropriés ; de là nous avons passé à celles des animaux, fidèles compagnons de l'homme, nourriciers de la famille, et souvent l'unique richesse du cultivateur.

Maintenant, là où tous nos devanciers se sont arrêtés, il nous reste une tâche à remplir. La vraie médecine doit, pour être complète, s'étendre aussi au règne végétal.

Malheureusement, gênés par l'espace, nous ne pouvons que signaler en passant ce vaste sujet, et appeler le zèle des observateurs pour le compléter et l'agrandir, afin que plus tard l'homœopathie végétale ne soit pas au-dessous des autres applications de l'art.

L'unique objet qui puisse fixer aujourd'hui notre attention est la maladie des pommes de terre, maladie que l'on se flatte en vain de voir disparaître et qui ne cèdera qu'aux efforts réunis de l'agriculteur et du savant.

La Pathogenésie brésilienne (page 219) contient un important travail sur ce sujet. On y verra que le moyen le plus sûr de préserver la pomme de terre est de lui inoculer un globule préparé avec des parties de la plante malade elle-même. Il suffit pour cela d'ouvrir, dans chaque fragment du tubercule que l'on met en terre, un trou avec une grosse aiguille ou une grosse épingle et d'y insinuer le globule indiqué, qui se dissoudra bientôt et répandra autour de lui son action préservatrice. Des essais faits en Lorraine et aux environs de Paris ont déjà parfaitement réussi. Les agriculteurs qui désireront les multiplier, pourront s'adresser à la pharmacie centrale homœopathique, où, pour le prix d'un franc, on leur fera délivrer un flacon contenant 10,000 globules suffisant pour préserver une plantation considérable.

Le pralinage des semences selon la méthode B‘kès, dont on a beaucoup vanté la propriété préservatrice, ne doit pas être mis de côté ; mais seulement il ne faut pas lui attribuer plus de valeur qu'il n'en comporte. Ce procédé retardera peut-être de quelques années l'invasion de la maladie, en donnant plus de force à la végétation, mais il ne détruira pas le germe du mal, qui n'en renaîtra que plus violent et emportera tout l'espoir des récoltes de l'avenir, si on ne recourt dès aujourd'hui à l'emploi des moyens spécifiques. C'est ainsi qu'un excellent régime et une bonne alimentation étaient impuissants contre les progrès de la petite vérole, que la vaccine seule pouvait limiter à jamais, et faire disparaître en l'atteignant dans sa source.

L'homœopathie seule est donc appelée à conserver à l'Europe la pomme de terre, prédestinée à périr si on néglige les ressources de la science. Cependant les corps officiels s'endorment devant cet immense danger, qui menace d'engloutir une partie des populations européennes privées de leur aliment. On a craint de blesser les amours-propres académiques en acceptant de la science nouvelle, le moyen de salut qu'elle offrait depuis deux ans, ou en demandant à un autre inventeur, M. Rey de Morande, le moyen qu'il offre depuis vingt ans de naturaliser, en Europe, vingt plantes tropicales égales ou supérieures en propriétés nutritives à la pomme de terre elle-même. Périssent cent millions d'hommes, pourvu que la routine des bureaux et l'orgueil des Académies triomphent !

POST-FACE.

Nous, qui ne voyons de salut pour le monde que dans l'initiative multiple des individus, et qui par cet ouvrage même faisons un appel efficace aux intelligences d'élite qui s'ignorent elles-mêmes dans les limbes obscurs de notre société, si habilement édifiée pour étouffer l'élan du génie, nous avons la ferme conviction que ce monde contient en lui-même tout ce qu'il lui faut pour se sauver.

La science offre de toutes parts à l'homme les instruments de sa régénération physique et morale ; mais c'est à l'homme de les saisir et de se les approprier lui-même.

Le propre de la bureaucratie et des académies est de rejeter ces éléments intégrants d'un nouvel ordre de choses, qui les fera disparaître pour toujours.

Jacotot seul avait bien compris que sa méthode ne pouvait et ne devait pas être acceptée par les gouvernements. On peut dire qu'il n'a pas été compris même par ses disciples. Ils auraient voulu introduire dans les colléges la méthode de la famille et du pauvre, que Dieu a donnée aux mères pour détruire les bagnes de l'enfance. De là tant de mécomptes, et l'état de marasme où languit *l'émancipation intellectuelle.*

Hahnemann, sublime inventeur d'une doctrine toute divine, Hahnemann n'a rien fait pour en assurer l'avenir. Aussi, ses disciples ont dévié de la bonne route, bien plus encore que ceux de Jacotot. Loin de préserver du contact impur des corps privilégiés le dépôt sacré livré à la terre par l'Esculape moderne, ils ne cessent de l'offrir aux représentants de la médecine matérialiste. Ils réclament pour l'homœopathie l'appui du gouvernement, qui suffirait pour la dénaturer. Ils rêvent pour elle un nouveau Constantin, qui la fasse asseoir sur un trône officiel, comme le fondateur de Constantinople a fait pour le Christianisme. Aveugles, qui ne savent pas qu'en quittant les catacombes le Christianisme y a laissé sa force morale, ou pour mieux dire y est resté lui-même enseveli, pendant qu'un fantôme vain revêtissait, aux cris de la foule, un pan de la robe pourprée de César !

Il en sera même de l'homœopathie. Le jour où elle obtiendra les faveurs du pouvoir, elle ne sera plus elle-même, et, dussions-nous être accusés d'émettre des paradoxes, nous ne craignons pas d'affirmer qu'elle perdra toute son efficacité et qu'elle cessera de guérir.

Cependant, dira-t-on, sans le gouvernement l'homœopathie n'aura jamais des hôpitaux. Et qui vous a dit, pétitionneurs infatigables, qu'il fût dans les destinées de l'homœopathie de briller dans les expériences publiques? Son rôle est bien plus beau, bien plus sacré, bien plus moralisateur. Elle doit rendre inutiles, elle doit dépeupler les hôpitaux. Oui, grâce à Dieu, dans un demi-siècle il n'y aura plus, nous le croyons, ni hospices, ni malades, ni médecins, et dès à présent l'homœopathie, par sa simplicité et la douceur de ses procédés, ne semble-t-elle pas inviter les souffrants à rester en paix au sein de leur famille, où elle leur apporte des secours et de si consolantes espérances? Par là, elle joint à ses autres bienfaits celui de consolider les liens de la famille, que le séjour de l'hôpital vient si souvent affaiblir ou rompre. Combien de pères ont trouvé, après une longue absence, leur petit ménage dissous par la misère et leurs enfants dispersés par le besoin! Ce sont là les fruits de ces établissements *communistes*, qui ne peuvent produire que la démoralisation, la douleur, la misère croissante et la mort. Et c'est à dessein que nous employons le mot communiste; car ce n'est pas en avant de nous, mais derrière que nous laissons ce type de l'injuste, si cher aux gouvernements du passé. Ouvrons les yeux, et nous verrons partout autour de nous le communisme officiel, que la science de l'avenir va détruire dans tous ses asiles. Voyez jusqu'au seuil de ce siècle les innombrables couvents du catholicisme, tout saturés de communisme. Les croyez-vous à jamais détruits? Eh! mon Dieu non : ils sont plus vastes et plus peuplés que jamais; seulement, on les appelle casernes, et les vœux qu'on prononce en y entrant n'ont rien de spontané. Voyez les collèges, les bagnes, les hospices, les écoles supérieures, partout empreints de communisme. Eh bien, tout cela va finir, tout cela va faire place aux douces joies et à la paix continue du foyer domestique.

Pour notre part, et elle est belle, bornons-nous à suppri-

mer l'hôpital. Que tous les lecteurs de ce petit livre s'unissent à nous, et bientôt cette victoire pacifique sera obtenue,
bientôt des dispensaires généraliseront la pratique de l'homœopathie, et la santé, gagnant chaque jour du terrain,
fera reculer devant elle la maladie et la mort. Trois dispensaires, ajoutés à celui que nous avons déjà fondé à
Paris, suffiraient pour atteindre en deux ou trois ans ce
grand résultat dans la capitale de la France, et pour réduire
à 50 ou 60 par jour les 100 cas de décès qui ont lieu aujour-
d'hui.

S'il faut des faits pour justifier une promesse qui paraîtra
si ambitieuse à bien des cerveaux retrécis, nous pouvons en
apporter de nombreux. Partout où nous avons installé en
grand le mouvement de la propagande homœopathique, nous
avons vu diminuer la mortalité. A Malte, en 1837 ; en Sicile, en
1840, où le grand hôpital a vu plus d'un tiers de ses lits va-
cants ; à la colonie du Sahy, où pas un des colons traités par
l'homœopathie n'a succombé ; à Rio de Janeiro, où en cinq
ans la mortalité a baissé dans la proportion de 7,294 à 4,455,
et où le chiffre des naissances a monté dans une proportion
analogue.

Posons des chiffres pour Paris et pour la France, et voyons
ce que nous pouvons et devons espérer. Le sujet est assez
grave pour que nous subissions l'ennui des chiffres. Voici un
petit tableau statistique en nombre rond suffisamment exact
pour notre usage. On notera que la durée d'une maladie est à
peu près d'un mois.

	NAISSANCES.	DÉCÈS.	MALADES.	
Par an,	1,000,000	850,000	6,000,000	pour la France
Chaque jour,	2,700	2,300	500,000	entière.
Par an,	43,000	37,000	270,000	pour Paris.
Chaque jour,	115	100	22,500	

On voit par là, qu'en sus des 500 mille hommes auxquels
notre civilisation perfectionnée enseigne méthodiquement à
égorger leurs semblables, elle a pareil nombre d'invalides
cloués dans leur lit par la médecine de la faculté, qui les
prépare à mourir en leur rendant la vie si dure par ses

médications qu'ils finissent par attendre la mort comme un bienfait.

Eh bien ! aussi vrai que la rigueur mathématique permet de compter sur un calcul, il est certain que dès demain l'homœopathie généralisée pourrait licencier cette douloureuse armée de la souffrance, et réduire d'un mille par jour, ce tribut de morts quotidiennes, que nous payons à la médecine des contraires.

Serons-nous entendus, serons-nous compris, quand nous appellerons à cette œuvre immense tous ceux qui s'émeuvent des misères sociales ? L'instinct vulgaire de la charité privée, si admirable dans ses dévouements, ne suffit peut-être plus pour cela, il faut s'élever à des considérations générales et embrasser la question de très-haut. Il faut comprendre que l'homœopathie n'a pas été donnée au monde comme un avantage individuel, mais qu'elle ne brille de tout son éclat que lorsque l'on examine son application aux masses. Les autres méthodes ne se préoccupaient que de l'intérêt d'un malade pris isolément. L'homœopathie par son efficacité d'abord, par ses moyens préservatifs ensuite, opère immédiatement un effet sensible sur les résultats généraux de la population. C'est là que ses bienfaits apparaissent dans toute leur grandeur, c'est sur ce terrain que nous défions ses ennemis et ses calomniateurs. Que le ciel permette que nous puissions l'appliquer en grand à la France, comme nous l'avons fait en Sicile et au Brésil, et l'on verra si la statistique générale ne parlera pas pour nous. Ce ne sont pas, en effet, des chiffres isolés, sur telles ou telles maladies examinées dans un hôpital, qui trancheraient les controverses médicales. C'est le mouvement général de la population qui seul peut donner une preuve complète et définitive. Cultivateurs du riz, pauvres habitants des vallées de la Sicile, jadis décimées par les fièvres intermittentes, et plus encore par la violence terrible des sels de quinquina, n'avez-vous pas trouvé dans l'homœopathie, sinon la fin, du moins l'adoucissement de vos misères ? Et vous, les seuls vrais disciples de Fourier, vous, mes compagnons de déceptions et de misères dans les forêts du Sahy, n'avez-vous pas trouvé dans Hahnemann ce que Fourier n'a pu livrer à nos efforts, la solution complète d'une science ? Combien de vous pratiquent aujourd'hui un art qui nous a sauvés dans les cas les plus graves ! En vain l'Angleterre couvre aujourd'hui les mers de ses navires à voiles et à vapeur, pour empêcher le transport des nègres au Brésil et y éteindre la production agricole, grâce à l'homœopathie, cette race, décimée naguère par des traitements barbares, respire enfin et peut se reproduire sans l'importation de nouveaux captifs. Les marchands de Londres, accoutumés à faire pencher à leur gré l'équilibre du monde, s'étonnent de l'inutilité de leurs efforts. Eux, qui pétrissent le globe dans une étreinte toute-puissante, ils trouvent un obstacle invincible dans un atôme, dans un globule infinitésimal. La France seule attend encore une application grande et sérieuse de la doctrine nouvelle, mais elle ne l'attendra pas longtemps.

A cette grande réforme, un seul obstacle s'oppose, c'est le manque presque absolu de bons homœopathistes ; c'est le manque d'une école où la doctrine de Hahnemann soit enseignée dans toute sa pureté. Livrée à des traditions douteuses la grande science de la vie humaine n'a pas, depuis 50 ans, trouvé en Europe un seul point où elle puisse élever la voix et rendre ses oracles. Deux écoles seulement ont été élevées pour elle, et toutes deux sont en Amérique.

Les hommes d'état qui président aux destinées du monde ont sans doute trouvé le vieux continent assez peuplé et ne lui permettent pas un luxe de vitalité dont l'exhubérance gênerait les allures de leur politique. Pour l'Amérique, elle est encore assez vaste, elle peut conserver la vie de ses enfants. Pour quelques années, Malthus le lui permet encore.

Cette école cependant, il faut la fonder, et nous espérons qu'elle grandira bientôt pour le salut de tous. Que nos lecteurs veuillent bien se pénétrer de son importance, et bientôt les vieilles facultés verront surgir une jeune rivalité, qui amènera leur décadence et leur chute.

En vain les partisans de la routine prétendent que les élèves de la faculté nouvelle se verront interdire l'exercice de leur art au nom de la vieille législation ; cette monstrueuse prétention ne pourra pas être soutenue. Nous gagnerons en Europe tous nos procès comme nous les avons gagnés au Brésil. Nous prouverons ici aussi, que les législateurs en statuant sur l'exercice de la médecine ne se sont pas occupés de l'art nouveau, totalement inconnu pour eux; que par conséquent son exercice non réglementé est de droit naturel et appartient à tout le monde; que les facultés n'ont rien à y voir, elles qui n'ont pas étudié, n'enseignent pas et ne reconnaissent pas le nouvel art. Ici comme au Brésil, nous donnerons à nos élèves des certificats d'étude, constatant leurs travaux et leur capacité, et Dieu aidant, vainqueurs déjà dans maintes rencontres, nous triompherons encore dans cette dernière lutte ou nous mourrons à la peine. Un ingénieux écrivain, M. Auguste Guyard, a fait dans un écrit remarquable *juger* et condamner la *médecine par les médecins*. Cela ne suffit pas; il faut aujourd'hui qu'à la vieille pratique se substitue une pratique nouvelle.

Du reste, indépendamment de sa nécessité, notre enseignement en lui-même nous paraît mériter l'attention des homœopathistes. La doctrine de Hahnemann, telle que nous l'exposons, est aujourd'hui complète et offre un tout achevé. Nous lui avons donné tout ce qui lui manquait : théories des doses et des maladies chroniques, pathologie et physiologie propres, et enfin procédés rigoureux empruntés aux mathématiques, que nous nommons l'algèbre médicale.

Nous nous regarderions comme indignes de notre illustre maître si nous n'avions rien ajouté à son œuvre. Le disciple est celui qui continue et non celui qui copie. Perfectionner est de l'intelligence, imiter est de l'instinct. Nous nous efforçons d'être plus qu'un chimpanzé.

Nous ne parlons ici que pour mémoire de nos travaux techniques. Tels qu'ils sont, ils ont mérité des suffrages dont nous sommes fiers. Broyée par nos machines, la matière vaincue nous livre ses forces actives bien plus complétement qu'aux préparateurs vulgaires. Chassé de nos flacons à secousses, l'air laisse battre à nu contre les parois du verre l'onde liquide avec une force presque illimitée et que va augmenter encore une nouvelle machine, que nous allons construire et qui mettra à notre disposition des forces égales à celles que la nature emploie dans les entrailles de la terre pour la confection des eaux minérales. Résolu après dix ans de recherches, ce problème que nous exposerons bientôt, est le dernier de ceux que nous nous sommes posés comme intéressant l'homœopathie. Les maux qui affligent l'humanité sont bien nombreux et bien graves, mais elles sont bien trempées aussi les armes que nous avons forgées pour les atteindre !

Pour descendre à des détails plus minutieux, nous dirons aussi que tout, jusqu'aux boîtes jointes à ce volume, jusqu'aux bouchons des tubes qui contiennent les globules, que tout est fait à la mécanique et par de grands procédés industriels. C'est ainsi, et seulement ainsi, que répondant à l'élan d'une propagande intelligente, tout ouvrier pourra, au prix d'une journée de travail, acquérir les médicaments nécessaires à lui et à sa famille pendant plusieurs années. De telle sorte qu'en évaluant à 10,000 le nombre des globules contenus dans une boîte, le prix de chaque dose sera d'un 10° de centime.

Puisse notre exemple encourager nos lecteurs et conquérir à l'homœopathie des convictions nouvelles. Nous les convions tous formellement ici à venir compléter auprès de nous les études ébauchées dans ce volume.

Paris, 1ᵉʳ janvier 1851.

FIN.

Dans un but humanitaire l'*Institut homœopathique* entretient passage Jouffroy, 44, un dispensaire où des consultations gratuites ont lieu tous les jours, fêtes et dimanches compris, de 7 heures à 10 heures du matin.

Les médicaments sont fournis aux malades au prix de 50 centimes en capsules sèches.

Toutes les personnes qui s'abonneront *immédiatement* à l'ouvrage, sous presse, L'HOMOEOPATHIE, par le docteur Mure, et qui enverront un mandat de 20 francs sur la poste, à l'ordre du Directeur de l'administration de librairie, rue Notre-Dame-des-Victoires, n° 32, recevront de suite la *Pharmacie de Famille*, composée de 64 médicaments, et le volume aussitôt son apparition.

SPHÈRE D'ACTION

ET

PROPRIÉTÉS CARACTÉRISTIQUES

Des 32 Médicaments contenus dans l'Ouvrage.

Nº. 1. PEDICULUS

Symptômes généraux : Lassitude excessive étant debout, il semble qu'on va s'évanouir; tressaillements et sursauts étant assis ou couché. Douleurs de meurtrissure dans tous les membres, qui sont très-sensibles au toucher.

Peau : Prurit général, démangeaisons et picotement à différentes parties du corps. — Taches rouges sur la peau; boutons miliaires rouges, enflammés, tantôt blancs à leur centre, tantôt noirs. Exfoliation de l'épiderme à la place des éruptions.

Sommeil : Sommeil agité; réveil de bon matin. — Rêves de vermine, rêves effrayants; sensation au lit, entre la veille et le sommeil, comme si on était levé par les cheveux.

Fièvre : Frissons et froid, tremblement et tressaillement, chaleur à la face et aux mains, ou mains froides; bâillements et envie de dormir.

Moral : Excitation générale, puis abattement; gaieté, et douceur, puis tristesse; méchanceté, ou insouciance.

Tête : Eblouissement en marchant. — Le matin, embarras, lourdeur; compression et battements douloureux au cervelet en se levant. — Céphalalgies frontales très-violentes, surtout vers le soir. Chute de cheveux.

Yeux : Cuisson autour des yeux ; sensation de gravier, fatigue dans les yeux, rougeur, dilatation des pupilles.— Les yeux semblent plus grands. — Faiblesse de la vue.

Nez et Visage. Démangeaison au nez ; inflammation des fosses nasales. Rougeur écarlate, chaleur, sueur à la face. Gonflement, douleur fourmillante à la joue. — Yeux cernés. Lèvres sèches, gonflées, très-rouges, ou noires et gercées.

Bouche : Brûlement, picotement, douleurs, gerçures dans la langue. Boutons dans la bouche. Elancements aux dents molaires supérieures. Fatigue de la mâchoire inférieure.

Gorge : Grattement et soif. Mal de gorge avec difficulté d'avaler. — Constriction du pharynx.

Estomac : Nausées le soir. Dégoût des aliments ; ou faim, mais impossibilité d'avaler comme par rétrécissement du gosier ; puis défaillance et envie de vomir. Digestion difficile avec contraction d'estomac.

Ventre, Selles et Urines : Coliques et diarrhée le soir ; selles dures et petites le matin ; urines fréquentes, abondantes, jaunes et verdâtres.

Parties sexuelles : Érections sans désir ; pollutions sans rêves érotiques. — Point, et élancements très-douloureux ; chaleur et démangeaison dans la matrice. Flueurs blanches.

Voies aériennes : Enrouement, toux sèche, étouffement et douleur dans la poitrine, surtout au toucher.

Membres : Douleur aux plis des bras ; rougeur et gonflement des veines aux mains, tremblement des mains. — Fatigue et fléchissement des genoux ; élancements. — Ganglion douloureux sous la plante.

N° 2. Aconitum napellus.

Symptômes généraux : Douleurs lancinantes ou rhumatismales qui se renouvellent par les choses échauffantes. Souffrances qui, surtout la nuit, paraissent insupportables, et qui la plupart disparaissent dans la position assise. Accès de douleurs avec soif et rougeur de joues. Accès d'évanouissement, surtout en se redressant de la position couchée. Malaise et souffrances comme par suite d'une transpiration supprimée.

Peau : Miliaire pourprée ; morbilles. Peau sèche et brûlante.

Sommeil : Insomnie par anxiété, avec agitation. On ne peut pas se coucher sur le côté. Rêvasseries.

Fièvre : Pouls dur et fréquent ; chaleur sèche, ardente, avec soif extrême, précédée quelquefois de frissons avec tremblement. Chaleur, surtout à la tête avec transpiration générale. Frissons pour peu qu'on se découvre pendant la chaleur. Froid du corps avec brûlement au front, aux oreilles, avec chaleur sèche interne, envie de vomir sans mauvais goût, et qui cesse après le manger. Moiteur du corps. Sueurs abondantes avec flux d'urine.

Moral : Humeur bourrue, ou folâtre, avec rougeur des joues, frisson et mal de tête pressif. — Gémissements ; désespoir ; surtout, crainte de la mort. — Accès d'humeurs opposées. — Folie passagère. — Misanthropie.

Tête : Mal de tête comme si le cerveau éclatait. — Douleur frontale élançante, battante ou pressive, augmentée par le mouvement et la marche. Douleur stupéfiante avec serrement au front et à la racine du nez.

Yeux : Inflammation des yeux très-douloureuse ; rougeur foncée des vaisseaux sanguins. — Larmoiement. — Gonflement inflammatoire des paupières. Taches noires volantes ; accès de cécité subite.

Oreilles : Bourdonnement dans les oreilles. — Tout bruit est insupportable.

Nez : Rhume de cerveau avec mal de tête, bourdonnement d'oreilles et coliques.

Visage : Face rouge, chaude, bouffie, ou alternativement rouge et pâle.

Dents : Douleurs pulsatives dans les dents avec congestion de sang vers la tête, et chaleur de la face.

Bouche : Sensation de sécheresse aux lèvres et dans la bouche. Picotement et brûlement sur la langue.

Gorge : Picotement dans la gorge. — Sensation de constriction comme par des substances âcres.

Appétit et estomac : Goût amer ; perte d'appétit ; dégoût des aliments ; soif inextinguible. — Vomissements bilieux, verdâtres ; ou muqueux et sanguinolents. Douleur dans l'estomac, dans la région précordiale. — Sensation de constriction à l'estomac.

Ventre et selles : Constriction, tension, pression aux

hypocondres. Bas-ventre douloureux au toucher. Suppression des selles, ou diarrhée.

Urines : Pendant la marche, douleur de meurtrissure aux reins ; douleur dans la vessie. — Envie anxieuse d'uriner; ténesme de la vessie par une pression dans le bas-ventre. — Urines brûlantes, sédimenteuses.

Voies aériennes : Petite toux provenant d'un chatouillement dans le larynx. — Toux avec crachement de sang. Douleurs élançantes dans la poitrine qui coupent la respiration. — Anxiété qui gêne la respiration avec chaleur du front. — Élancements dans le côté droit avec humeur plaintive, et anxiété d'esprit ; battements de cœur avec grande anxiété, chaleur, céphalalgie pressive, et lassitude. Elancements et douleurs dans la région du cœur.

Tronc et membres : Douleur de meurtrissure dans les fausses côtes, ou dans les différents points de la colonne vertébrale, provoquée ou augmentée par le mouvement et la marche. — Jointures gonflées et douloureuses au toucher. Manque de force et de solidité dans les articulations de la hanche et du genou.—Endolorissement des cous-de-pied avec crainte de la mort.

N° 3. Cannabis indica.

Symptômes généraux : Frissons et froid avec chaleur du corps.—Rires et pleurs.—Visions quand on ferme les yeux. Rêves vifs et animés, quelquefois extatiques. — Grande envie de dormir. Délire et folie.

Tête : Ivresse; étourdissement en se baissant et par la marche.—Vertiges avec renversement de la tête en arrière.—Grands maux de tête au vertex et à l'occiput, avec battements.

Face et yeux : Pâleur de la face.—Yeux hagards, abattus. — Clignotement, contraction des paupières.

Bouche et estomac : Amertume de la bouche ; langue chargée d'un enduit blanc. — Perte de l'appétit, puis faim violente. — Douleur au creux avec picotement de l'estomac qui cesse après le repas.

Urines : Urines épaisses, rougeâtres.

N° 4. Arnica montana.

Symptômes généraux : Sensation de meurtrissure dans

tout le corps. — Fatigue extrême comme par une marche forcée. — Courbature douloureuse avec fourmillement. Sensation de petites piqûres à la peau.—Élancements, secousses comme par des étincelles électriques. Hémorrhagies, surtout de la poitrine. Sensibilité douloureuse de tout le corps.

Peau : Ecchymoses, sugillations, pétéchies et toute effusion sanguines. — Lésions mécaniques, furoncles.

Sommeil : Grande somnolence le jour. — Rêves anxieux et terribles. — Pendant le sommeil gémissements, paroles, ronflement, selles et urines involontaires.

Fièvre : Frisson, quelquefois comme si on était aspergé d'eau froide. — Chaleur le soir ou la nuit. — Fièvre avec beaucoup de soif, même avant les frissons.

Moral : Hypochondrie avec crainte de mourir, et humeur maussade. — Résistance opiniâtre.

Tête : Congestion cérébrale. — Apoplexie sanguine, et paralysie. — Céphalalgie frontale, d'abord pressive, puis élançante et battante. De temps en temps douleur déchirante, ou des élancements dans les tempes, surtout à gauche. Brûlement dans la tête et à la face, avec état naturel et même sensation de fraîcheur dans le reste du corps.

Yeux : Douleurs d'excoriation aux yeux et aux paupières. Yeux rouges et enflammés.

Oreilles : Douleurs lancinantes, dans et derrière les oreilles.

Nez : Sensation comme si les narines étaient ulcérées.— Hémorrhagie nasale.

Visage : Lèvres gercées, arides. — Ulcération de l'angle des lèvres avec douleur brûlante, surtout au toucher.

Bouche et dents : Sensation d'écorchure à la langue. — Mal aux dents avec gonflement de la joue.

Gorge: Apreté au gosier.—Déglutition bruyante, difficile; on a de la peine à faire descendre les aliments, qui provoquent un soulèvement de cœur.

Estomac : Renvois putrides, ou amers, ou acides. — Efforts inutiles de vomissements. —Plénitude d'estomac. — Satiété avec dégoût.

Ventre et selles : Elancements dans la rate avec gêne de la respiration. — Ventre dur et gonflé. — Constipation avec envie inutile d'aller à la selle. — Selles en forme de bouillie, d'odeur acide, ou de matières non digérées.

— Selles involontaires, surtout la nuit. — Hémorrhoïdes.

Urines : Rétention spasmodique ; ténesme de la vessie.— Émission involontaire, et goutte à goutte, des urines.

Voies aériennes : Toux avec élancements dans les côtés du ventre, ou à la tête, ou dans un côté de la poitrine, avec gêne de la respiration. — Toux courte, fréquente, ou pendant le sommeil. — Toux chez les enfants après avoir pleuré et sangloté, par méchanceté.

Poitrine : Respiration courte, haletante, difficile. — Oppression de la poitrine et gêne de la respiration. — Elancements dans la poitrine et sous les fausses côtes, aggravés en toussant et en respirant profondément. — Douleur de meurtrissure et compression à la poitrine.

Tronc et Membres : Douleur de meurtrissure et de luxation au dos, au thorax et aux reins. — Fourmillement à la colonne vertébrale. — Douleur goutteuse dans le pied avec une petite fièvre, le soir. — Sensation de reptation et de fourmillement dans les pieds. — Gonflement inflammatoire érysipélateux des pieds. — Gonflement chaud, douloureux, luisant et dur du gros orteil. — Sur le soir, douleur sourde de luxation à l'articulation du gros orteil, avec un peu de rougeur. — Quelques forts élancements dans le gros orteil. — Faiblesse douloureuse paralytique dans les articulations, principalement de la hanche et du genou.

N° **5.** SOLANUM OLERACEUM.

Symptômes généraux : Affections des glandes sécrétoires du lait, et des vaisseaux lymphatiques.

Peau : Éruption pustuleuse, d'abord blanche, puis rouge, avec prurit insupportable.

Fièvre : Fièvre urticaire.— Fièvre de lait.

Sommeil : Somnolence le jour avec mal à la tête.—Insomnie la nuit.

Moral : Affliction, irritabilité, impatience.

Yeux : Inflammation de la paupière supérieure. Orgelet.— Douleur à l'angle intérieur.

Nez et visage : Écoulement de mucosités fétides par une narine. — Douleur violente à la joue, qui s'étend à toute la face. Gonflement et douleur inflammatoire de la face et de la gorge. Rougeur de la face.

Bouche et dents: Salivation. — Langue chargée d'un enduit blanc. — Maux de dents la nuit.

Appétit et estomac : Manque d'appétit ; digestion difficile. Douleur lancinante à l'estomac.

Parties sexuelles : Règles de courte durée. — Écoulement muqueux d'un blanc de lait par le vagin. — Gonflement des glandes mammaires avec grand épanchement de lait.

Tronc et membres : Gonflement d'une glande du cou. — Prurit aux jambes. — Dartre à la malléole.

N° 6. BRYONIA ALBA.

Symptômes généraux : Affections principalement des hommes à constitution maigre, sèche, bilieuse. — Inflammations membraneuses, des séreuses surtout. Douleurs avec frisson et froid général. — Aggravation des souffrances par le mouvement. — Gonflements œdémateux, pâles et chauds, ou rouges, luisants, avec élancements pendant le mouvement.

Peau : Inflammations érysipélateuses, surtout aux articulations. — Miliaire, surtout chez les enfants et les femmes en couches. — Eruptions phlycténoïdes avec démangeaison rongeante et brûlante. Pétéchies.

Sommeil : Sommeil troublé par la soif. — Insomnie, surtout avant minuit, causée par la chaleur. Impossibilité de rester couché sur le côté droit. — Rêves désagréables. — Délires nocturnes.

Fièvre : Fièvre typhoïde (période inflammatoire). Fièvre d'accès avec prédominance de froid, douleurs lancinantes dans les côtés de la poitrine et du ventre, soif pendant les frissons et la chaleur. — Fièvre débutant par une toux sèche, vomissements, élancements à la poitrine et oppression.

Moral : Inquiétude et crainte de l'avenir. — Pleurs, découragement. — Irascibilité et emportement.

Tête : Vertiges en se redressant. — Mal de tête après chaque repas. — Grande plénitude et pesanteur de la tête avec pression fouillante vers le front. — Pression expansive ou compressive au cerveau. — Douleurs pulsatives. — Les maux de tête s'aggravent par le mouvement, la marche et en ouvrant les yeux.

Yeux : Douleur aux yeux en les remuant. — Gonflement

douloureux des yeux avec suppuration et conjonctive gonflée et rouge.

Visage : Gonflement du visage, lèvres et nez qui sont douloureux au toucher. — Gerçures saignantes aux lèvres.

Dents : Maux de dents, avec besoin de se coucher, augmentés par des choses chaudes, et en restant couché sur le côté sain ; soulagés, plutôt, en se couchant sur la partie affectée.—Tiraillements avec sensation, comme si les dents étaient trop longues ou branlantes.

Bouche : Langue sèche. — Goût amer.

Estomac : Vomissement et pression à l'estomac après avoir mangé.—Affections gastriques et bilieuses avec fièvre. —Élancements dans l'estomac étant couché sur le côté, ainsi qu'au creux de l'estomac, pendant le mouvement, la marche, ou quand ont ait un faux pas.

Ventre et selles : Douleur lancinante à la région du foie, en respirant et au toucher.—Douleur tractive élançante dans le ventre, le matin ou après avoir mangé.—Constipation.—Excréments gros avec évacuation difficile.—Diarrhée avec coliques, alternant quelquefois avec constipation et douleurs d'estomac.

Règles : Règles supprimées. — Règles trop hâtives. — Métrorrhagie avec mal aux reins et à la tête. — Douleurs brûlantes au fond de la matrice pendant la grossesse, augmentées par le mouvement, diminuées par la pression et le repos.

Larynx et poitrine : Toux avec expectoration jaunâtre — ou toux sèche, crampoïde, suffocante ; élancements dans les côtés de la poitrine, surtout en toussant. — Respiration empêchée par des élancements. — Accès d'étouffement, la nuit, avant de tousser. — Point de côté avec fièvre ou sans fièvre, ne permettant d'être couché que sur le dos, ou sur le côté affecté. — Inflammation de la pleure et du poumon.

Tronc et membres : Élancements dans le dos. — Raideur douloureuse des parties postérieures du tronc. — Douleurs tractives élançantes aux membres, aux articulations surtout, augmentées par le mouvement, avec tension et gonflement luisant.

№ **7.** Belladonna.

Symptômes généraux : Affections du système nerveux et

lymphatique.— Inflammations phlegmoneuses.—Gonflement des glandes. — Crampes, spasmes, convulsions et tremblement des membres précédées de formication, avec sensation d'engorgement et de torpeur.

Peau : Érysipèle simple. — Scarlatine. —Métastase de la petite vérole et autres exanthèmes fébriles sur le cerveau. — Vésicules suintant une sérosité abondante. — Ulcères qui sécrètent un pus sanieux et sanguinolent.—Gonflement chaud, rouge et luisant des parties malades.

Sommeil : Grande agitation et jactation. — On plonge la tête dans le traversin. — Accès de coma suivis de boulimie, chaleur brûlante et sécheresse de la bouche. — Accès de léthargie avec immobilité du corps, soubresauts de tendons, face pâle, membres froids. — Rêves anxieux.

Fièvre : Froid. — Frissons partiels ou alternés avec chaleur.—Accès de fièvre avec exaspération vespertine ou nocturne, type quotidien ou tierce, sans soif ou avec soif excessive. — Chaleur générale, sèche, brûlante, avec enflure des veines, pulsation des carotides, face vultueuse, soif ardente, excitation cérébrale, et frissons, dès qu'on se découvre une partie quelconque.

Moral : Délire. —Délire furieux. — Illusions et visions effrayantes.— Stupeur et perte de connaissance. — État d'ivresse. — Fureur et rage, avec envie de cracher, de mordre, de déchirer.

Tête : Inflammation du cerveau (première période).—Sensation de fluctuation ou d'un balancement lourd dans la tête. — Plénitude, pesanteur et pression violente dans la tête, comme si le crâne allait éclater.—Douleur pressive au front comme par une pierre, soulagée en appuyant la tête ou la penchant en avant, avec pupilles dilatées.—Céphalalgie sous les orbites, comme si le cerveau était poussé au dehors, avec difficulté extrême d'ouvrir les yeux, et resserrement des pupilles. — Élancements dans la tête comme par des couteaux. — Maux de tête quotidiens depuis l'après-midi jusqu'à minuit ou au lendemain.—Les maux de tête sont aggravés par tout bruit, par toute lumière, et par toute commotion, ainsi que par la chaleur du lit et la position couchée. —Les douleurs sont souvent semilatérales.

Yeux : Pupilles dilatées, mais souvent aussi resserrées.—

Yeux rouges, brillants et convulsés. — Inflammation des yeux, avec injection des veines, rougeur foncée de la sclérotique, photophobie. Les objets paraissent renversés. On est aveugle dès que le soleil est couché.

Oreilles : Gonflement des parotides avec douleurs lancinantes et tractives.

Nez : Nez glacé. — Narines ulcérées. — Odeur putride du nez. — Gonflement, rougeur et brûlement au bout du nez.

Visage : Rougeur foncée du visage. — Gonflement dur de la face, surtout des lèvres et d'une joue. — Névralgie sous-orbitaire.

Dents et bouche : Sécheresse excessive de la bouche. — Gonflement inflammatoire des papilles de la langue, de la muqueuse buccale et de l'arrière-gorge. — Langue rouge, sèche et gercée. — Rougeur des bords de la langue. — Hémorrhagie buccale. — Odontalgie avec fluxion de la joue. — Gonflement douloureux des gencives. — Douleur d'ulcération dans les dents et les racines ; il semble que le sang s'y porte avec force ; pulsations dans les joues. Les dents font mal à l'air frais, en les touchant, en mordant, quand des débris d'aliments s'insèrent dans leurs interstices. — Aggravation le soir ou la nuit après s'être couché. — Amélioration en se curant les dents jusqu'au sang, ou par une forte pression sur la joue. — Grincements des dents.

Gorge : Élancements dans le gosier et sensation de gonflement douloureux en avalant, et en tâtant le cou. — Resserrement contractif du gosier, qui empêche d'avaler et se dissipe en buvant du café. — Constriction spasmodique du pharynx qui fait ressortir par les narines tout liquide. — Angines diverses.

Appétit et estomac : Soif ardente, souvent avec horreur des boissons. — Goût acide du pain. — Répugnance pour les acides. — Envie inutile de faire des renvois. — Vomiturition avec impossibilité de vomir. — Vomissements.

Ventre et selles : Tout le ventre est douloureux au toucher. — Sensation de gonflement du bas-ventre avec douleur serrante contractive sous l'ombilic, qui oblige à se courber en avant. — Suppression des selles et des urines. — Selles et urines involontaires.

Parties viriles : Grosses élancées dans les testicules qui sont rétractés.

Règles : Pression violente vers les parties génitales comme si tout allait sortir par en bas. — Règles trop fortes et trop hâtives, ou trop tardives. — Écoulement de sang hors du temps des règles.—Métrorrhagie.—Diminution des lochies.—Fleurs blanches avec coliques.—Écoulement de lait par les mamelles.

Larynx et poitrine : Endolorissement du larynx avec péril de suffocation lorsqu'on le tâte. —Toux sèche, courte, quelquefois convulsive, ou creuse et aboyante, renouvelée par tout mouvement, précédée souvent de douleurs d'estomac, de pleurs chez les enfants, accompagnée d'élancements dans le ventre, envie de vomir, ou de douleur de brisement dans la nuque. Éternuement après les accès de toux.—Enrouement; perte de la voix. — Râlement et crépitation dans les bronches. — Oppression et gêne de respirer spasmodique le soir au lit, ou après avoir bu du café.—Pression dans la poitrine avec douleur dans les omoplates. — Respiration courte et rapide, ou irrégulière.

Tronc et membres : Gonflement douloureux et roideur du cou et de la nuque. — Accès de douleurs compressives, la nuit surtout, dans une partie du tronc ou des membres qui oblige à les plier, et qui souvent se dissipe par ce mouvement. — Pesanteur et paralysie des jambes et des pieds.

N° 8. Bufo sahytiensis.

Peau : Violentes démangeaisons. — Gros boutons rouges qui crèvent et laissent une tache noire à leur place.

Sommeil : Somnolence le jour. — Rêves poétiques et philosophiques. — Insomnie.

Moral : Paresse, insouciance, découragement, tristesse, humeur taciturne, faiblesse de la mémoire.

Tête : Lourdeur, surtout après la promenade. — Pression au côté droit du front. —Sensation de faiblesse dans la moitié gauche de la tête, élancements aigus à la tempe. — Maux de tête prolongés.

Yeux : Pression expansive aux orbites, qui semblent s'agrandir. — Démangeaison dans l'intérieur des orbites qui force à se frotter largement les yeux avec la paume de la main. — Yeux cuisants et douloureux au toucher. — Fongus sanguinolent

Visage : Démangeaison à la face et aux lèvres. — Boutons au front. — Formication à la mâchoire inférieure.

Oreilles : Douleur au-devant du lobe de l'oreille gauche.

Voies digestives : Picotement au creux de l'estomac. — Prurit à l'anus.

Parties viriles : Erections continuelles sans désir.—Prurit au pubis.

Tronc et membres : Pression sur les cartilages des fausses côtes ; sensation douloureuse sous les fausses côtes. — Douleur au sacrum. — Prurit au sacrum et aux vertèbres lombaires. —Fourmillement aux lombes. —Picotement aux plis du coude et aux doigts. — Douleurs dans les muscles extenseurs du bras et dans le poignet droit, suivies de l'apparition d'un bouton.

Nº 9. LACHESIS.

Symptômes généraux : Roideur et tension dans les muscles comme s'ils étaient trop courts. — Douleurs aux os. — Douleurs rhumatismales vives et tractives aux membres. — Souffrances périodiques.—Souffrances accompagnées de péril de suffocation. — Aggravation ou renouvellement des souffrances après le sommeil ou la nuit, ou quelques heures après le repas, ainsi que par les changements du temps.—Grande faiblesse de corps et d'esprit. — Accès de défaillance, d'asphyxie, de syncope, de convulsions, d'épilepsie, précédés de froid aux pieds, rapports, pâleur, vertiges ; sommeil après l'accès. — Hémorrhagies et extravasion du sang dans différents organes.

Peau : Peau jaune, verte, plombée, cuivrée, rouge, bleuâtre ou noirâtre, surtout autour des plaies. — Gale sèche miliaire ; vésicules jaunes ou bleuâtres. — Érysipèle. — Ulcères superficiels à fond sale. — Gangrène des plaies. — Panaris.

Sommeil : Grande envie de dormir surtout après le repas. — Insomnie avant minuit avec surexcitation nerveuse, agitation, brûlement à la paume des mains et à la plante des pieds. — Courbature dans les membres après le sommeil.

Fièvre : Froid glacial avec grand désir du feu.—Frissons partiels avec douleurs dans les membres. — Fièvres nocturnes ou vespertines avec mal de tête et grande faiblesse.—

Fièvres lentes. F⁸ typhoïdes. — Sueurs le matin. — Sueurs froides, fétides, de sang.

Moral : Inquiétude qui porte à chercher le grand air. — Appréhensions, accablement moral. — Loquacité.

Tête : Vertiges, surtout au réveil, avec défaillance, nausées, congestion à la tête, apoplexie. — Mal de tête avec scintillement devant les yeux, nausées, vomissement. — Céphalalgie par la chaleur du soleil. — Pesanteur ; pression ; tension ; élancements comme par des couteaux. — Maux de tête tous les matins au réveil ou toutes les après-dînées.

Yeux : Yeux jaunes.—Pupilles très-dilatées.— Sécheresse des yeux comme s'ils étaient pleins de poussière. — Élancements comme par des couteaux dans les yeux ; ou pression violente comme si le globe allait sortir de l'orbite.—Inflammation des yeux.

Oreilles : Dureté de l'ouïe avec sécrétion de cérumen blanc en bouillie.

Nez et visage : Coryza incomplet avec beaucoup de souffrances qui disparaissent dès que le flux catarrhal s'est établi.—Sensation de gonflement, ou gonflement et inflammation des narines. — Face pâle, maladive. — Érysipèle à la face.

Bouche et dents : Maux de dents tous les matins après le réveil, ou toutes les après-dînées, avec douleurs déchirantes, térébrantes, tractives, ou lancinantes, dans les dents cariées, ou les racines des dents ; douleurs se propageant jusqu'aux oreilles, avec mal de tête, frissons, chaleur, et jambes lourdes. Les boissons chaudes ou froides renouvellent les douleurs.— Sécheresse de la bouche, ou accumulation d'eau, et salivation.

Gorge : Chatouillement ; sécheresse ; douleur d'excoriation ; excoriation et gonflement inflammatoire de la gorge.— Besoin continuel d'avaler comme s'il y avait un morceau.— Déglutition empêchée avec horreur des boissons. —Maux de gorge avec péril de suffocation, aggravés par le plus léger contact au cou. Accumulation abondante de mucosités tenaces dans la gorge.

Appétit et estomac : Manque d'appétit et de faim ; répugnance pour le pain ; ou faim maladive avec bâillements et souffrances d'estomac.— Soif inextinguible. — Désir du vin ou du lait qui cependant incommodent. Après avoir mangé pression à l'estomac, rapports, vertiges, flatuosités, envie de vomir, ou vomissement des aliments, et exacerbation de toutes les souffrances. — Sensibilité excessive de la région précordiale aux vêtements et au moindre contact. Crampes et douleurs violentes à l'estomac, tous les soirs.

Ventre et Selles : Sensation de vide dans le ventre.—Douleur au foie, et points dans la rate. — Tranchées violentes, tiraillements aigus avec contraction du ventre, et diarrhée.— Constipation opiniâtre avec selles difficiles. — Selles fétides, gluantes comme de la poix, ou sanguinolentes ou purulentes. Hémorrhoïdes avec coliques. Chute du rectum pendant la selle.

Urines : Pression sur la vessie avec envie d'uriner. — Urines abondantes.—Élancements continuels dans l'urèthre. — Sensation de brûlure en urinant. — Urines troubles et brunes.

Parties viriles : Beaucoup de désirs vénériens sans besoin physique et avec flaccidité de la verge.

Règles : Sensation d'une boule qui monte du ventre à la poitrine, ou à la gorge. — Règles faibles, tardives, avec hémorrhoïdes, spasmes abdominaux, maux de reins, douleurs d'estomac, diarrhée, et beaucoup d'autres souffrances avant, pendant, et après les règles.

Voies aériennes : Péril de suffocation à tout contact du larynx. — Toux fatigante sans pouvoir rien détacher, excitée le plus souvent par un chatouillement dans le larynx, ou par la conversation, ou tout ce qui augmente la sécheresse de la gorge. Toux toujours après avoir dormi, ou en dormant, ou le soir après s'être couché. — Toux sèche et courte, avec vomissement parfois. Accès d'asthme surtout après le repas, ou la nuit pendant le sommeil. Accès de suffocation étant couché, principalement lorsque quelque chose vient se placer devant le nez ou la bouche. Pression à la poitrine comme par un poids. — Battements de cœur avec anxiété.

Tronc et membres : Nuque et cou excessivement sensibles à la moindre pression. Roideur douloureuse depuis les reins jusqu'à la hanche, comme si les muscles étaient trop courts. Tremblement des mains.—Sensation de raccourcissement, et raccourcissement des tendons du jarret.—Genoux comme disloqués, roides et faibles.—Gonflement douloureux rouge ou bleuâtre des extrémités inférieures. — Pesanteur, engourdissement; froid glacial ; sueurs des pieds. Eruptions galeuses, gerçures aux pieds. — Abcès aux talons.

N° 10. PHOSPHORUS.

Symptômes généraux : Déchirements et élancements dans les membres, quelquefois après un léger refroidissement. Tremblement des membres, surtout pendant le travail. — Bouillonnement de sang et congestions. — Saignement par différents organes. — Faiblesse et brisement des articulations. — Grande faiblesse et lassitude paralytique. — Sensibilité à l'air froid. — Douleurs dans les membres aux changements de temps. La plupart des symptômes se manifestent le matin et le soir au lit , comme aussi après le dîner, tandis que plusieurs autres apparaissent au commencement du repas, et se dissipent après.

Peau : Saignement abondant de petites blessures.—Engelures et cors aux pieds.

Sommeil : Envie de dormir le jour; sommeil tardif le soir, et insomnie avec inquiétude, et angoisse. Sommeil qui ne rafraîchit pas. Rêves pénibles, effrayants. Somnambulisme.

Fièvre : Frissons, surtout le soir au lit avec bâillements. Chaleur fugace. — Chaleur la nuit. Sueur le matin.

Moral : Disposition à la peur. — Tristesse hypochondriaque. — Irascibilité et emportement. — Répugnance pour le travail. — État de clairvoyance.

Tête : Étourdissement, surtout le matin. — Accès de vertiges, quelquefois avec nausée et douleur pressive dans la tête. Le grand air soulage les maux de tête.— Chute des cheveux au-dessus des oreilles.

Yeux : Inflammations des yeux de diverses natures. Cécité diurne. — Tout semble recouvert d'un voile gris. — Taches noires devant la vue.

Oreilles : Maux d'oreilles avec déchirement, élancement, battement, pulsation. — Surdité.

Nez : Rhume de cerveau sec ou fluent avec mal de gorge et embarras de la tête.

Visage : Visage hâve, avec yeux caves et cernés. Bouffissure de la face; tension de la peau du visage, quelquefois d'un seul côté. — Élancements douloureux, tractifs, déchirants dans les os du visage. Les douleurs faciales se renouvellent en parlant ou au moindre contact. Ulcération à la commissure des lèvres.

Dents : Maux de dents surtout au grand air, ou le soir et le matin, ou la nuit seulement à la chaleur du lit, ou bien au contact des aliments chauds. — Maux de dents après le plus léger refroidissement, avec salivation. Gonflement et saignement facile des gencives.

Bouche et Gorge : Salivation ou sécheresse de la bouche et de la gorge. — Langue sèche, blanche. Cuisson, grattement et douleur brûlante dans la gorge. Renâclement de mucosités le matin.

Estomac : Aigreurs, pression et plénitude dans l'estomac: envie de dormir, mal à la tête, vomissement et autres souffrances après le repas. Douleur crampoïde, griffement et contraction de l'estomac.

Ventre et selles : Coliques spasmodiques. — Coliques flatulentes ; maux de ventre au lit avec envie d'aller à la selle. — Sensation de froid avec chaleur et sensation brûlante dans le ventre. Laxité prolongée du ventre. — Diarrhée avec chute des forces. — Diarrhées muqueuses, verdâtres, sanguinolentes. — Boutons hémorrhoïdaux. — Constipation.

Urines : Sécrétion abondante d'urines aqueuses. — Douleur brûlante dans l'urèthre hors le temps de l'émission de l'urine.

Parties viriles : Pollutions par trop fréquentes. — Douleurs dans les testicules.

Règles : Élancements depuis le vagin jusque dans la matrice. — Règles trop hâtives et de trop longue durée, avec maux de dents et coliques. — Retard des règles. — Maux de tête, grande lassitude, fièvre et frissons pendant les règles. — Flueurs blanches. — Inflammation et abcès aux seins.

Voies aériennes : Toux provoquée par un chatouillement et une démangeaison dans la poitrine ; ou avec enrouement et sensation d'excoriation, ou grattement dans la gorge et la poitrine. — Expectoration purulente et salée, ou verdâtre, ou de mucosités visqueuses, ou de sang avec cuisson dans la poitrine.

Poitrine : Gêne de la respiration et oppression de poitrine de diverses natures, surtout le matin, ou le soir, et pendant le mouvement. — Pesanteur, plénitude, et tension dans la poitrine.—Crampes de poitrine.—Lancinations dans la poitrine et surtout dans le côté. — Congestion à la poitrine; angoisse, et battements de cœur.

Tronc et Membres : Douleur de brisement aux reins et dans le dos. — Déchirement rhumatismal, et élancements dans les omoplates, les épaules, les bras et les mains, et douleur brûlante, surtout la nuit. Raideur de la nuque. — Engorgement des glandes du cou, de la nuque et des aisselles. — Tremblement des mains; gonflement des mains et des pieds. Torpeur aux doigts des mains; froid aux pieds. Douleur de luxation dans les articulations coxo-fémorales. — Traction dans les genoux. — Engelures aux mains et aux orteils. Cors aux orteils.

Nº 11. CALCAREA CARBONICA.

Symptômes généraux : Crampes, lancinations et douleurs tractives dans les membres, surtout aux changements de temps. — Bouillonnement du sang, surtout chez les individus pléthoriques. Convulsions épileptiques. — Manque de force; abattement; évanouissements; amaigrissement, ou forte obésité. Grande susceptibilité à l'air froid et humide. Souffrances périodiques. — L'impression de l'eau froide en aggrave les souffrances.

Peau : Éruptions urticaires; dartres humides, croûteuses, brûlantes; furoncles; verrues; tumeurs enkystées qui viennent à suppuration. —Gonflement et induration des glandes; varices; ulcères fistuleux. — Nodosités arthritiques.

Sommeil : Envie de dormir le jour, et le soir de bonne heure. — Sommeil tardif; insomnie par affluence d'idées, ou à cause d'images fantastiques. — Rêves; agitation; souffrances asthmatiques; anxiété; chaleur, soif, battements de cœur, maux de dents, ébullition de sang.—En s'éveillant lassitude, épuisement et envie de dormir.

Fièvre : Froid intérieur excessif. — Frisson et horripilation le soir ou le matin. — Accès de chaleur passagère. — Forte sueur après un exercice modéré. — Sueur la nuit, ou le matin.

Moral : Disposition à pleurer, à s'effrayer. — Appréhensions; humeur hypochondriaque, entêtement et disposition à prendre tout en mauvaise part. Dégoût pour le travail.

Tête : Tête entreprise, étourdissement avec tremblement. — Vertige en montant, surtout sur une grande élévation. — Mal à la tête par suite de refroidissement, ou d'un tour de reins. — Accès de mal de tête semi-latéral, avec renvois et nausées. — Douleurs de tête pressives ou pulsatives.—Froid dans la tête ; congestion ; mouvement du cerveau en marchant. — Sueurs ; croûtes au cuir chevelu.

Yeux : Pression dans les yeux ; prurit ; élancements. — Gonflement rouge et épais des paupières. — Inflammation des yeux ; taches et ulcères de la cornée ; fistule lacrymale ; agglutination nocturne.—Pupilles fortement dilatées ; brouillard devant les yeux. — Photophobie.

Oreilles : Battements dans les oreilles.—Écoulement purulent par les oreilles.—Polype.—Bruits.—Craquement dans les oreilles en mangeant. — Dureté de l'ouïe. — Gonflement inflammatoire des parotides.

Nez : Narines ulcérées et croûteuses. — Saignement de nez. — Sécheresse pénible ; obturation ; fétidité du nez. — Odeurs fétides devant le nez.

Visage : Couleur jaune. — Prurit ; éruptions ; douleurs aiguës de la face. — Gonflement de la lèvre supérieure. — Gonflement douloureux des glandes sous-maxillaires.

Dents : Maux de dents aggravés, ou excités par le courant d'air, ou par l'air froid, ou en prenant quelque chose de chaud ou de froid, ou pendant et après les règles. — Sensibilité des gencives avec élancements, gonflement, et saignement facile.

Gorge et bouche : Sécheresse de la langue. — Rétrécissement crampoïde du gosier. — Gonflement de la luette.—Renâclement de mucosités.

Appétit et estomac : Goût amer, ou aigre, ou métallique, surtout le matin. — Absence totale d'appétit ; ou faim maladive.—Dégoût pour la viande.—Faiblesse de la digestion.— Chaleur et bouillonnement du ventre après chaque repas. — Brûlement, régurgitations aigres, surtout après avoir pris du lait. — Nausées fréquentes.—Vomissement des aliments, ou acides, ou amers. — Pituites ; douleur crampoïde, surtout après le repas. — Pression et serrement à l'estomac en toussant et en marchant.

Ventre et selles : Tension dans les hypochondres ; impossibilité d'y supporter des vêtements serrés. — Élancements ; douleurs crampoïdes ; accès de tranchées ; pression dans le ventre, même sans diarrhée. — Grosseur et dureté du ventre.—Gonflement et induration des glandes du mésentère.— Incarcération de flatuosités. — Gonflement et sensibilité douloureuse des glandes inguinales.—Constipation.— Relâchement du ventre.—Selles blanches.—Diarrhée d'odeur aigre ou fétide chez les enfants. — Sortie fréquente de boutons hémorrhoïdaux.—Brûlement à l'anus et au rectum, avec démangeaison ; excoriation à l'anus et entre les fesses et les cuisses.

Urines : Émission d'urine trop fréquente ; pissement de sang. Brûlement dans l'urèthre, même sans uriner.

Parties viriles et règles : Faiblesse des fonctions génitales chez l'homme. — Règles trop hâtives et trop abondantes. Maux de dents pendant les règles, et autres incommodités. — Avortement. — Écoulement de sang hors le temps des règles. — Flueurs blanches avec démangeaison, ou bien comme du lait, ou avant les règles.

Larynx : Enrouement fréquent et prolongé. — Toux sèche ; toux comme par du duvet dans la gorge. Toux violente la nuit ou le matin, sèche, ou avec expectoration de mucosités jaunâtres et fétides, ou purulentes, ou de sang. En toussant, douleur d'excoriation à la poitrine, ou pression dans l'estomac, ou secousses dans la tête.

Poitrine : Douleur d'excoriation en inspirant. — Haleine courte. — Elancements dans la poitrine et les côtes. Palpitations, surtout après le repas.

Tronc et membres : Douleur de meurtrissure aux reins et aux membres. — Gonflement et déviation de la colonne vertébrale. — Torsion des os longs, et gonflement de leurs extrémités. Gonflement érysipélateux du tissu cellulaire des membres. Crampes dans les bras et les jambes. Les extrémités sont souvent comme mortes ou engourdies. — Varices aux mains et aux jambes. Cors avec douleur d'excoriation ou de plaie.

N° 12. DULCAMARA.

Symptômes généraux : Douleurs déchirantes.—Souffrances comme par refroidissement à diverses parties.—Aggravation principalement le soir, ou la nuit, et pendant le repos ; amélioration par le mouvement. — Gonflement et induration des glandes. — Gonflement hydropique. — Gonflement rapide de tout le corps. Affections paralytiques.—Grande lassitude. Sécrétion immodérée des membranes muqueuses.

Peau : Miliaire urticaire.—Dartres de différentes espèces, humides, ou sèches, croûteuses ou furfuracées, pâles ou rouges, suintantes ou saignantes après avoir gratté.— Dartres pruriantes aux parties génitales.

Sommeil : Forte envie de dormir le jour. — Réveil de très-bonne heure. — Chaleur la nuit.

Fièvre : Chaleur sèche et sensation brûlante à la peau. Sueur générale, surtout la nuit. Sueur fétide.

Moral et tête : Agitation morale. Étourdissement, comme un étau sur le front, térébration et douleur brûlante. — Les maux de tête s'aggravent par le plus léger mouvement, et même en parlant. Sensation de pesanteur à la tête.

Yeux : Inflammation catarrhale des yeux. — Pression, et sensation comme s'il jaillissait du feu par les yeux. — Vue trouble.

Nez : Saignement d'un sang rouge vif, très-chaud.—Rhume de cerveau par refroidissement.

Bouche : Salivation. — Sécheresse de la langue. —Paralysie de la langue, surtout en se refroidissant.

Gorge : Maux de gorge comme après un refroidissement.

Appétit et estomac : Soif ardente de boissons froides. — Nausées avec vomissement de mucosités visqueuses.—Pression à l'estomac et jusque dans la poitrine.

Ventre et selles : Tranchées dans la région ombilicale, surtout la nuit. — Maux de ventre comme par un refroidissement.—Engorgement et induration douloureuse des glandes inguinales. Diarrhée avec tranchées, ou avec vomissements. — Diarrhées de mucosités verdâtres ou brunâtres; ou sanguinolentes, avec démangeaison à l'anus.

Urines : Urines avec sédiment muqueux. — Écoulement de mucosités par l'urèthre.

Règles : Règles retardées et plus abondantes. — Dartres aux grandes lèvres, et au sein.

Larynx et poitrine : Catarrhe par refroidissement.—Enrouement; toux grasse. — Hémoptysie. — Toux, comme la coqueluche, provoquée en respirant profondément.

Tronc et membres : Douleurs violentes dans les lombes, surtout la nuit dans le repos. Roideur de la nuque. — Paralysie des bras avec froid glacial. — Éruptions dartreuses et verrues aux mains. Sueur dans la paume des mains. Tractions et déchirements dans les cuisses et les jambes. — Sensation brûlante dans les pieds et les orteils.

N° 13. Jacaranda caroba.

Généralités : Paresse et fatigue. — Malaise général, nausées, affaissement du corps. — Système nerveux très-douloureusement affecté. — Grande fatigue par le plus léger exercice. Besoin de se coucher.

Peau : Sécheresse et picotement général. — Condylomes.

Sommeil: Insomnie la nuit et sommeil le jour. — Agitation. — Réveil en sursaut. — Rêves effrayants.

Fièvre : Froid intérieur comme si le sang était glacé.

Moral et tête : Dégoût du travail. — Plénitude et douleur sourde dans la tête qui passe d'un côté à l'autre. Douleur comme d'une cheville dans le côté droit du front. Pression dans la tête comme par plusieurs pointes obtuses.

Yeux et oreilles : Inflammation des yeux. — Oreille bouchée; bourdonnement. — Chaleur dans une oreille avec douleur creusante jusque dans la narine.

Nez : Éternument et coryza fluent. — Enchiffrènement avec lourdeur et fatigue dans le sommet de la tête, le front et les yeux, et douleur lancinante jusqu'au palais.

Visage: Douleur tractive depuis l'œil jusqu'à la mâchoire. — Demangeaison au front et à la commissure des lèvres. — Sécheresse des lèvres.

Bouche: Bouche sèche, pâteuse. — Douleur d'excoriation au côté de la langue.

Gorge: Sécheresse, mal de gorge, constriction du pharynx. — Deglutition difficile.

Estomac : Plénitude et pression au creux de l'estomac. — Goût fade ou acide des aliments et des boissons. — Nausées en mangeant.

Ventre et selles: Point, et tiraillement au-dessous de l'estomac, à droite; point douloureux au côté du nombril. — Coliques et flatuosités. — Constipation. — Inflammation douloureuse de l'anus ; prurit , ardeur , élancements à l'anus ; picotement douloureux entre les fesses.—Excroissances condylomateuses à l'anus et aux fesses.

Parties viriles : Douleur et gonflement dans les testicules. — Chaleur, enflure et démangeaison au scrotum. — Pincement et suppuration entre le prépuce et le gland. — Phymosis. — Inflammation douloureuse de la verge. — Ulcères saignants au prépuce. — Boutons pruriants et chancreux sur le gland.— Érections douloureuses sans désir. — Pollutions nocturnes.—Inflammation de l'orifice de l'urèthre.

Larynx et poitrine : Toux sèche ; catarrhe ; expectoration blanche et aqueuse. — Douleur sourde ; plenitude et picotement sous le sternum. — Point douloureux sous les côtes ; douleur de meurtrissure au côté droit : douleurs sous les fausses côtes en respirant ; douleurs dans la poitrine et le dos. — Point douloureux et élancement au cœur.— Suspension des battements, ou transposition des battements au creux de l'estomac. —Palpitations douloureuses en montant et descendant l'escalier.

Tronc : Douleurs tractives et fatigantes aux muscles du cou et de la mâchoire inférieure jusque dans l'oreille. — Douleur à la nuque. — Roideur des lombes avec douleur de meurtrissure dans le ventre et les hypochondres.

Membres : Douleurs rhumatismales et ostéocopes dans les membres supérieurs, les articulations et les ongles. — Fatigue et douleur dans les genoux ; faiblesse, douleur de meurtrissure dans les muscles et les os des jambes. — Ulcères.

N° 14. Thuia occidentalis.

Symptômes généraux : Élancements dans les membres et les articulations.—Gonflements inflammatoires avec rougeur. — Engourdissement facile des membres, surtout la nuit. — Les symptômes s'aggravent généralement après midi, ou la nuit vers trois heures du matin ; ils s'aggravent aussi dans le repos et par la chaleur, surtout celle du lit ; s'ameliorent par le mouvement, le froid, et la transpiration.

Peau : Élancements pruriants à la peau, surtout le soir et la nuit. — Boutons purulents.— Condylomes.— Furoncles.— Engelures. — Taches marbrées. La plupart des souffrances cutanées sont soulagées par le toucher.

Sommeil : Sommeil tardif; sommeil non réparateur, la nuit. — Rêves pénibles et anxieux, surtout en étant couché du côté gauche.—Rêves lascifs, sans émission de sperme, avec érections douloureuses au réveil.

Fièvre : Frisson et froid le matin. —Chaleur le soir, à la face surtout.

Moral : Accablement; agitation; on est très-pensif pour la moindre bagatelle, on cherche les mots en parlant.

Tête : Faiblesse de la tête comme par torpeur et paralysie du cerveau. — Vertige en se levant de son siége et en étant couché, ou en regardant en l'air. — Maux de tête le matin; pesanteur dans l'occiput, surtout au réveil. — Maux de tête pressifs. — Douleur comme si un clou était enfoncé dans le vertex. — Congestion de sang. —Sensibilité excessivement douloureuse du côté gauche de la tète. — Gonflement des veines aux tempes.

Yeux : Pression comme par un grain de sable dans les yeux.—Sensation brûlante dans les yeux. — Sclérotique enflammée, rouge de sang.—Gonflement dur, inflammatoire, des paupières.—Boutons purulents; condylomes dans les sourcils.—Obscurcissement de la vue.

Oreilles : Maux d'oreilles avec élancements violents, ou martellement et déchirement, surtout le soir au lit, avec urine fréquente et froid aux jambes et aux pieds. —Douleur crampoïde à l'extérieur de l'oreille.

Nez : Croûtes douloureuses dans le nez.—Saignement fréquent. — Coryza sec, qui devient fluent en plein air, avec maux de tête continuels.

Visage : Chaleur du visage. — Douleur faciale térébrante et fouillante dans les pommettes, soulagée par le toucher.—Tressaillement des lèvres.

Dents et Bouche : Rongement dans les dents cariées avec sensibilité douloureuse de tout le côté de la tête, fortement aggravé par le contact des choses froides ou la mastication. —Gencives gonflées et douloureuses.—Aphthes dans la bouche. — Grenouillette. — Parole lente.

Gorge : Douleur d'excoriation dans la gorge pendant la déglutition.

Appétit et estomac : Goût fade dans la bouche. — Soif la

nuit et le matin.—Satiété prompte.—Renvois des aliments; renvois amers.

Ventre et selles : Pression dans la région du foie et des reins.— Ballonnement du ventre. — Douleurs pressives dans le bas-ventre, surtout vers le côté, et avant la selle.—Gonflement douloureux des glandes de l'aine.

Selles : Constipation qui dure plusieurs jours.—Évacuation difficile d'une selle dure.—Contraction douloureuse de l'anus. —Condylomes à l'anus.

Urines : Besoin fréquent d'uriner, avec émission abondante.—Sensation comme si une goutte coulait dans l'urèthre. — Sensation brûlante dans l'urèthre pendant l'émission des urines. — Prurit dans l'urèthre. — Ecoulement jaunâtre avec verge chordée.

Parties génitales : Gonorrhée et balanorrhée. — Condylomes sur le gland et le prépuce, humides, pruriants. — Ulcères comme des chancres au prépuce. — Érections douloureuses la nuit et le matin. — Pollutions. — Écoulement abondant et aqueux.

Règles : Prurit et cuisson brûlants; douleur contractive, pression dans les parties génitales.—Verrues à l'orifice de la matrice, avec élancement et sensation brûlante en urinant. —Gonflement et excoriation des lèvres. — Règles faibles. — Flueurs blanches.

Larynx et Poitrine : Enrouement.—Fourmillement dans la trachée. — Toux provoquée par un échauffement. — Toux avec expectoration de mucosités jaunes. — Douleur de poitrine comme par quelque adhérence intérieure.—Lancinations dans la poitrine, surtout après avoir bu froid. — Battements de cœur violents et sensibles à l'ouïe, surtout en montant un escalier. — Couleur bleue de la peau autour des clavicules.

Tronc : Furoncles au dos. — Tension de la peau de la nuque en remuant la tête. — Gonflement des veines du cou. — Sueur abondante sous les aisselles.

Membres : Douleur déchirante pulsative, depuis l'épaule jusqu'aux doigts. — Tressaillement involontaire des bras, le jour — Lancinations dans les bras, les jambes et les articulations. — Gonflement rouge et douloureux du bout des doigts et des orteils.—Torpeur et pâleur du bout des doigts.

—Lassitude dans les jambes.—Engelures.—Veines gonflées, sueur aux mains.

N° 15. PULSATILLA.

Symptômes généraux : Maladies des personnes d'un caractère doux, sensible, portées à rire ou à pleurer facilement. — Affections rhumatismales arthritiques avec gonflement. — Douleurs qui passent rapidement d'un endroit à l'autre, souvent avec gonflement rouge des articulations.—Douleurs tractives et tressaillantes, la nuit, ou le soir au lit. — Accès de douleurs avec frisson, qui est d'autant plus marqué que les douleurs sont plus fortes, et avec gêne de la respiration, pâleur du visage et tremblement des jambes. — Douleurs d'ulcération sous-cutanée. — Souffrances semi-latérales. — Les symptômes se renouvellent, ou s'aggravent, ou s'améliorent, en changeant de position.—Souffrances qui s'aggravent tous les deux jours, le soir. Beaucoup de souffrances sont améliorées par l'air froid et par la pression. — Grande disposition des membres à s'endormir.—Lourdeur des membres avec faiblesse paralytique. — Douleur de meurtrissure dans les os des extrémités.—Amaigrissement.

Peau : Prurit brûlant ou picotant, surtout le soir au lit, aggravé en se grattant. — Taches rouges comme des morbilles. — Couleur rouge même des parties froides. — Érysipèle flegmoneux ; engelures, ou gonflements rouges bleuâtres avec douleurs brûlantes et pulsatives. — Rougeur luisante, dureté et prurit autour des ulcères avec saignement facile et élancements. — Varices et enflures des veines.

Sommeil : Somnolence continuelle et sommeil comateux avec agitations et rêvasseries inquiètes — Grande envie de dormir, principalement le soir. — Sommeil tardif ; réveil de bonne heure. — Insomnie par une grande affluence d'idées. — Réveil fréquent. — Pendant le sommeil, paroles, pleurs, cris, sursauts avec effroi, tressaillement des membres. — La nuit, grande agitation et jactation, angoisse, chaleur sèche. — On dort couché sur le dos.— Rêves fréquents, effroyables, anxieux. — Bâillement fréquent.

Fièvre : Fièvres intermittentes (surtout après l'abus du quinquina) avec exacerbation l'après-midi ; froid, frisson, principalement le soir, avec pâleur du visage ; vertige, douleur et pesanteur de tête, anxiété, oppression, vomissement muqueux. — Froid semi-latéral avec torpeur, chaleur sèche, la nuit surtout, avec accès d'angoisse, mal de tête, face rouge, bouffie, brûlement aux mains avec gonflement des veines et envie de vomir. — Sueurs, quelquefois semi-latérales.

Moral : Tristesse avec pleurs. — Angoisse et inquiétude à l'épigastre avec penchant au suicide. — Grande susceptibilité de caractère. — Mauvaise humeur avec dégoût de toutes choses. — Peur des revenants, le soir.

Tête : Fatigue de la tête par des travaux intellectuels. — Sensation de vide et d'embarras dans la tête. — Vertige au point de tomber, avec pesanteur et chaleur à la tête ; pâleur, et envie de vomir. — Accès d'étourdissement et perte de connaissance avec rougeur bleuâtre et bouffissure du visage, et battements de cœur. — Accès de maux de tête avec nausées, vomissement, ou avec horripilation. — Accès d'évanouissement, vertiges, obscurcissement des yeux et bourdonnement d'oreilles. — Maux de tête comme par indigestion. — Maux de tête semi-latéraux. — Sueurs semi-latérales ou partielles à la tête. — Douleur de meurtrissure dans le cerveau et à l'extérieur de la tête.

Yeux : Douleur pressive ou lancinante et vive dans les yeux. — Inflammation des yeux et des bords des paup ères avec sécrétion abondante de mucosités et des larmes.— Renversement intérieur des cils.— Orgeolet. — Obscurcissement de la vue, avec face pâle et envie de vomir.

Oreilles : Gonflement inflammatoire du conduit auditif. — Écoulement dans l'oreille ; bruits et dureté de l'ouïe.

Nez : Ulcération des narines. — Écoulement d'un pus fétide par le nez. — Hémorrhagie nasale. — Obstruction du nez et coryza sec, le soir et à la chaleur de la chambre. — Écoulement de mucosités verdâtres et fétides.

Visage : Chaleur partielle ou semi-latérale au visage, avec rougeur ; chaleur d'une joue et froid de l'autre. — Visage bouffi et rouge bleuâtre.

Dents : Maux de dents le plus souvent semi-latéraux avec pâleur de la face, frisson et gène de la respiration. — Douleurs tractives tressaillantes, ou pulsatives, fouillantes et rongeantes, aggravées à la chaleur du lit ou de la chambre, en mangeant, en se curant les dents, étant assis, et le soir ; soulagées par l'eau froide ou l'air extérieur.

Bouche : Langue chargée d'un enduit épais. — Accumulation de mucosités tenaces dans la bouche. — Goût fade, muqueux. — Inflammation de la gorge avec enflure variqueuse des veines, douleur d'excoriation, élancements et accumulation de mucosités tenaces. — Les maux de gorge s'aggravent le soir.

Appétit et estomac : Amertume ou aigreur de la bouche après le repas. — Manque d'appétit et dégoût des aliments. —Manque total de soif dans les souffrances, ou soif excessive. — Dérangement d'estomac semblable à celui que causeraient la viande de porc ou les pâtisseries grasses. — Difficulté de digérer avec vomissement des aliments. — Après avoir mangé, nausées, vomissements, ballonnement et pression à l'épigastre, coliques, flatuosités, mal de tête, gêne de la respiration, rires et pleurs involontaires. — Hoquet fréquent. — Nausées et envie de vomir insupportables. — Vomissements de matières verdâtres, muqueuses ou bilieuses et amères. — Nausées et vomissements le soir, la nuit, ou après avoir bu ou mangé, avec frissonnement ; pâleur, coliques, douleurs d'oreilles, borborygmes. — Sensibilité douloureuse de la région stomacale.

Ventre et selles : Selles diarrhéiques, la nuit, avec coliques. — Evacuation fréquente de mucosités. — Coliques flatulentes. — Hémorrhoïdes aveugles et saignantes.

Urines : Rétention d'urines avec rougeur et chaleur à la région vésicale ; anxiété et douleur dans le ventre.—Ténesme vésical et envies fréquentes d'uriner, catarrhe vésical. — Écoulement de l'urèthre comme dans la gonorrhée.

Parties viriles : Gonflement inflammatoire des testicules et du cordon spermatique, avec douleur pressive et tractive s'étendant au ventre et aux reins ; rougeur et chaleur du scrotum, nausées et envies de vomir.

Règles : Anomalies diverses, suppression surtout des règles, avec coliques, spasmes hystériques abdominaux, douleur d'estomac, maux de reins, nausées, vomissements, frissons, pâleur de la face, migraines, vertiges — Hystérie, épile, sie, accès d'evanouissement, manie, mélancolie par suppression des règles. — Flueurs blanches épaisses comme de la crème.

Larynx et poitrine : Toux ébranlante, principalement le soir ou la nuit, aggravée en étant couché, souvent avec envie de vomir, et même de vomissement ou d'étouffement. — Toux avec expectoration de mucosités blanches, tenaces, ou épaisses et jaunâtres. — Accès de gêne de la respiration, hoquet violent, mal de tête et vertige, le soir, après le repas, et la nuit, étant couché horizontalement. — Battements de cœur. — Anxiété, pression, chaleur au cœur.

Tronc : Douleur de courbature dans le dos ; maux de reins comme ceux d'enfantement. — Douleur tensive et tractive à la nuque, quelquefois d'un seul côté, avec gonflement de la partie et douleur d'excoriation au toucher. — Douleur vive tractive dans les muscles, la nuit, accompagnée de torpeur, avec faiblesse paralytique ou gonflement de la partie affectée.

Membres : Engourdissement facile des membres. — Sensation de torpeur aux extrémités. — Gonflement et douleurs aux articulations des coudes, mains et doigts, avec roideur. — Douleur d'ulcération ou de meurtrissure dans le psoas. — Gonflement inflammatoire des genoux avec douleur vive, tractive, lancinante. — Enflure des veines et varices aux jambes. — Gonflement chaud des extrémités inférieures.

N° 16. Hyoscyamus niger.

Symptômes généraux : Mouvements convulsifs pour peu que l'on essaye d'avaler des liquides. — Attaques d'épilepsie avec face bleuâtre et bouffie, écume à la bouche. — Incontinence d'urines. — Accès de congestion cérébrale. — Convulsions semblables à la danse de Saint-Guy. — Convulsions avec cris et forte angoisse. — Grande faiblesse et débilité.

Peau : Taches brunâtres. — Gros furoncles. — Peau sèche et râpeuse. — Éruption miliaire.

Sommeil : Somnolence comme un coma vigil. — Sommeil tardif ou insomnie par suite de surexcitation nerveuse, ou grande angoisse. — Soubresauts des tendons. — Carpologie.

Fièvre : Fièvre avec attaques d'épilepsie, grande faiblesse, flammes devant les yeux et congestion à la tête ; type quarte ou quotidien.

Moral : Mélancolie. — Crainte d'être trahi ou empoisonné. — Envie de se moquer de tout. — Jalousie. — Fureur avec envie de frapper et de tuer. — Perte de connaissance avec délires. — Manie lascive. — Manie avec bouffonneries.

Tête : Vertige comme par ivresse. — Douleur pressive et étourdissante dans le front.— Balancement de la tête de côté et d'autre.

Yeux : Yeux rouges, fixes, convulsés, et proéminents. — Strabisme. — Occlusion spasmodique des paupières. — Vue double. — Les objets semblent être plus grands. — Cécité nocturne.

Visage : Face pâle et froide, ou bouffie et rouge de sang. — Crampe de la mâchoire.

Dents : Douleurs pulsatives et déchirantes dans les dents, surtout après un refroidissement à l'air froid, souvent avec chaleur et rougeur de la face, et congestion à la tête.—Douleur violente qui passe au travers de la joue et de la mâchoire. — Douleur enrageante dans les gencives avec sensation d'un bruit sourd dans la dent, qui vacille et semble vouloir tomber en mangeant.

Bouche et gorge : Salivation. — Écume à la bouche. — Langue sèche. — Langue rouge. — Perte de la parole. — Constriction de la gorge et impossibilité d'avaler les liquides.

Appétit et estomac : Boulimie. — Hoquet, surtout après le repas. — Vomissement de mucosités et de sang. — Vomissement des aliments immédiatement après le repas. — Crampes d'estomac.

Ventre : Sensibilité douloureuse de l'épigastre au toucher. — Douleurs crampoïdes dans le ventre, avec vomissements. — Douleurs d'excoriation dans les muscles abdominaux, en toussant.

Selles et urines : Envie fréquente d'aller à la selle, et d'uriner. — Diarrhées aqueuses. — Diarrhées sans aucune douleur. — Selles et urines involontaires par paralysie du sphincter et de la vessie.

Règles : Règles plus abondantes. — Métrorrhagies d'un sang rouge vif. — Crampes hystériques avant les règles, et éclats de rire.

Larynx et poitrine : Toux crampoïde nocturne. — Toux sèche ébranlante, avec douleur d'excoriation dans les muscles du ventre. — Spasme de poitrine forçant à se courber en avant.

Tronc et membres : Douleurs et lancinations au dos, aux lombes. — Crampes douloureuses dans les cuisses et les mollets.

N° **17**. Ocimum canum.

Ventre et selles : Gonflement des glandes des aines. — Diarrhée plusieurs fois par jour.

Urines : Urines troubles avec dépôt blanc albumineux. — Douleur crampoïde dans les reins. — Coliques néphrétiques avec vomissements répétés, contorsions, cris, gémissements. — Brûlement en urinant. — Urines rouges, ou safranées, épaisses, purulentes, avec odeur de musc.

Parties sexuelles : Chaleur, gonflement et sensibilité excessive du testicule. — Gonflement de la vulve ; élancements dans les grandes lèvres ; chute du vagin. — Prurit aux seins, engorgement des glandes mammaires, avec douleur pressive. — Mamelons très - douloureux et sensibles au toucher.

N° **18**. Digitalis purpurea.

Symptômes généraux : Élancements dans les membres. — Gonflements hydropiques. — Grand accablement et faiblesse nerveuse comme si l'on allait s'évanouir.

Sommeil : Somnolence le jour. — Sommeil interrompu par des rêves anxieux avec sursauts.

Fièvre : Froid du corps et des extrémités. — Sueurs nocturnes et abondantes. — Pouls faible et très-lent, mais accéléré par le plus léger mouvement.

Moral : Angoisse extrême, avec disposition à pleurer et grande crainte de l'avenir. — Morosité.

Tête : Vertiges avec tremblements. — Pression saccadée à la tête. — Élancements aux tempes et au front. — Prurit dans le cerveau. — Sensation comme si le cerveau tombait en avant. — La tête fléchit constamment en arrière.

Yeux : Pression, douleur brûlante ; élancements dans les yeux. — Rougeur inflammatoire de la conjonctive et des paupières avec gonflement, et pression comme par un grain de sable. — Inflammation des glandes de Meibomius. — Larmes. — Agglutination. — Vue verte ou jaune.

Oreilles et visage : Otalgie. — Gonflement des parotides.

— Pâleur du visage. —Couleur bleue des lèvres et des paupières.

Bouche : Apreté, excoriation et grattement dans la bouche. — Salive douceâtre. — Langue bleuâtre.

Appétit et estomac : Amertume dans la bouche. — Goût muqueux. — Absence d'appétit, même avec langue nette.— Grande appétence pour les choses amères. — Nausées avec envie de vomir.— Vomissement matutinal. — Vomissement de mucosités. — Pression, douleur brûlante et pesanteur à l'estomac et à l'épigastre. — Sensation de faiblesse à l'estomac comme si la vie allait s'éteindre.

Ventre et selles : Sensibilité et douleur à la région du foie.—Coliques avec envie de vomir.—Selles blanches comme de la craie, ou couleur de cendre.— Diarrhées d'excréments mêlés de mucosités.

Urines : Rétention d'urine. — Besoin pénible d'uriner; urines chaudes, brûlantes, et excessivement rares. — Émission d'urine difficile. — Urines de couleur foncée, brunâtres ou rougeâtres.

Parties viriles : Gonflement des testicules.

Larynx et poitrine : Toux sèche. — Expectoration sanguinolente. — Respiration péniblement gênée en étant couché. — Accélération des fonctions du cœur. —Battements bruyants.

Tronc et membres : Douleurs au dos et aux reins. —Roideur du cou et de la nuque. — Douleur et roideur paralytiques, et engourdissement facile des membres. — Mains et pieds froids.

N° **19**. LYCOPODIUM CLAVATUM.

Symptômes généraux : Tractions et déchirements la nuit et pendant le repos.—Douleurs lancinantes.—Torpeur et insensibilité des membres. — Grande facilité à se donner un tour de reins. — Crampes et contractions des membres; extension et rétraction spasmodiques des membres. — Secousses et tressaillement de quelques membres ou de tout le corps. — Gonflements hydropiques.— Varices. — Nodosités arthritiques. — Inflammation des os, avec douleurs nocturnes. — Affections périodiques. — Les symptômes sont aggravés fréquemment vers quatre heures après midi, et recommencent à s'améliorer vers huit heures du soir, à la faiblesse près.— Faiblesse intérieure. — Lassitude dans les membres pendant le repos. — Grand amaigrissement. — Accès de défaillance. — Manque de chaleur vitale. — Grand désir, ou forte répugnance pour le grand air. — Forte disposition à se refroidir.

Peau : Rongement et prurit, le jour, en s'échauffant. — Éruptions douloureuses. — Taches hépatiques. — Dartres insensibles, humides, purulentes, croûteuses. — Furoncles. — Plaques excoriées à la peau. — Grande sécheresse de la peau.

Sommeil : Envie de dormir le jour. — Sommeil tardif. — Sommeil agité et inquiet, avec rêves anxieux, effrayants et réveil fréquent. — Tressaillement et inquiétudes dans les jambes; angoisse, ébullition de sang et battement de cœur.

Fièvre : Frisson le soir. — Manque de chaleur vitale. — Chaleur fugace. — Fièvre lente, avec prostration des forces et sueurs nocturnes. — Sueur facile par un léger exercice, surtout à la face.

Moral : Mélancolie chagrine. — Disposition à pleurer à l'approche d'autres personnes. — Crainte de la solitude. — Irritabilité et susceptibilité avec pleurs. — Opiniâtreté. — Impossibilité de se livrer à des travaux de tête.

Tête : Vertige en se baissant. — Maux de tête pressifs ; déchirants l'après-midi ou la nuit, principalement dans le front. — Maux de tête avec vertige. — Congestion à la tête. — Déchirement au cuir chevelu. — Éruption à la tête, avec suppuration, quelquefois avec engorgement des glandes du cou et de la nuque. — Grisonnement. — Calvitie.

Yeux : Pression ; brûlement rongeant, élancements ; inflammation.— Agglutination des paupières, et larmoiement. — Trouble de la vue. — Hémyopie verticale. — Taches noires. — Eblouissement.

Oreilles : Ecoulement par les oreilles. — Sensibilité excessive de l'ouïe. — Tintement. — Dureté de l'ouïe.

Nez : Narines ulcérées.— Odorat très-sensible.— Coryza, de toutes sortes. — Obturation des narines.

Visage : Face pâle, jaune, terreuse, avec rides profondes. — Accès de chaleur fugace. — Éruption. — Ephélides. — Dartres. — Gonflement des glandes sous-maxillaires.

Dents : Douleurs sourdes dans les dents, gonflement de la joue et des gencives. — Secousses tractives dans les dents, surtout pendant le repas.

Bouche : Sécheresse de la bouche sans soif. — Exhalaison d'une odeur putride par la bouche.

Gorge : Sécheresse, douleur brûlante, douleur lancinante avec inflammation de la gorge et du palais. — Renâclement de mucosités.

Appétit et estomac : Renvois aigres. — Pyrosis. — Hoquet violent par accès. — Nausées fréquentes, continuelles. — Pituites de l'estomac. — Vomissement des aliments, ou de matières verdâtres, amères. — Pression à l'estomac après chaque repas. — Gonflement de l'épigastre. — Les vêtements gênent autour de l'estomac. — Bouche amère, soif nocturne. — Perte de l'appétit. — Faim immodérée. — Appétence excessive pour les douceurs. — Après le repas, plénitude dans la poitrine et le ventre, rougeur de la face.— Aigreurs et diarrhée après avoir pris du lait.

Ventre et selles : Pression et tension autour des hypocondres et au foie. — Plénitude et ballonnement de l'estomac et du ventre. — Pincements, déchirements, griffement dans le ventre. — Tranchées ; incarcération, et défaut d'expulsion des flatuosités. — Gargouillements dans le ventre.— Constipation de longue durée. — Resserrement du ventre.— Prurit et tension à l'anus.—Douleurs incisives, élancements et douleurs d'excoriation au rectum.

Urines : Envie pressante d'uriner, et émission par trop fréquente. — Calculs rénaux et gravelle. — Pissement de sang — Prurit à l'urèthre pendant et après l'urine.—Pincements lancinants et douleurs incisives dans la vessie et l'urèthre.

Parties viriles : Gonorrhée bâtarde.—Excoriation entre le scrotum et les cuisses. — Exaltation immodérée, ou absence de l'appétit vénérien. — Impuissance ; faiblesse ou défaut total d'érection. — Pollutions immodérées.

Règles : Prurit, brûlement et rongement à la vulve. — Emission de gaz par le vagin. — Sécheresse chronique du vagin. — Douleurs lancinantes dans les lèvres, en se couchant. — Règles très-abondantes et de trop longue durée.— Avant les règles, frissons, tristesse, mélancolie.—Leucorrhée.

Larynx et poitrine : Toux après avoir bu. — Toux sèche, le matin, ou jour et nuit, ou la nuit seulement, qui ébranle la tête, la poitrine et l'estomac. — Toux provoquée par un chatouillement, ou excitée en respirant profondément, avec expectoration gris jaunâtre et salée ; ou de pus, ou de sang, quelquefois avec fièvre hectique. — Haleine courte pendant presque tout travail. — Oppression de poitrine aggravée au grand air. — Pression continuelle dans la poitrine, lancinations, surtout à gauche. — Battements de cœur pendant la digestion.

Tronc : Douleurs tractives, déchirements, et élancements au dos et aux reins, soit en se baissant, soit en se redressant, soit en soulevant un objet, ou en étant assis, et même la nuit. — Roideur de la nuque. — Gonflement des glandes du cou et de l'épaule.

Membres : Douleurs ostéocopes nocturnes ; douleurs et gonflements arthritiques ; nodosités goutteuses ; faiblesse paralytique ; crampes, tressaillements, secousses des membres. — Peau sèche aux mains. — Pieds froids. — Cors avec douleurs lancinantes.

N° 20. Hura brasiliensis.

Symptômes généraux : Excitation nerveuse. — Convulsions avec évanouissement par des douleurs au dos.

Peau : Démangeaison sur toutes les parties saillantes des os. — Éruptions miliaires. — Boutons rouges, vésiculaires, formant des croûtes. — Taches rouges pruriantes.

Sommeil : Insomnie ; réveil fréquent ; agitation fébrile. — Somnolence le jour. — Soubresauts. — Rêves fantastiques.

Fièvre : Chaleur brûlante par tout le corps. — Chaleurs et sueurs passagères. — Froid avec faiblesse et sueur froide. — Frissons nerveux, tremblement intérieur. — Sensation de chaleur avec membres froids.

Moral : Irritation. — Hypochondrie. — Distraction, erreurs, insouciance. — Préoccupation de son salut éternel.

Tête : Étourdissement ; pesanteur ; battements ; douleurs serrantes, lancinantes, erratiques. — Congestion, torpeur. — Douleurs semi-latérales. — Clou dans le cerveau, avec maux de dents et de gencives. — Sensation de gonflement d'une moitié de la tête.

Yeux : Picotements, battements, tressaillements, demangeaisons, rougeur et cuisson dans les paupières. — Sensation de froid en fermant les paupières. — Inflammation des points lacrymaux, de la sclérotique et de la conjonctive, avec élancements, battements, et pression comme par du sable. — Étincelles et vue trouble. — Pression sur les orbites, et engourdissement des muscles oculaires.

Oreilles et nez : Sifflement et douleur dans les oreilles. — Chatouillement, éternument et mucosités jaunâtres par le nez. — Odorat très-sensible ; saignement par le nez. — Rougeur des ailes ; serrement et battement à la racine du nez.

Visage : Boutons douloureux aux sourcils, à la joue, et à la lèvre inférieure, avec gonflement, chaleur ; rougeur, couleur violette, éruptions miliaires ; vésicules à la face.

Dents et bouche : Maux de dents qui répondent dans les yeux et la racine du nez ; élancements dans les dents et les mâchoires. — Enflure, élancements et engourdissement dans les gencives, avec douleur dans la joue correspondante. — Bouche pâteuse ; goût cuivré ; goût de sang. — Douleur à la langue.

Estomac : Oppression et maux de cœur après le repas. — Tension, chaleur brûlante, coliques d'estomac, douleur comme par la faim ; serrement à l'épigastre, battements au scrobicule, répondant dans la poitrine.

Ventre et selles : Coliques avec nausées, frissons, et froid aux pieds. Douleur dans l'aine. Battement au côté du ventre. — Constipation, ou selles dures et difficiles. — Diarrhée avec coliques tortillantes, selles fétides, frissons et tremblement intérieur, et sueur froide.

Urines : Elancement dans l'urèthre. — Envie fréquente d'uriner avec douleur aux reins.

Parties sexuelles et règles : Pesanteur dans les testicules, en marchant. — Goût de sang dans la bouche pendant le coït. — Douleur lancinante dans la matrice et le vagin. — Règles hâtives, abondantes. — Flueurs blanches avant et pendant les règles. — Élancements et points douloureux dans les mamelles.

Larynx et poitrine : Toux sèche. Crachats grisâtres, rouillés de sang, putrides, avec douleur d'excoriation dans la gorge et les bronches. — Chaleur insupportable à la poitrine ; douleur et brûlement sous le sternum ; douleurs pressives sous les fausses côtes, et pongitives au poumon. qui coupent la respiration. — Point de côté en respirant. Etouffement. Battement au côté droit.

Tronc : Souffrances de toute espèce dans le dos, la région lombaire et le sacrum. Douleur et roideur du cou et de la nuque. — Battements et élancements dans les muscles du thorax.

Bras : Douleurs arthritiques et rhumatismales dans les épaules et les bras. Tremblement et engourdissement des bras. — Douleur de brûlure aux doigts, et comme par une écharde sous les ongles.— Crampes et faiblesse dans les articulations des doigts.

Jambes : Douleur dans l'articulation coxo-fémorale, et morsure dans les cuisses. Douleur de meurtrissure dans les muscles fessiers. Douleur, faiblesse et lassitude dans les genoux et les jambes. Démangeaison au tibia. Douleur et battements dans les malléoles. Froid aux pieds. Chaleur, douleur, et crampes dans les orteils.

N° 21. NATRUM MURIATICUM.

Symptômes généraux : Raccourcissement des tendons.— Tressaillement dans les muscles et les membres. — Paralysies. — Accès de malaise, surtout le matin, avec nausées, mal à la tête, besoin de se coucher, etc. — Suites fâcheuses d'une contrariété. — Malaise après avoir beaucoup parlé.— Relâchement des forces physiques et morales. — Pesanteur et paresse, surtout le matin, brisement et lassitude excessive dans les membres. — Amaigrissement. — Disposition à se refroidir.— Inquiétudes dans le corps avec frissonnement.

Peau : Éruption urticaire après un exercice violent. — Furoncles, verrues, panaris, varices, cors.

Sommeil : Forte envie de dormir le jour. — Insomnie nocturne avec efforts inutiles pour s'endormir. — Sommeil agité, rêves anxieux avec pleurs et paroles.— La nuit, urine fréquente, douleurs dans le dos, souffrance asthmatique, etc.

Fièvre : Frisson continuel et manque de chaleur vitale.— Chaleur avec soif ardente, maux de tête violents. — Fièvre avec douleurs dans les os, teint jaunâtre, mal à la tête, faiblesse, absence d'appétit ; type quotidien, généralement le matin.—Fièvre typhoïde avec faiblesse, sécheresse de la langue et forte soif. — Pouls souvent intermittent. — Sueur matutinale. — Sueur abondante, trop facilement excitée par le mouvement et la marche.

Moral : Tristesse mélancolique, pleurs abondants.— Angoisse, indifférence, irritabilité. — Violent emportement facilement provoqué. — Faiblesse de mémoire. — Incapacité de réfléchir.

Tête : Embarras douloureux dans la tête. — Vertige avec secousses dans la tête et étourdissement. — Maux de tête le matin.— Pesanteur; mal de tête comme si la tête allait éclater. — Accès de maux de tête avec nausées. — Élancements, secousses à travers la tête. — Croûtes, et chute abondante des cheveux.

Yeux : Inflammation avec cuisson et brûlement dans les yeux. — Larmes corrosives. — Larmoiement fréquent. — Agglutination nocturne des yeux. — Confusion des caractères en lisant. — Vue faible, amaurotique.

Oreilles : Élancements dans les oreilles. — Ecoulement par les oreilles.— Dureté de l'ouïe. — Bourdonnement dans les oreilles.

Nez : Gonflement du nez.— Perte de l'odorat, obturation et sécheresse du nez. — Coryza sec ou fluent. — Éternument.

Visage: Face jaunâtre. — Prurit et boutons au front. — Douleurs dans les pommettes. — Lèvres sèches, gercées, crevassées.— Éruption dartreuse autour de la bouche. — Gonflement des lèvres, et des glandes sous-maxillaires.

Dents, bouche et gorge : Dents très-sensibles à l'air. — Traction dans les dents. — Fistule aux gencives. — Vésicules sur la langue. — Pendant la déglutition, sensation comme s'il y avait une cheville dans la gorge. — Inflammation de la gorge avec douleur lancinante. — Expuition de mucosités, surtout le matin.

Appétit et estomac : Perte du goût. — Goût putride ou acide. — Soif continuelle.— Perte de l'appétit, surtout pour le pain. — Appétit immodéré le soir. — Boulimie. — Pendant le repas, sueur à la face. — Après le repas, renvois à vide, nausées, aigreurs, pyrosis. — Renvois désagréables après des aliments gras ou du laitage. — Nausées, surtout le matin. — Écoulement d'eau comme des pituites. — Vomissement des aliments. — Pression à l'épigastre, et gonflement douloureux au toucher. — Crampes, griffement au creux de l'estomac.

Ventre et selles : Traction et élancements dans la région hépatique et splénique. — Ballonnement du ventre. —Tranchées quotidiennes, et pincement dans le ventre ; borborygmes. — Constipation.— Envie fréquente et pressante d'aller à la selle sans aucun résultat. — Selles difficiles, et élancements dans le rectum. — Selles involontaires.— Pendant et après les selles, brûlement à l'anus et au rectum.—Boutons hémorrhoïdaux à l'anus. — Dartres, et excoriation à l'anus et entre les fesses. — Lombrics.

Urines : Envie fréquente et pressante d'uriner le jour et la nuit avec écoulement abondant. — Emission involontaire des urines. — Après l'émission des urines, écoulement de mucus par l'urèthre.

Parties viriles : Gonorrhée bâtarde. —Excitation immodérée des parties génitales, et de l'imagination pour le coït. — Impuissance.

Règles : Règles trop hâtives et trop abondantes, ou tardives et rares ; ou de trop longue durée, ou supprimées. — Maux de tête avant, pendant et après les règles. — Avant les règles, morosité. — Prurit aux parties génitales. — Flueurs blanches avec disposition à la diarrhée.— Leucorrhée âcre.

Larynx et poitrine : Enrouement. — Poitrine embarrassée, avec catarrhe et toux. — Toux provoquée par un chatouillement dans la gorge ou dans l'épigastre. — Toux matutinale. — Toux suffocante, spasmodique, le soir au lit. — Toux avec expectoration sanguinolente.— En toussant, douleurs dans la tête. — Haleine courte. — Respiration gênée. — Respiration sibilante. — Douleur de poitrine comme par une tension intérieure. — Élancements dans la poitrine et les côtés. — Battements de cœur anxieux à chaque mouvement, mais surtout en étant couché sur le côté gauche. — Douleur dans la région du cœur. — Battement du cœur irrégulier et intermittent.

Tronc et membres : Douleur de brisement et de paralysie aux reins, surtout le matin. — Douleurs nocturnes dans le dos. — Lassitude et tiraillement dans le dos. — Pression et roideur dans la nuque. — Lassitude et pesanteur paralytique des bras, des jambes, des pieds.— Lancinations, et douleurs de luxation dans les épaules, dans les hanches.— Douleurs tractives dans les cuisses, les genoux et les jambes. — Verrues dans les paumes des mains.—Peau sèche, gerçures autour des ongles, et envies fréquentes. — Suppression de la transpiration des pieds.—Cors, avec douleurs lancinantes.

N° 22. Nux vomica.

Symptômes généraux : Affections des personnes bilieuses à constitution veineuse. — Surexcitation de tout le système nerveux avec trop grande impressionnabilité de tous les organes. — Accès de malaise avec nausées qui semblent partir du creux de l'estomac, accompagnées de faiblesse, tremblements et fourmillement des extrémités. — Grande lassitude et fatigue, le matin; grand épuisement après la promenade au grand air, et accès de défaillance.— Sensibilité excessive et répugnance pour le grand air; horreur de tout mouvement avec grand désir d'être assis ou couché, position qui soulage presque toutes les souffrances. — Accès de convulsions avec cris, renversement de la tête, suivis d'une sensation de torpeur et d'engourdissement. — Douleurs lancinantes, et tressaillantes, et autres, avec torpeur et faiblesse paralytiques des parties affectées. — Douleurs de meurtrissure dans les membres, le matin, avec besoin de rester au lit. — Roideur, torpeur, lourdeur, lassitude, paralysie, et tremblement des membres. — L'air libre, et surtout un temps âpre, le café, les spiritueux, la colère, les veilles prolongées, les excès d'étude, provoquent ou aggravent beaucoup de souffrances. — Plus grands malaises, le matin au lever, et le soir vers les huit ou neuf heures, ainsi qu'après le dîner; et plusieurs souffrances apparaissent périodiquement à l'une ou l'autre de ces époques. — Amaigrissement.

Peau : Teint jaunâtre de la peau. — Jaunisse. — Peau froide et bleuâtre pendant les frissons. — Engelures avec prurit brûlant. —Taches bleuâtres comme après une contusion. — Furoncles. — Sensibilité, et douleurs d'excoriation à la peau avec sensation de torpeur à l'endroit que l'on touche.

Sommeil : Grande envie de dormir le matin en se levant, ou après le dîner, ou le soir de bonne heure avec insomnie la nuit. — Difficulté de s'endormir avant minuit, et impossibilité de rester au lit après trois heures du matin. — Pendant le sommeil, sursauts avec effroi, gémissements, lamentations, paroles, pleurs; coucher sur le dos, les bras levés sur la tête. — Rêves fantastiques, terribles et anxieux, ou voluptueux.

Fièvre : Fièvres intermittentes, frissons et chaleur partielles ou mélangées, congestions et douleurs à la tête, souffrances gastriques et bilieuses. — Pouls plein et fréquent, quelquefois petit, ou faible, ou intermittent. — Sueurs abondantes, ou partielles, ou semilatérales, nocturnes, principalement après minuit, ou vers le matin.

Moral : Humeur hypochondriaque et chagrine; inquiétude sur son état; besoin de parler de sa maladie. — Exaspération inconsolable, et lamentations pendant les souffrances.— Dépit et colère; disposition à s'emporter. — Envie de critiquer, de faire des reproches. — Inaptitude à tout travail.

Tête : Tête entreprise, embarrassée comme après une débauche, avec obnubilation, surtout au grand air et au soleil. — Les maux de tête sont profonds, sourds, frontaux, s'étendant aux orbites et à la racine du nez, apparaissant surtout le matin au lever, après le repas, au grand air, ou périodiquement tous les jours à la même heure. Ils s'aggravent ou se renouvellent par les travaux de tête, le mouvement, le vin, le café. — Vertiges après le repas. — Le matin, pesanteur vertigineuse et ivre de la tête, qui se dissipe en se levant. — Pression sur l'orbite, sensation expansive comme si la tête allait éclater; sensation comme si un clou était enfoncé dans le cerveau. Douleurs déchirantes et tractives ou tressaillantes. Ebranlement dans le cerveau en marchant. — Maux de tête avec nausées, rapports, vomissements, ou avec rougeur, chaleur des joues et frisson du reste du corps, ou avec extrême lassitude et besoin de se coucher. — Perte de connaissance avec coma, paralysie de la mâchoire inférieure, des organes de la déglutition et des extrémités.— Congestion de sang dans la tête. — Sensibilité douloureuse du cuir chevelu et des cheveux.

Yeux : Gonflement inflammatoire des paupières, de la conjonctive des yeux, ecchymose de la sclerotique, et suintement sanguinolent des yeux. Angle interne de l'œil, et bords des paupières rouges et douloureux au toucher, surtout le matin, avec agglutination nocturne. — Sensibilité à la lumière, le matin, et obscurcissement de la vue.

Oreilles : Serrement dans l'oreille, surtout en mâchant; coups et élancements aigus et douloureux, surtout le matin. — Bourdonnement et tintement dans les oreilles. — Gonflement des parotides.

Nez : Obturation du nez, quelquefois d'un seul côté, et souvent avec prurit dans les narines, et écoulement de mucosités. — Enchifrènement, surtout le matin. ou la nuit, et coryza sec avec chaleur et pesanteur au front. — Coryza fluent le jour ou le matin. — Saignement du nez. — Grande sensibilité de l'odorat.

Visage : Pâleur jaunâtre. — Gonflement pâle d'un côté de la face. — Déchirement semi-latéral. — Sensation de chaleur à la face avec frisson du reste du corps. — Sécheresse, gerçure, exfoliation, croûtes et ulcérations à la partie rouge des lèvres.

Bouche et dents : Serrement spasmodique des mâchoires. — Gonflement douloureux des gencives, comme d'un abcès qui tend à percer. Douleurs d'ulcération, douleurs creusantes, fouillantes, lancinantes et saccadées dans les dents et les mâchoires, ou seulement dans des dents creuses, principalement la nuit, ou le matin au réveil, ou après le dîner, ou en se promenant au grand air, ou en inspirant l'air frais, ou par un travail intellectuel; souvent jusque dans la tête, les oreilles et les pommettes, ou avec engorgement douloureux des glandes sous-maxillaires. — Sensation de vacillement et d'allongement des dents saines. — Les maux de dents sont aggravés ou renouvelés par les boissons et les soupes chaudes, ainsi que par l'eau froide, par le vin et le café; ils sont par contre améliorés en se tenant chaud. — Odeur fétide de la bouche après le repas, et le matin à jeun. — Grande sécheresse de la partie antérieure de la bouche et de la langue. — Langue chargée, ou sèche, noirâtre, gercée, avec rougeur vive des bords. — Pesanteur de la langue. — Salivation.

Gorge : Grattement et douleur d'excoriation dans la gorge, plus sensible en avalant ou en inspirant l'air frais. — Douleur en avalant à vide comme s'il y avait une tumeur dans la gorge, ou comme si elle était rétrécie. — Gonflement de la luette et des tonsilles, avec douleurs pressives et lancinantes. — Brûlement dans la gorge, surtout la nuit.

Appétit et estomac : Amertume de la bouche, ou goût acide ou putride, le matin. — Goût acide des aliments, du pain, du lait. — Insipidité des aliments. — Dégoût des aliments, surtout du pain, ou du café, du tabac, quelquefois avec soif continuelle. — Soif avec dégoût de toutes les boissons. — Pendant le repas chaleur à la tête. — Après le repas rapports et régurgitations, nausées, envies de vomir, et vomissement des aliments, pression et douleurs crampoïdes dans l'estomac, tête entreprise et douloureuse, malaise et humeur hypochondriaque, vertiges, chaleur à la tête et au visage, rougeur des joues, fatigue et envie de dormir. — Rapports et régurgitations fréquentes, amères et acides —Hoquet fréquent et violent. — Pyrosis. — Nausées et envie de vomir le matin. — Vomiturition et vomissements violents de matières muqueuses et aigres, ou de bile, ou de sang. — Pression à l'estomac et à l'épigastre comme par une pierre, ou douleurs crampoïdes contractives avec tension et ballonnement de l'épigastre. — Douleur de meurtrissure, douleur brûlante, sensation d'excoriation et douleurs pénibles à l'estomac. — Sensibilité douloureuse du creux de l'estomac à toute pression. — Sensation au cardia comme si les aliments s'y arrêtaient et remontaient dans l'œsophage.

Ventre et selles : Gonflement, dureté, sensibilité douloureuse de la région hépatique à tout contact, et au mouvement, avec douleurs pulsatives, lancinantes. — Douleurs contractives dans les hypochondres et le bas-ventre. — Coliques flatulentes, et de plusieurs espèces, le matin, mais surtout après avoir bu et mangé, avec douleur pressive comme par des pierres, maux de reins, ballonnement du ventre, anxiété, faiblesse et besoin de se coucher. — Sensation d'excoriation et de meurtrissure dans le ventre et ses téguments. — Mouvement des intestins en marchant, et douleur de plaie dans le bas-ventre. — Sensation pénible de faiblesse au pli de l'aine, comme s'il allait sortir une hernie. — Constipation opiniâtre, comme par inertie du rectum, avec afflux de sang à la tête ; sensation comme si l'anus était fermé ou rétréci, avec besoin fréquent sans résultat. — Constipation par une vie sédentaire avec plénitude et chaleur dans le bas-ventre, et inappétence. — Hémorroïdes. — Sang avec les selles. — Petites selles diarrhéiques aqueuses, ou muqueuses blanchâtres ou sanguinolentes; alternation de constipation et de petites selles diarrhéiques. — Douleur déchirante contractive au rectum et à l'anus. — Contraction douloureuse spasmodique de l'anus; sensation d'écorchure après les selles. — Prurit à l'anus et au périnée.

Urines : Envie inutile d'uriner, douleurs pénibles au col de la vessie, et brûlement en urinant. — Émission douloureuse des urines goutte à goutte; rétrécissement spasmodique de l'urèthre. — Urines rouges, saturées.

Parties viriles et règles : Chatouillement mordicant au gland dont l'orifice cuit quand on urine. — Gonflement inflammatoire des testicules, douloureux au toucher. — Douleur d'écorchure à la vulve; chute du vagin; chaleur brûlante dans les parties; douleurs contractives dans la matrice. — Règles trop hâtives et trop peu abondantes. — Facile excitation voluptueuse surtout le matin.

Larynx et poitrine : Enrouement catarrhal et âpreté douloureuse du larynx et de la poitrine, surtout le matin, avec accumulation de mucosités tenaces, mal à la tête, chaleur et rougeur du visage, frissonnement et constipation. — Toux sèche; toux spasmodique excitée par une titillation, une âpreté dans la gorge le matin ou la nuit, ou périodiquement tous les deux jours. — Constriction asthmatique souvent avec étouffement, et gêne de tout vêtement serré autour des hypochondres, surtout en étant couché sur le dos. — Pression tensive dans la poitrine la nuit ou au grand air.

Tronc : Douleur de meurtrissure dans la nuque, le dos et les reins, surtout en se courbant. — Maux de reins nocturnes. — Douleurs rhumatismales tractives au dos; convulsions des muscles du dos avec renversement de la tête.

Membres : Raideur, engourdissement, lassitude, et paralysie des membres. — Douleur vive lancinante dans les bras, les cuisses, avec torpeur et faiblesse paralytique. — Disposition des membres à s'engourdir. — Raideur crampoïde dans les mollets, les mains et les doigts, comme si les tendons étaient trop courts. — Enflure des veines des membres supérieurs. — Gonflement douloureux des genoux. — Gonflement pâle des mains et des doigts.

N° 23. CHAMOMILLA VULGARIS.

Symptômes généraux : Affections surtout des tempéraments nerveux, des femmes, et principalement des femmes en couches, et des nouveau-nés. — Souffrances par suite de l'abus du café, ou d'un refroidissement ou d'une colère. — Douleurs rhumatismales, tractives, surtout la nuit, au lit, avec torpeur dans les parties affectées, et besoin de les remuer; soulagement par la chaleur extérieure. — Surexcitation et surimpressionnabilité du système nerveux; les douleurs paraissent insupportables et portent au désespoir. — C'est au moment de se mettre au lit et la nuit, que les souffrances s'aggravent; elles s'accompagnent de soif constante, avec chaleur et rougeur des joues ou plutôt d'une seule, et forte sueur chaude de la tête.

Peau : Eruption miliaire. — Peau maladive; toute lésion tend à s'ulcérer.

Sommeil : Etat soporeux et coma vigil. — Insomnie nocturne avec angoisse. — En dormant, sursauts, avec effroi, cris, etc.

Fièvre : Fièvre avec alternation continuelle de frissons et de chaleurs partielles. — Fièvre intermittente avec exacerbation nocturne, pression à l'épigastre, vomissements bilieux, coliques et diarrhée.

Moral : Accès d'une grande angoisse. — Disposition à pleurer et à se facher.

Tête : Vertiges avec défaillance, principalement le matin. — Mal à la tête le matin en s'éveillant; pesanteur pressive; tiraillements, élancements et battements dans la tête, souvent semi-latéraux.

Yeux : Inflammation des yeux et des paupières, avec douleurs pressives, châssie, et agglutination nocturne.

Oreilles : Douleurs tractives et tensives; élancements étendus dans les oreilles.—Gonflement inflammatoire des parotides.

Visage : Face chaude, rouge, gonflée souvent d'un seul côté. — Erysipèle à la face. — Lèvres gercées, excoriées.

Dents : Odontalgie semi-latérale la nuit, avec gonflement chaud et rouge de la joue et des glandes sous-maxillaires, et douleur insupportable (après un refroidissement en état de transpiration, ou chez les enfants à l'époque de la dentition). — Douleurs dans les dents cariées avant les règles. — Allongement et vacillement des dents. Les douleurs apparaissent fréquemment après avoir bu et mangé trop chaud ou trop froid, et surtout après avoir pris du café. Rien ne le soulage quelquefois, si ce n'est l'application des doigts trempés dans l'eau froide.

Bouche et gorge : Bouche et langue sèches. — Odeur putride de la bouche. — Mal à la gorge avec gonflement des parotides.

Appétit et estomac : Amertume de la bouche et des aliments. — Dégoût ou désir prononcé du café. — Soif excessive des boissons froides. — Envie de vomir après avoir mangé le matin. — Vomissements bilieux. — Pression excessivement douloureuse à la région précordiale. — Gastralgie pressive après avoir mangé, ou la nuit.

Ventre et selles : Colique flatulente avec ventre ballonné. — Coliques extrêmement douloureuses, tiraillements et tranchées. — Diarrhée, la nuit, surtout; diarrhées muqueuses verdâtres, liquides et fréquentes.

Règles : Règles supprimées avec ballonnement du ventre, et douleurs pressives à l'estomac et aux reins; douleurs très-violentes, comme d'enfantement, et hydropisie générale. — Coliques menstruelles. — Métrorrhagie, avec caillots de sang rouge foncé, et douleurs d'enfantement. — Induration squirrheuse des glandes mammaires.

Larynx et poitrine : Catarrhe et enrouement. — Toux sèche produite par une titillation continuelle dans le larynx, surtout la nuit au lit. — Toux chez les enfants, provoquée par la colère. — Accès d'asthme flatulent avec anxiété et plénitude dans la région précordiale. — Elancements dans la poitrine en respirant.

Tronc et membres : Maux de reins; douleurs au dos; douleurs avec faiblesse paralytique dans les bras et la hanche, principalement la nuit. — Crampes aux mollets.

N° 24. RHUS TOXICODENDRON.

Généralités : Maladies des tendons, ligaments, membranes synoviales, suites fâcheuses de lésions mécaniques, ou d'un bain froid. — Manque de plasticité dans le fluide sanguin, avec tendance à la cessation de l'activité organique. — Paralysies. — Tiraillements dans tous les membres en étant couché. — Tractions, tension et déchirements rhumatismaux et arthritiques dans les membres, portés au plus haut degré pendant le repos, mais avec sensation de torpeur et d'engourdissement de la partie affectée après l'avoir remuée. — Élancements tensifs dans les articulations, aggravés en se levant de son siége et en plein air. — Roideur paralytique dans les membres en commençant à les remuer après le repos. — Fourmillement dans les parties affectées. — Douleurs dans quelques parties comme si on raclait les os, ou comme si la chair en était détachée. — Douleur de luxation facile des membres. — Gonflements œdémateux, inflammatoires, rouges et luisants. — Exacerbation et apparition des douleurs et des symptômes la nuit, ou au grand air chaud ou froid, comme aussi en entrant dans la chambre après avoir été au grand air, mais surtout pendant le repos. — La mauvaise saison aussi reproduit beaucoup des souffrances. — Amélioration par le mouvement et la marche.

Peau : Inflammations érysipélateuses. — Éruptions vésiculeuses, croûteuses avec prurit brûlant. — Petites pustules sur un fond rouge. — Pétéchies avec grande prostration. — Ulcères gangréneux succédant à de petites vésicules avec fièvre intense. — Éruptions dartreuses alternant quelquefois avec affections asthmatiques et selles dyssentériques. — Verrues aux mains. — Fourmillement dans les ulcères.

Sommeil : Bâillements fréquents, violents, crampoïdes. — Somnolence pleine de rêvasseries pénibles et interrompues. — Insomnie, sommeil agité avec rêves anxieux, effrayants. — Sommeil empêché la nuit par des pincements fouillants dans le ventre et envie de vomir.

Fièvre : Fièvre rhumatismale, typhoïde, avec frissons et froid accompagné d'accès de douleurs; tierce double, d'abord frissons avec soif, douleur dans les membres; maligne, avec faiblesse excessive, douleurs violentes dans tous les membres, délire loquace. — Sueurs nocturnes et matutinales.

Moral : Tristesse anxieuse et angoisse mortelle, le soir et la nuit; besoin de pleurer.

Tête : Tête entreprise. — Vertige et chancellement. —

Douleurs comme si le cerveau était meurtri, surtout le matin et en remuant les yeux. — Ballonnement et sensation de fluctuation et vacillement dans la tête à chaque pas. — Pesanteur et plénitude pressive en se baissant, comme si le cerveau allait éclater. — Douleurs dans les bosses occipitales. — Gonflement de la tête, des oreilles, des yeux et parties environnantes. — Sensibilité douloureuse du cuir chevelu, dartres sèches, teigne croûteuse qui détruit les cheveux avec pus et prurit la nuit.

Yeux : Inflammation des yeux et des paupières avec rougeur et agglutination nocturne.

Nez : Saignement de nez en se baissant et la nuit. — Douleur d'excoriation et rougeur du haut du nez.

Oreilles : Gonflement et inflammation des parotides avec fièvre.

Visage : Face pâle. — Inflammation érysipélateuse et gonflement; éruptions humides et croûteuses à la face. — Éruption brûlante et pruriante autour de la bouche. — Crampes de la mâchoire. — Lèvres sèches ou brunâtres.

Dents et bouche : Odontalgie avec déchirements, élancements, tressaillement et fourmillement, la nuit, ou à la suite d'un refroidissement, soulagée par la chaleur extérieure. — Sécheresse de la bouche et soif. — Salivation abondante. — Salive jaune. — Langue sèche, rouge et brunâtre.

Gorge : Difficulté d'avaler les aliments solides, et douleur comme par rétrécissement de la gorge. — Pression et élancements pendant la déglutition.

Appétit et estomac : Absence totale d'appétit surtout pour le pain et la viande. — Douleurs, plénitude et pression dans l'estomac, comme s'il contenait des pierres, surtout après le repas. — Violents renvois avec fourmillement dans l'estomac.

Ventre et selles : Crampes abdominales; coliques violentes, souvent la nuit; téguments du ventre douloureux comme s'ils étaient ulcérés. — Constipation alternant quelquefois avec diarrhée; ténesme; selles diarrhéiques sanguinolentes, séreuses ou muqueuses. — Diarrhées opiniâtres. — Diarrhée nocturne avec douleur dans tous les membres, surtout après avoir été trempé dans l'eau.

Parties viriles et règles : Gonflement du gland et du prépuce. — Forte éruption aux parties génitales. — Écoule-

ment de sang et de caillots par la matrice. — Diminution de
la sécrétion du lait.

Larynx et poitrine : Toux provoquée par un chatouillement dans les voies aériennes, courte et sèche, le soir, avant
minuit, ou le matin, après le réveil. — Oppression anxieuse
de la poitrine, même la nuit. — Elancements dans la poitrine
et les côtés ; fourmillement dans la poitrine aggravé par le
repos. — Battements de cœur violents, surtout en étant assis
et en repos. — Pneumonie, avec symptômes typhoïques
(après l'emploi d'aconit et de bryone).

Tronc et membres : Douleur de brisement aux reins
surtout au toucher et pendant le repos. — Elancements
tractifs dans le dos, surtout en étant assis, et en se baissant.
Paralysie, torpeur des membres. — Gonflement chaud et
érysipélateux des extrémités.

N° 25. Hippomane mancinella.

Généralités et peau : Affections musculaires avec faiblesse
et pesanteur des membres. — Besoin de se coucher, souffrances physiques pendant les émotions morales et le mouvement. — Rougeurs à la peau, dartres, petits boutons.

Sommeil : Somnolence après le déjeuner. — Sommeil
profond le jour et lourd la nuit, et réveil tardif.

Moral : Gaîté et envie de chanter suivie de disposition au
silence et tristesse. Dégoût du travail.

Tête : Pesanteur excessive ; maux de tête étourdissants
comme après un coup ; douleurs lancinantes, martellantes,
incessantes, insupportables, avec vertiges. — Mal de tête par
l'étude.

Oreilles : Bourdonnement et sifflement en marchant. —
Rougeur et chaleur des oreilles. — Sensibilité aux bruits
dont on ressent le contre-coup dans tout le corps.

Bouche et gorge : Sécheresse de la bouche et de la gorge.
— Goût de sang, goût métallique. — Picotement dans la
bouche en mangeant.

Appétit et estomac : Soif, grand désir de l'eau et répugnance pour les boissons alcooliques et le vin. — Alternative
de faim et d'inappétence. — Faiblesse d'estomac ; douleur et
pesanteur au creux de l'estomac. — Vomissements aqueux.

Ventre et selles : Douleur dans le ventre comme par un

coup de bâton pointu. — Douleurs martellantes, tiraillàntes et élancements dans le ventre et les hypochondres. — Coliques et diarrhée.

Urines : Elancements dans la vessie en commençant d'uriner.

Larynx et poitrine : Toux avec picotement dans le larynx. — Faiblesse, chaleur, tremblement dans la poitrine. — Douleur de brisement dans la poitrine avec gêne de la respiration. — Douleurs lancinantes, martellantes; battements violents dans la poitrine; suffocation, étouffement, douleurs au moindre mouvement. — Douleur contusive dans les clavicules en mouvant la tête.

Tronc et membres : Douleur comme des coups de marteau autour du cou. — Douleur à la nuque et au front en se baissant. — Sensation de paralysie dans les bras après s'être levé. Douleurs aiguës, rhumatismales, élancements, sensation de constriction comme par un lien dans les muscles et les articulations des membres. — Sueur froide, rougeur des mains. — Pesanteur douloureuse des pieds en marchant, fourmillement et picotement dans les pieds étant assis. — Gonflement des malléoles. — Froid aux pieds.

N° **26.** Sulphur.

Généralités : Affections des personnes lymphatiques, disposées aux éruptions, dartres, glandes engorgées; ou des personnes bilieuses, sujettes aux hémorrhoïdes, à l'hypochondrie, mélancolie; ou bien des constitutions faibles avec teint maladif, disposées aux refroidissements, rhume de cerveau, sueurs faciles et abondantes, diarrhée; inflammations locales chroniques, ou inflammations aiguës dans une diathèse chronique; suites fâcheuses de l'abus du vin et du mercure. — Craquement dans les articulations, surtout du coude et du genou. — Élancements dans les membres et les articulations, avec roideur et torpeur des parties affectées. Gonflement inflammatoire des articulations. — Disposition des membres à s'endormir facilement. — Palpitations musculaires. — Accès de spasme. — Convulsions épileptiques. — Accès d'évanouissement. — Tremblements des membres, et principalement des mains. — Accès d'inquiétudes dans tout le corps, qui ne permettent pas de rester assis, avec besoin d'étendre et de contracter alternativement les membres. — Fort bouillonnement de sang. — Grand épuisement, grande fatigue après la moindre conversation, et le moindre exercice, avec sueurs abondantes. — Marche courbée. — Amaigrissement extraordinaire, avec faiblesse habituelle, et sensation brûlante aux extrémités. — Grande sensibilité et souffrances diverses au grand air, avec douleur dans les membres aux changements de temps. — Ce sont principalement les affections de la tête et de l'estomac qui s'aggravent à l'air libre; la plupart des affections s'aggravent ou apparaissent la nuit, ainsi qu'en restant debout, et en s'exposant au froid ; elles disparaissent en marchant et en remuant la partie malade; ainsi qu'à la chaleur de la chambre; mais la chaleur du lit rend les douleurs nocturnes insupportables. — Plusieurs souffrances sont périodiques, ou intermittentes.

Peau : Répugnance pour les lotions. — Prurit général plus violent la nuit au lit. — Peau maladive, toute lésion s'ulcère facilement. — Facilité de se gercer au grand air. — Éruptions chroniques. — Gale, et suites fâcheuses de sa répercussion. — Dartres croûteuses, provenant de petites phlyctènes suintant une lymphe séreuse. — Prurit brûlant des éruptions. — Taches hépatiques. — Inflammations érisipélateuses. — Engelures. — Verrues calleuses. — Desquammations et excoriations. — Ulcères avec bord élevé, entourés de papules pruriantes, saignant facilement et sécrétant un pus fétide. — Chairs luxuriantes dans les ulcères. — Inflammation, gonflement, induration, suppuration des glandes.

Sommeil : Sommeil nocturne tardif, ou trop léger, réveil fréquent en sursaut avec effroi, ou sommeil trop prolongé le matin, avec difficulté de se lever. — Sommeil qui ne délasse pas. — Envie de dormir insurmontable après midi ou le soir. — La nuit, douleurs, inquiétudes et fourmillement dans les membres, anxiété et chaleurs, coliques, gastralgie, souffrances asthmatiques, soif et faim. — En dormant, agitation, secousses des membres, paroles, cris, coucher sur le dos, cauchemar, somnambulisme. — En s'éveillant, illusions des sens, visions; rêves fantastiques, effrayants.

Fièvre : Frissons partiels, surtout au dos et à la poitrine. — Accès fréquents de chaleur fugace; chaleur la nuit, ou le soir, ou le matin, avec rougeur circonscrite des joues, soif ardente, sueurs partielles, fatigue et courbature dans les membres, enrouement, anxiété (fièvre hectique).

Moral : Angoisse, tristesse, humeur pleureuse. — Grande disposition aux rêveries abstraites, philosophiques. — Irritabilité. — Faiblesse de mémoire. — Aliénation mentale.

Tête : Sensibilité douloureuse de la tête au moindre mouvement. —Maux de tête périodiques, souvent semi-latéraux, congestifs, frontaux, avec besoin de froncer les sourcils, inaptitude à la méditation, nausées. —Croûtes au cuir chevelu avec fort prurit. — Chute des cheveux. — Le grand air et l'étude provoquent ou aggravent les maux de tête.

Yeux : Prurit et brûlement aux yeux, angles et paupières. — Ophthalmies. — Les douleurs aux yeux répondent souvent jusque dans la tête. — Grande sensibilité à la lumière, surtout du soleil. — Cornée trouble. — Vue trouble.

Oreilles : Prurit aux oreilles. — Élancements et douleurs vives ou tractives dans les oreilles. — Dureté de l'ouïe, surtout pour la voix humaine. — Obturation et sensation d'occlusion des oreilles, d'un seul côté ; bourdonnement et bruissements.

Nez : Gonflement inflammatoire du nez. — Inflammation, Ulcération, croûtes aux narines. — Sécheresse pénible du nez. —Obturation du nez. —Coriza sec ou fluent, avec mucus épais, jaunâtre.

Visage : Chaleur et sensation brûlante au visage, avec rougeur ordinairement circonscrite des joues. —Pression et sensation brûlante aux pommettes. — Éruptions boutonneuses. — Petites vésicules groupées formant des croûtes humides et pruriantes au visage. — Sensation continue de chaleur mordicante aux lèvres. — Gonflement des lèvres. — Gonflement douloureux aux mâchoires. — Gonflement des glandes sous-maxillaires.

Dents : Maux de dents qui s'étendent jusque dans la tête avec congestion de celle-ci. — Vacillements douloureux des dents, gonflement des gencives avec douleurs pulsatives.

Bouche et gorge : Accumulation de salive. — Salive sanguinolente ou salée. — Haleine fétide ou acide, surtout le matin ou après le repas. — Aphthes dans la bouche et sur la langue. — Langue sèche, rude, gercée, très-rouge, ou chargée d'un enduit blanc. — Sécheresse et chaleur brûlante dans la bouche et dans la gorge. — Pression comme par une tumeur dans la gorge ; sensation douloureuse de rétrécissement de la gorge. — Elancements.

Appétit et estomac : Pyrosis. — Après le repas, nausées, rapports, oppression à la poitrine, pression et crampes à l'estomac, coliques, ballonnement de ventre, flatuosité, vomissement, grande lassitude, frissonnement, embarras et mal à la tête, chaleur du visage, sensation brûlante aux mains, écoulement d'eau par la bouche, et beaucoup d'autres souffrances. — Maux d'estomac le matin. — Anorexie opiniâtre, ou appétit excessif, et même boulimie. — Grande faiblesse de la digestion, surtout pour le lait, les acides et les farineux, qui quelquefois font beaucoup souffrir.

Ventre et selles : Gonflement et induration du foie, élancements dans la région du foie et de la rate. — Hernie incarcérée (après l'usage inutile d'aconit). — Pression comme par une pierre dans le ventre. — Les maux de ventre affectent en général le côté gauche, s'étendent au dos, à la poitrine, avec gêne de la respiration, nausées, anxiété, et humeur hypochondriaque. — Soulagement quelquefois en se tenant courbé. — Vents très-fétides. —, Prurit, élancement et brûlements à l'anus. — Hémorroïdes aveugles ou saignantes, et suites fâcheuses de leur suppression. — Constipation opiniâtre ou disposition au flux de ventre. — Selles diarrhéiques fréquentes, surtout la nuit. — Chute du rectum.

Urines : Envie d'uriner fréquente. — Urines abondantes, même la nuit. — Pissement au lit. — Urines rouges avec sédiment. — Évacuation douloureuse de quelques gouttes d'urine sanguinolentes. — Élancements et brûlement dans l'urèthre.

Parties viriles : Sueur fétide aux parties. — Écorchure entre les cuisses et aux aines. — Gonflement et phymosis du prépuce. — Prépuce roide et dur comme du cuir avec sécrétion abondante d'un smegma fétide. — Gonflement et épaississement de l'épididyme. — Excoriation et suintement du scrotum. — Faiblesse des fonctions génitales. — Sortie de liqueur prostatique. — Induration du testicule.

Règles : Pression sur les parties. — Excoriation, prurit, sensation brûlante aux parties. — Règles trop hâtives et trop abondantes, ou trop faibles, ou entièrement supprimées, avec coliques, spasmes abdominaux, mal à la tête, maux de reins. — Avant les règles prurit aux parties, coliques spasmodiques, inquiétude, odontalgie, pyrosis, flueurs blanches et souffrances asthmatiques.

Larynx et poitrine : Enrouement, âpreté, grattement dans la gorge ; fourmillement ou chatouillement au larynx. — Voix rauque et sourde, ou éteinte. — Toux sèche avec vomiturition ; toux catarrhale avec expectoration abondante de mucosités épaisses, blanchâtres. — Crachats fétides d'un jaune verdâtre, d'un goût salé ou douceâtre. — Catarrhe avec coryza fluent, toux, douleur d'excoriation ou élancements dans la poitrine, frissons fébriles et douleur dans les hanches et aux reins ; sensation de brûlement dans la poitrine qui s'étend parfois jusqu'au visage. — Toux fébrile avec crachement de sang. — Dyspnée la nuit, ou en parlant, ou en se promenant au grand air. — Faiblesse de la poitrine, sensible surtout en parlant. — Pression comme par une pierre sur la poitrine. — Les douleurs de poitrine affectent de préférence le côté gauche.

Tronc : Douleur de meurtrissure aux thorax et aux reins. — Faiblesse et douleur de luxation aux reins et dans le dos. — Douleur dans le dos après un travail manuel. — Élancements aux reins et dans le dos. — Douleurs rhumatismales, tiraillement, tension et roideur dans les reins, le dos et la nuque. — Distorsion de la colonne vertébrale.

Membres : Tremblement des membres, des mains, surtout en travaillant. — Fourmillement dans les membres. — Engourdissement facile des membres. — Douleurs vives, élançantes, tiraillement dans les membres et les articulations, surtout la nuit au lit. — Gonflement des bras et des mains avec chaleur, dureté, douleur lancinante et tensive. — Faiblesse paralytique des bras et des mains. — Roideur douloureuse des articulations des mains et des doigts. — Sueur des mains. — Desquammation, sécheresse, gerçure des mains. — Doigts morts. — Éruption de petits boutons rouges aux mains et aux doigts avec prurit. — Pesanteur des jambes, surtout la nuit ; gonflement transparent des jambes. — Gonflement luisant du genou et des orteils. — Crampes aux mollets et à la plante des pieds. — Sensibilité douloureuse de la plante des pieds en marchant. — Ulcères brûlants, invétérés aux extrémités inférieures. — Sensation de froid ou de brûlement aux pieds, le soir au lit. — Sueur des pieds qui sont froids. — Engelures rouges, gonflées, ulcérées, pruriantes surtout à la chaleur du lit.

N° 27. SILICEA.

Symptômes généraux : Affections principalement du système lymphatique et des os. — Traction, déchirement et élancements dans les bras et les jambes. — Douleur de brisement et faiblesse paralytique dans les membres. — Disposition des membres à s'engourdir. — Induration des glandes. — Attaques d'épilepsie. — Inquiétudes dans tout le corps après avoir été longtemps assis. — Grande faiblesse nerveuse. — Grande disposition à prendre des refroidissements. — Plusieurs douleurs se manifestent ou s'aggravent la nuit, ou pendant le mouvement. — Aggravation des symptômes à la nouvelle ou à la pleine lune.

Peau : Sensibilité douloureuse de la peau. — Prurit formicant ou lancinant. — Taches rosées, tumeurs et abcès lymphatiques. —. Inflammation et ramollissement de os. — Indurations squirreuses. — Ulcères avec végétation ou sanie rougeâtre. — Suppurations bénignes et malignes. — Pression, prurit et élancements dans les ulcères. — Charbons. — Panaris.

Sommeil : Sommeil excessif sans pouvoir s'endormir. — Bâillements fréquents ; sommeil le soir, de bonne heure. — Insomnie, ou sommeil tardif par bouillonnement de sang, chaleurs à la tête. — Visions effrayantes, la nuit, et affluence de rêves anxieux et fantastiques. — Pendant le sommeil, tressaillement, ronflement. — La nuit, congestion à la tête, maux d'estomac et autres souffrances.

Fièvre : Forte disposition frileuse. — Fièvre avec forte chaleur. — Sueur pendant une marche modérée. — Sueur abondante la nuit, quelquefois d'odeur acide.

Moral : Anxiété et agitation ; grande disposition à s'effrayer. — Irritabilité. — Faiblesse de mémoire.

Tête : Obnubilation. — Fatigue de la tête par le travail intellectuel. — Étourdissement le soir. — Vertiges de diverses natures, surtout le matin. — Vertiges avec nausées, ou bien vertige qui monte du dos à la tête. — Douleur qui remonte depuis la nuque jusque dans le vertex. — Maux de tête tous les matins. — Pression dans la tête et pesanteur quelquefois tous les jours du matin au soir, comme si elle allait éclater. — Maux de tête par congestion de sang. — Sueur à la tête le soir. — Teigne humide, pruriteuse.

Yeux : Prurit, cuisson et ardeur dans les yeux. — Rougeur des yeux. — Gonflement de la glande lacrymale. — Larmoiement en plein air. — Agglutination des paupières. — Fongus et ulcères de la cornée. — Vue trouble, confusion des caractères, taches noires devant la vue. — Accès de cécité passagère.

Oreilles : Battements dans les oreilles; maux d'oreilles avec écoulement. — Obturation qui se dissipe parfois avec une détonation. — Dureté de l'ouïe, quelquefois sans bruits dans les oreilles, quelquefois augmentée à la pleine lune. — Gonflement et induration des parotides.

Nez : Douleurs rongeantes dans le haut du nez. — Croûtes, boutons et ulcères dans le nez. — Épitaxis. — Éternuement par trop fréquent et immodéré. — Obturation opiniâtre du nez, quelquefois par des mucosités. — Corzya sec. — Corzya continuel. — Coryza fluent, ou qui enlève une obturation opiniâtre du nez.

Visage : Éruptions croûteuses aux lèvres. — Ulcères sur la partie rouge de la lèvre inférieure. — Dartres au menton. — Gonflement des glandes sous-maxillaires.

Dents : Maux de dents, surtout la nuit, déchirants, tractifs, lancinants, aggravés ou provoqués en mangeant chaud, ou en inspirant l'air froid. — Saignement facile des gencives.

Bouche : Sécheresse de la bouche. — Haleine fétide. — Stomacace. — Excoriation de la langue.

Gorge : Accumulation de mucosités; picotement comme par des épingles dans la gorge en avalant.

Appétit et estomac : Amertume dans la bouche, le matin. — Goût aigre. — Forte soif. — Répugnance pour les aliments cuits et chauds. — Après le repas aigreurs dans la bouche, renvois, pression à l'estomac, écoulement d'eau par la bouche, comme des pituites, vomissements, frisson, chaleur aux joues. — Nausées tous les matins. — Sensibilité douloureuse du scrobicule en pressant dessus. — Serrement dans le scrobicule comme par une griffe. — Sensation brûlante dans le creux de l'estomac.

Ventre et selles : Ventre dur, tendu, chaud et quelquefois douloureux au toucher. — Gonflement dur et douleur d'ulcération à la région hépatique. — Grosseur du ventre. — Coliques par constipation, tranchées ou pincement dans le ventre avec ou sans diarrhée. — Sensation brûlante dans le ventre. — Hernie inguinale douloureuse. — Incarcération et expulsion difficile des flatuosités. — Dureté des selles. — Selles de la consistance de la bouillie plusieurs fois par jour. — Prurit à l'anus.

Urines : Tenesme urinaire. Émission fréquente d'urine, même la nuit, pissement au lit.

Parties génitales : Excoriation, prurit et rougeur au prépuce. — Gonflement hydropique du scrotum. — Tache pruriante et humide au scrotum. — Absence de désir avec impuissance, ou grand désir avec érection.

Règles : Règles trop hâtives et trop faibles, ou bien trop abondantes. — Suppression des règles. — Métrorrhagie. — Prurit à la vulve. — Sang par la matrice pendant l'allaitement. — Avortement. — Leucorrhée en urinant, ou après les règles, ou comme du lait, coulant par intervalles et précédée de tranchées. — Leucorrhée corrosive.

Larynx et poitrine : Enrouement. — Toux fatigante jour et nuit, aggravée par le mouvement, avec expectoration muqueuse peu abondante. — Toux nocturne, suffocante. — Expectoration abondante de mucosités transparentes en toussant. — Expectoration de pus. — Étouffement de la respiration en étant couché sur le dos, en courant, en se baissant, en toussant. — Haleine courte. — Pression à la poitrine, quelquefois seulement en toussant ou en éternuant. — Élancements dans la poitrine, parfois jusqu'à travers le dos.

Tronc : Douleur aux reins. — Abcès inflammatoire dans la région lombaire. — Faiblesse et roideur paralytique dans le dos, reins et nuque. — Déchirements et élancements dans le dos. — Gonflement et déviation de la colonne vertébrale. — Gonflement des glandes à la nuque. — Suppuration des glandes axillaires.

Membres : Sensation brûlante dans le bout des doigts. —

Douleur et faiblesse paralytiques dans les bras et les jambes. — Furoncles aux cuisses. — Gonflement du genou. — Ulcères aux jambes. — Carie du tibia. — Tension des mollets. Froid aux pieds. — Gonflement des pieds. — Odeur fétide des pieds. — Sueur aux pieds. — Ulcération du gros orteil. — Cors aux pieds avec douleurs lancinantes.

N° 28. MERCURIUS.

Généralités : Affections rhumatismales et arthritiques avec gonflement inflammatoire. — Maladies des sujets lymphatiques, disposés à se refroidir et transpirer facilement. — Affections scrofuleuses, hydropiques. — Douleurs rhumatismales avec sueurs qui ne soulagent point. — Brisement de tout le corps avec endolorissement du périoste. — Gonflement inflammatoire des glandes. — Amaigrissement. — Cachexies par abus du quinquina ou du soufre. — Maladies des os. — Exostoses. — Carie, fragilité. — Abcès dans les articulations. — Grand nombre de souffrances se manifestant la nuit et s'aggravant à l'air frais. — Surexcitation et surexcitabilité de tous les organes.

Peau : Couleur jaune de la peau avec transpiration qui colore le linge en jaune. — Taches, ulcères et suppurations syphilitiques. — Petits boutons très-pruriants qui s'ulcèrent et se recouvrent de croûtes. — Éruptions de petites papules qui saignent très-facilement. — Ulcères chancreux. — Érysipèles simples et phlegmoneux. — Scarlatine maligne. — Petite vérole, période de suppuration. — Prurit violent et voluptueux la nuit.

Sommeil : Disposition excessive au sommeil le jour et la nuit ; sommeil profond et prolongé. — Le soir sommeil tardif, et le matin réveil de trop bonne heure. — La nuit agitation, accès fébriles. — Douleurs ostéocopes nocturnes. — En s'endormant aggravation des douleurs, sursauts et fantômes effrayants. — Pendant le sommeil paroles, gémissements, bouche ouverte, mains froides. — Au réveil sueur, cris, pleurs et paroles incohérentes.

Fièvre : Fièvre inflammatoire avec transpiration abondante. — Sueurs colliquatives, chaleur du visage avec rougeur des joues et froid par tout le corps. — Chaleur mêlée de frissons. — Dans la chaleur des accès fébriles, soif très-vive et désir de lait.

Moral : Grande angoisse intérieure le soir et la nuit. — Irritabilité morale ou indifférence. — Inaptitude à toute méditation. — Mémoire faible. — Accès de manie et de démence.

Tête : Obnubilation, vertiges souvent avec nausées. — Plénitude et pression dans la tête comme si le front était serré par un bandeau, ou que le crâne dût éclater. — Maux de tête excessifs qui forcent à comprimer la tête des deux mains. — Douleur déchirante et élançante d'un seul côté, se propageant jusqu'aux oreilles et aux dents. — Céphalalgie nocturne. — Douleur dans les os du crâne. — Gonflements inflammatoires du crâne. — Céphalalgies rhumatismales. — Croûtes suintantes, excoriation de la tête et destruction des cheveux.

Yeux : Ophthalmies scrofuleuses, rhumatismales et syphilitiques. — Yeux rouges, enflammés, injection des veines de la sclérotique ou de l'angle externe des yeux. — Larmoiement abondant. — Sensibilité excessive à la lumière et à l'éclat du feu. — Pression comme par du sable, prurit et brûlement dans les yeux. — Croûtes sur les paupières. — Pustules de la conjonctive et ulcères de la cornée. — Points noirs, mouches volantes. — Trouble de la vue comme par un brouillard.

Oreilles : Douleurs déchirantes, lancinantes dans les oreilles, augmentées par la chaleur du lit. — Otorrhée et excroissances fongueuses dans les oreilles. — Dureté de l'ouïe; obturation, bruissements.

Nez : Gonflement des os du nez, douloureux au toucher. — Gonflement inflammatoire et rougeur luisante du nez. — Saignement fréquent et abondant. — Éternument fréquent. — Coryza sec ou fluent.

Visage : Croûtes jaunâtres à la face avec prurit continuel, et saignement après s'être gratté. — Déchirement dans les os et les muscles d'un côté de la face. — Croûtes aux lèvres. — Prosopalgies avec fluxion et maux de dents. — Sensibilité douloureuse des parotides. — Ulcère à la face interne des joues.

Dents : Maux de dents se propageant souvent jusqu'aux

oreilles, et dans toute la joue du côté affecté, quelquefois même avec gonflement douloureux de la joue ou des glandes sous-maxillaires, salivation et frissons. — Apparition ou aggravation des maux de dents, principalement le soir ou la nuit; à la chaleur du lit, ou ils sont insupportables; à l'air froid et surtout humide; en mangeant ou en prenant dans la bouche quelque chose de chaud ou de froid. — Modération des douleurs dans une douce chaleur ou en se frottant la joue; et quelquefois cessation en s'endormant, suivie de transpiration, mais pour reparaître souvent plus fortes le lendemain. — Agacement, vacillement et chute des dents. — Gencives décollées, ulcérées, fongueuses, saignant facilement, avec douleur d'excoriation en y touchant, ou avec démangeaison.

Bouche : Haleine fétide. — Gonflement inflammatoire de l'intérieur de la bouche, aphthes et ulcères; accumulation de mucosités tenaces, salivation abondante très-fétide, ou sanguinolente. — Gonflement de la langue, chargée de mucosités blanches épaisses, ou sèche, ou ulcérée sur les bords et très-douloureuse. — Sensation de brûlure sur la langue. — Perte de la parole.

Gorge : Sécheresse douloureuse de la gorge, sensation de chaleur qui remonte dans le gosier. — Douleurs lancinantes dans la gorge et les tonsilles, surtout en avalant. — Allongement et gonflement de la luette. — Gonflement inflammatoire et rougeur de toutes les parties de l'arrière-bouche et de la gorge. — Besoin continuel d'avaler comme s'il y avait un corps étranger dans le gosier. — Déglutition douloureuse et difficile, même spasmodique; les boissons sortent par les narines. — Les maux de gorge s'étendent ordinairement jusqu'aux oreilles, aux parotides, aux glandes sous-maxillaires et à celles du cou; ils s'aggravent, pour la plupart, en avalant à vide, ainsi que la nuit, à l'air frais et en parlant, et sont souvent accompagnés de salivation.

Appétit et estomac : Goût putride, salé, douceâtre.—Goût amer le matin. Goût acide et muqueux. Soif violente ardente le jour et la nuit, désir de boissons froides et de lait. Manque d'appétit, ou appétit et faim insatiables avec insipidité des aliments.—Grande faiblesse de la digestion. — Pression comme par une pierre dans le creux de l'estomac après le repas. Sensibilité excessive dans la région précordiale; douleurs incisives et pressives dans l'estomac et la poitrine; nausées et envies de vomir excessives, qui augmentent souvent après le repas, avec sensation dans la gorge comme si l'on avait mangé des choses sucrées. Renvois à vide et violents. — Hoquets pendant et après le repas.

Ventre et selles : Sensibilité douloureuse de la région hépatique avec douleurs lancinantes. — Gonflement et dureté du foie. — Ictère complet. — Ventre dur et ballonné, avec endolorissement au toucher. — Coliques violentes avec tranchées. Élancements comme par des couteaux, et pincements, surtout la nuit, ou à la fraîcheur du soir. Pression comme par une pierre, surtout à la région ombilicale. Douleurs excessives et insupportables dans le ventre qui ne disparaissent qu'étant couché. Les maux du ventre sont souvent accompagnés d'une grande sensibilité du ventre et de la région précordiale à tout contact et à la moindre pression. — Élancements dans les aines. — Gonflement inflammatoire et suppuration des glandes inguinales. — Constipation avec selles dures, tenaces. — Envie inutile, fréquente d'aller à la selle, surtout la nuit, quelquefois avec ténesme. — Diarrhée par l'air frais du soir.—Evacuation peu abondante de mucosités sanguinolentes; ou de matières corrosives et brûlantes. — Selles diarrhéiques et dyssentériques avec coliques, tranchées violentes, ténesme, nausées, frissons, faiblesse et tremblement des membres. — Selles muqueuses, bilieuses, putrides ou acides, verdâtres ou brunâtres, quelquefois avec brûlement à l'anus.—Démangeaisons à l'anus.—Sortie d'ascarides et de lombrics.

Urines : Envie continuelle d'uriner le jour et la nuit, quelquefois inutile ou en petite quantité.—Urines fréquentes et abondantes comme dans le diabète, avec amaigrissement excessif. — Urines de couleurs foncées, ou rouges, ou brunes, ou blanches comme mêlées de craie; ou fétides, troubles et formant un dépôt, ou sanguinolentes, ou corrosives et brûlantes. — Écoulement de sang par l'urèthre. — Douleurs incisives, brûlement et élancements dans l'urèthre. — Inflammation de l'orifice de l'urèthre, et écoulement de matières épaisses, jaunâtres, ou séreuses et blanchâtres.

Parties viriles : Exaltation de l'appétit vénérien, et grande lascivité.—Érections nocturnes douloureuses — Élancements au gland. — Gonflement inflammatoire du prépuce quelquefois avec douleurs brûlantes, gerçures et éruptions. — Sécrétion purulente entre le prépuce et le gland. — Vésicules et ulcères phagédéniques à fond lardacé et à bords élevés au gland et au prépuce. — Chancre syphilitique primaire. Douleurs tractives dans les testicules et le cordon spermatique.

Règles : Suppression des règles. — Règles trop abondantes avec inquiétudes et coliques. — Métrorrhagie avant les règles, chaleur sèche, ébullition de sang et congestion à la tête. — Pendant les règles, langue rouge, dents agacées, gencives décolorées. — Gonflement inflammatoire du vagin avec brûlement et sensation d'écorchure et suppuration. — Flueurs blanches purulentes et corrosives, avec démangeaisons et éruptions aux lèvres. — Chute du vagin. — Tuméfaction dure des mamelles avec douleur d'ulcération, ou avec ulcération et suppuration.

Voies aériennes : Affections catarrhales avec fièvre. — Enrouement continuel et perte de la voix. — Toux sèche, fatigante, ébranlante, excitée par un chatouillement ou une sensation de sécheresse dans la poitrine, et aggravée en parlant. — Toux convulsive avec vomiturition. — Toux rauque avec sensation de sécheresse et élancements dans la gorge.— Toux avec expectoration de sang pur. — Haleine courte en montant. — Gêne de la respiration; accès de suffocation nocturne étant couché surtout sur le côté gauche. — Élancements dans la poitrine jusqu'au dos en toussant ou respirant, et douleur d'excoriation et d'ulcération.

Tronc et membres : Douleur tractive au dos et à la nuque. — Gonflement inflammatoire des glandes du cou, avec douleurs. — Douleurs vives, lancinantes en différents points des membres. — Sensation de faiblesse paralytique des mains. — Gerçures, rhagades profondes et saignantes aux mains et aux doigts.— Gonflement œdémateux transparent des cuisses et des jambes. — Gonflement douloureux des os du pied.— Gonflement du coude-pied, des talons, des orteils. — Maladies et destruction des ongles.

N° **29**. Crotalus cascavella.

Généralités : Grande faiblesse; tremblement de tous les

membres; perte de connaissance ; défaillance soulagée à l'air libre. — Accès d'état de clairvoyance et d'aliénation mentale. — Élancements et picotements dans tout le corps. — Douleurs aux os, et aux articulations.

Peau : Petits boutons rouges. — Boutons qui commencent par un point rouge, puis s'élèvent en cône, et deviennent le centre d'une exfoliation.

Sommeil : Sommeil le matin. — Insomnie la nuit, soubresauts en dormant. — Crainte la nuit. — Rêves de morts.

Fièvre : Froid glacial, qui ne cesse pas par les couvertures.

Moral : Abattement, tristesse, crainte de la mort. — Pleurs. — Manque absolu de mémoire. — Taciturnité. — Susceptibilité. — Démence : on veut se précipiter de la croisée.

Tête : Céphalalgie frontale et orbitale comme si la tête allait éclater. — Le crâne paraît serrer le cerveau comme un casque de fer. — Sensation d'un fer rouge implanté dans le vertex. — Sensation de quelque chose de vivant qui tourne dans la tête. — Secousses dans le cerveau à faire perdre l'équilibre. — Élancements aux tempes.

Yeux : Sensation de coupure circulaire comme si l'on enlevait le globe de l'œil avec un canif. — Contraction pressive comme si l'œil était tiré en dehors ou de côté. — Pression comme par un grain de sable dans l'angle externe. — Frémissement et pesanteur des paupières. — Éblouissements et couleurs bleues devant la vue.

Oreilles : Prurit aux oreilles. — Élancements dans le conduit auditif. — Gonflement. — Surdité.

Nez : Odeur fade, nauséeuse devant le nez. — Tiraillement du nez de bas en haut. — Cuisson dans les narines. — Rougeur et brûlement aux bords des narines. — Mucosités abondantes par la narine droite. — Ulcération dans les narines. — Épistaxis d'un sang clair.

Visage : Teint jaune. — Yeux cernés. — Front brûlant. — Bouffées de chaleur à la face. — Douleur dans la joue gauche.

Bouche et dents : Molaires agacées et très-sensibles. — Maux de dents la nuit avec inflammation des gencives. — Douleurs pressives, et de brûlure aux gencives. — Écume d'un sang noir à la bouche le matin. — Langue écarlate. — Prurit, brûlement et picotement au bout de la langue.

Gorge : Fourmillement, brûlement, sensation de poussière ou de sécheresse, et constriction dans la gorge et la glande thyroïde.

Appétit et estomac : Goût salé, goût putride, et d'oignon. — Soif. — Vomissement après avoir bu. — Grande faim qui cause la défaillance, et dégoût des aliments. — Maux d'estomac, en mangeant, comme par vacuité. — Le bol alimentaire tombe dans le fond de l'estomac comme une pierre, avec douleur jusque dans le dos. — Après avoir mangé, mal d'estomac qui correspond jusqu'au nombril, sueurs et faiblesse. — Froid dans l'estomac et dans le dos. — Envie de vomir. — Picotement brûlant au pylore. — Sensation d'une ouverture au creux de l'estomac où il passerait l'air.

Ventre, selles et urines : Sensation d'une cheville à la partie moyenne du foie. — Pression douloureuse comme d'un cercle ou d'un lien autour du ventre. — Pression de tout le ventre vers le nombril. — Sensibilité excessive du ventre. — Poids énorme au bas-ventre. — Coup violent dans l'épigastre. — Points pressifs dans l'abdomen. — Douleur transversale à l'ombilic. — Borborygmes, et mal de ventre après avoir bu. — Sortie de glaires comme du blanc d'œuf après efforts et ténesmes. — Grande constipation. — Sortie du rectum avec des selles difficiles. — Diarrhée jaunâtre. — Émission involontaire d'urines en dormant.

Règles : Mauvaise humeur avec les règles. — Métrorrhagie vermeille, intermittente, alternant avec des attaques de démence. — Violents élancements dans la matrice, surtout en se lavant soit à l'eau froide, soit à l'eau chaude. — Flueurs blanches. — Sensation de plaie interne sous les seins.

Voies aériennes : Extinction de voix. — Toux sèche, excitée par un chatouillement dans la gorge. — Expectoration verdâtre le matin. — Crachement d'un sang noir, ou mêlé de mucosités épaisses. — Douleur dans la poitrine jusque dans le dos. — Point et élancements dans le côté gauche en respirant. — Oppression et étouffement. — Sensation d'eau dans la poitrine, avec effort pour l'expectorer, et défaillance comme si le cœur plongeait dans un liquide. —

Douleur ostéocope des clavicules avec gonflement. — Palpitations de cœur, comme si le cœur battait de haut en bas.

Tronc : Tiraillement douloureux aux jugulaires en tournant le cou. — Douleur de contusion et de fracture entre les épaules, surtout en se penchant en arrière. — Élancements comme par des épingles dans l'épine dorsale. — Compression du buste comme s'il était dans un corset de fer. — Pesanteur douloureuse aux lombes. — Grand mal de reins à l'articulation sacro-lombaire.

Membres : Élancements sous l'aisselle, qui répondent dans la poitrine et ôtent le respiration. — Douleur de contusion à l'omoplate; douleur rhumatismale dans l'épaule droite et le poignet gauche. — Faiblesse et fatigue des bras. — Douleur dans les coudes et dans le creux de la main. — Crampes dans les bras et les jambes. — Froid glacial des mains et des pieds. — Brisement aux phalanges et bout des doigts bleu; ongles déchaussés. — Sensation de rétraction et raccourcissement dans les jambes et les orteils.—Ardeur dans les cuisses. — Gonflement, excoriation et pustules aux orteils du pied gauche.

N° **30**. VERATRUM ALBUM.

Symptômes généraux : Choléra sporadique, ou asiatique. — Suites fâcheuses de l'abus du quinquina, d'une peur, d'une frayeur, ou d'une contrariété avec colère. — Accès de douleurs qui provoquent chaque fois le délire et la démence. — Douleur pressive de brisement; douleurs paralytiques dans les membres. — Douleurs dans les membres apparaissant généralement le matin de bonne heure, auxquels la chaleur du lit est insupportable, qui se soulagent en se levant et se dissipent complétement en se promenant. — Tremblement des membres et mouvements convulsifs. — Plusieurs symptômes sont aussi renouvelés lorsqu'on se lève, et apaisés lorsqu'on se couche.—Prostration des forces subite, générale; faiblesse excessive, chronique. — Accès d'évanouissement; amaigrissement général.

Peau : Éruption sèche, ressemblant à la gale. — Couleur blanchâtre de la peau.

Sommeil : Engourdissement somnolent, ou coma vigil. — Insomnie avec angoisse. — Rêves anxieux.

Fièvre : Froid général de tout le corps, et sueurs froides visqueuses. — Fièvre avec froid extérieur seulement. — Violent frisson grelottant, suivi de chaleur et de soif peu forte, puis sueur qui se transforme bientôt en froid.—Frisson avec forte soif, puis alternatives de chaleur et de frisson, puis chaleur permanente avec soif. — Fièvre intermittente quotidienne, tierce, ou quarte avant minuit. — Pendant la chaleur fébrile, assoupissement, délire, ou rougeur à la face. — Sueurs faciles.

Moral : Angoisse excessive, appréhensions, trouble de conscience, caractère peureux, agitation affairée, disposition à se fâcher. — Aliénation mentale et démence. — Fureur. — Accès d'aliénation érotique ou religieuse.

Tête : Vertige tournoyant. — Accès de maux de tête avec pâleur du visage, nausées et vomissements. Le cerveau semble meurtri et déchiré. Céphalalgie pressive, pulsative. — Sensibilité douloureuse des cheveux. — Froid glacial à la tête. — Sueur froide au front.

Yeux : Compression, déchirement, douleur de meurtrissure, ardeur dans les yeux. Inflammation douloureuse des yeux, surtout du droit. — Sécheresse excessive des paupières. — Larmoiement abondant, avec sensation de sécheresse. — Paralysie des paupières. — Pupilles très-contractées ou dilatées. — Cécité nocturne.

Oreilles : Surdité comme par obturation des oreilles.

Nez : Froid glacial du nez. Sensation de sécheresse pénible dans le nez.

Visage : Face pâle, froide, hypocratique, hâve, avec nez effilé. Alternatives de rougeur et pâleur. Chaleur brûlante, rougeur foncée du visage ; sueur froide à la face.—Douleurs faciales d'un seul côté, s'étendant à l'oreille.—Lèvres sèches, noirâtres, gercées. — Crampe de la mâchoire.

Dents et bouche : Odontalgie avec gonflement du visage, sueur froide au front, nausées, vomissements, courbature et froid du corps, chaleur intérieure, soif inextinguible, et prostration des forces jusqu'à la défaillance. — Grincement des dents. — Bouche sèche. — Salivation.—Ecume à la bouche. Brûlement dans la bouche et sur la langue. — Langue sèche, noirâtre, fendillée. — Perte de la parole.

Gorge : Mal de gorge avec douleur constrictive. — Rétré·

cissement du gosier. — Froid ou brûlement dans l'arrière-bouche et le gosier.

Appétit et estomac : Insipidité dans la bouche. Goût amer, putride. Soif avec désir des boissons froides. Boulimie. — Désir d'acides et de choses fraîches, des fruits. Pour peu qu'on ait mangé, vomissement immédiat et diarrhée. — En mangeant, nausées avec faim et pression à l'estomac. Renvois violents à vide. Nausées violentes, avec envie de vomir, souvent au point de s'évanouir et avec forte soif. Vomissement violent, avec nausées continuelles, grand épuisement et besoin de se coucher. Vomissement d'aliments, de mucosités, d'écume, de bile noire, de sang, vomissement continuel avec diarrhée, et crampe d'estomac. La moindre goutte de liquide et le plus léger mouvement provoquent les vomissements. — Sensibilité excessive de la région de l'estomac et du scrobicule. Angoisse excessive, pression, sensation brûlante dans le creux de l'estomac.

Ventre et selles : Grande sensibilité douloureuse du ventre au toucher. Crampes abdominales et coliques. Tranchées comme avec des couteaux, avec diarrhée et soif. — Sensation brûlante dans toute l'étendue du ventre. Hernie inguinale.— Colique flatulente. — Diarrhées violentes et douloureuses précédées et suivies de tranchées. — Selles diarrhéiques noirâtres, verdâtres, brunâtres. — Evacuation inaperçue d'une selle liquide. Pendant la selle, grande lassitude, frisson, horripilation, pâleur du visage, sueur froide au front. — Constipation opiniâtre.

Urines : Flux d'urine avec faim et soif, maux de tête, envie de vomir, coliques, dureté des selles et coryza. — Urines involontaires. — Urine foncée ou verdâtre.— Sensation brûlante en urinant.

Parties génitales : Sensibilité excessive des parties génitales. — Règles trop hâtives et trop abondantes. — Avant les règles, maux de tête. — Au début des règles, diarrhées, nausées et frisson. — Avec les règles, maux de tête et envie de vomir. — Règles supprimées, quelquefois avec délire.

Voies aériennes : Toux provoquée par un chatouillement profondément dans les bronches. — Toux, le soir, avec salivation ; toux sèche, creuse, profonde, avec douleur dans le côté, ou douleur dans le ventre, et l'anneau inguinal. —

Étouffement de la respiration, par constriction de la gorge et de la poitrine.— Gêne de la respiration même en étant assis. — Pression à la poitrine, dans la région du sternum. — Crampe de poitrine. — Battement de cœur violent.

Tronc et membres : Douleur de brisement paralytique aux reins, dans le dos, dans les bras et dans les jambes. — Faiblesse paralytique des muscles du cou. — Crampes violentes dans les mollets et les pieds.—Froid glacial aux mains et aux pieds. — Elancements dans les orteils.

N° 31. ARSENICUM ALBUM.

Généralités : Affections surtout des personnes épuisées, de constitution nerveuse ou leucophlegmatique, avec disposition à des catarrhes et des blenorrhées, ou à des affections hydropiques ; ou de constitution lymphatique, disposées aux éruptions, dartres, ulcérations et suppurations ; ou de constitution bilieuse, de tempérament colérique et vif, ou disposées à la mélancolie.—Accès de souffrance avec anxiété, froid, chute des forces et besoin de se coucher.—Brûlement principalement dans l'intérieur des parties affectées, ou douleurs vives. — Douleurs nocturnes tellement insupportables qu'elles portent au désespoir et à la fureur.— Aggravation des souffrances après le repas, le matin en se levant, le soir au lit, en se couchant sur la partie affectée. — Soulagement par la chaleur extérieure, ou par la marche. — Apparition des souffrances par intermittence, ou accès périodiques. — Gonflement édémateux avec douleur brûlante aux parties affectées. — Grande paresse et horreur de tout mouvement.—Faiblesse excessive jusqu'à la prostration. — Chute rapide des forces, asthénie complète. — Impossibilité de marcher, et besoin de rester couché. — Étant couché on se sent plus fort, mais dès qu'on se lève on tombe de faiblesse. — Amaigrissement et atrophie de tout le corps avec sueurs colliquatives. — Accès de convulsions et d'épilepsie. — Enflure édémateuse et gonflement hydropique de tout le corps. — Tremblement des membres. — Roideur et immobilité des membres. — Accès d'évanouissement.

Peau : Peau sèche comme du parchemin, froide et bleuâtre. — Couleur jaunâtre de la peau. — Brûlement violent à la peau ; taches rougeâtres, pétéchies, éruptions miliaires

rouges et blanches, avec prurit brûlant. — Éruptions urticaires; pustules noires, douloureuses.—Pustules remplies de
sang et de pus.—Taches dartreuses couvertes de phlyctènes
et de furfures, avec douleurs brûlantes nocturnes. — Ulcères
à bords élevés et calleux, entourés d'une auréole rouge et
luisante, avec douleurs brûlantes. — Odeur fétide, suppuration ichoreuse, saignement facile, putridité, et couleur bleuâtre ou verdâtre des ulcères. — Croûtes minces, ou chairs
luxuriantes aux ulcères. — Tumeurs inflammatoires avec
douleurs brûlantes. — Ulcères en forme de verrues. — Varices.

Sommeil : Insomnie nocturne avec agitation et jactation
continuelle. — Coma vigil souvent interrompu par des gémissements et des grincements de dents. — Pendant le sommeil sursauts avec effroi, gémissements, grincements de dents.
— Rêves pleins de menaces, de soucis, d'appréhensions; rêves anxieux la nuit, tressaillement des membres, brûlement
sous la peau, comme s'il y avait de l'eau bouillante dans les
veines, accès asthmatiques, grande agitation et angoisse au
cœur.

Fièvre : Froid de tout le corps; sueur froide visqueuse.—
Frissons et horripilation le soir au lit, ou en se promenant
au grand air, ou après avoir bu, avec apparition d'autres
souffrances, telles que douleurs vives dans les membres, pen-
diculations, oppression de la poitrine et gêne de la respiration. — Chaleur universelle, principalement la nuit, avec
anxiété, inquiétude. — Accès fébriles souvent avec frissons
et chaleur peu développés, soif ardente, ou nulle, type quarte
ou tierce, souffrances avant l'accès et sueurs après, en s'endormant : entre les accès grande faiblesse, affections hydropiques, mal à la tête étourdissant ou lancinant, douleurs vives et tractives aux membres, au dos et à la tête, brûlement
à l'estomac et à l'épigastre, gêne de la respiration, face bouffie, terreuse.—Pouls irrégulier, sueurs fréquentes, colliquatives. — Sueur en s'endormant.

Moral : Mélancolie. — Anxiété, inquiétude et angoisses
excessives; plaintes, lamentations ; peur de la solitude, de
spectres, de voleurs, avec envie de se cacher. — Dégoût de
la vie, ou crainte excessive de la mort. — Dépit, disposition
à se fâcher, répugnance pour la conversation, envie de cri-

tiquer.—Surimpressionnabilité de tous les organes.—Grande faiblesse de mémoire. — Délires.—Perte de connaissance et des sens. — Actions maniaques.

Tête : Pesanteur, sensation de faiblesse et embarras dans la tête. Vertiges. Douleurs pulsatives, souvent d'un côté seulement. Les maux de tête apparaissent souvent. périodiquement et surtout après chaque repas. Endolorissement du cuir chevelu et des téguments de la tête, augmenté fortement par le moindre contact. Gonflement excessif de la tête et du visage.

Yeux : Douleurs pressives, brûlantes et lancinantes, aggravées par la lumière, et par le mouvement des yeux. Yeux enflammés, rouges, et injection des veines de la conjonctive. Gonflement inflammatoire ou édémateux des paupières surtout aux bords. Larmes corrosives. Agglutination des paupières. Occlusion spasmodique des paupières. Ulcères de la cornée. Couleur jaunâtre de la sclérotique.

Oreilles : Otalgie.—Tintement dans les oreilles ; dureté de l'ouïe surtout pour la voix humaine.

Nez : Saignement de nez violent. Tumeurs noueuses dans les narines. — Coryza fluent, avec obturation et brûlement des narines, et sécrétion d'un mucus séreux, corrosif.

Visage : Face pâle, creuse et cadavéreuse. Teint jaunâtre, plombé, terreux. Face décomposée, yeux cernés et enfoncés. Gonflement dur et élastique du visage, surtout au-dessus des paupières. Ulcères croûteux ; couperose et dartres farineuses. Lèvres noirâtres, sèches et gercées. Ulcères carcinomateux aux lèvres. Gonflement des glandes sous-maxillaires, avec douleurs de contusion.

Dents et bouche : Maux de dents principalement la nuit, parfois avec fluxion ; douleurs insupportables, qui s'aggravent lorsqu'on se couche sur le côté malade, et s'améliorent par la chaleur du feu. Saignement et douleur des gencives. — Grande sécheresse de la bouche. Langue blanche, ou bleuâtre, ou noirâtre, sèche, gercée, ou d'un rouge vif. Aphthes dans la bouche.

Gorge : Grattement et brûlement dans la gorge. Constriction spasmodique de la gorge, impossibilité d'avaler, comme par une paralysie de l'œsophage. Sensation de sécheresse, qui force à boire constamment. Accumulation de mucosités grisâtres dans la gorge.

Appétit et estomac : Goût amer de la bouche, après avoir bu ou mangé, ou bien le matin. Goût amer des aliments. Adypsie complète, ou soif violente, ardente, étouffante et inextinguible, avec besoin de boire continuellement, mais peu à la fois. Désir de l'eau froide, des acides, de l'eau-de-vie. Manque d'appétit et de faim. Dégoût insurmontable de tous les aliments. Tout ce qu'on avale cause une impression dans l'œsophage, comme si cela était arrêté. —Nausées fréquentes, excessives, avec envie de vomir et besoin de se coucher. Écoulement d'eau de l'estomac comme des pituites. Rapports fréquents, vomissements quelquefois très-violents, principalement après avoir bu et mangé, ou la nuit, vomissement des aliments et des boissons, ou de matières muqueuses, bilieuses, jaunâtres, verdâtres ou noirâtres, ou sanguinolentes. En vomissant, douleurs violentes d'estomac et de ventre; chaleur intérieure ardente; diarrhée et crainte de la mort. — Endolorissement excessif de l'épigastre et de l'estomac, surtout au toucher. — Pression dans l'estomac comme par une pierre, ou comme si le cœur devait éclater. — Douleurs constrictives, crampoïdes; sensation de froid, ou chaleur brûlante insupportable dans l'estomac et la région précordiale. — Les maux d'estomac se manifestent surtout après le repas.

Ventre et selles : Maux de ventre excessifs, principalement du côté gauche, et souvent avec grande angoisse dans le ventre. — Ballonnement du ventre. — Gonflement du ventre comme dans l'ascite. Tranchées violentes, douleurs crampoïdes; sensation brûlante insupportable, ou sensation de froid dans le ventre. — Les maux de ventre se manifestent principalement après avoir bu ou mangé, ou la nuit, et sont souvent accompagnés de vomissement, ou de diarrhée, avec froid, chaleur interne, ou sueur froide, et grande faiblesse. —Selles brûlantes, muqueuses, de couleur verdâtre, jaunâtre, blanchâtre, brunâtre et noirâtre; fétides et putrides; ou des matières non digérées. — Constipation avec envie fréquente et inutile d'aller à la selle. — Prurit; douleur d'excoriation et brûlement au rectum et à l'anus, ainsi qu'aux boutons hémorrhoïdaux, surtout la nuit.

Urines : Rétention d'urine, comme par paralysie de la vessie. — Urine fréquente et abondante, même la nuit. — Incontinence d'urine, et évacuations involontaires, même la nuit. — Urines rares, jaune foncé, ou troubles, avec sédiment muqueux, ou sanguinolentes. — Brûlement dans l'urèthre en urinant.

Parties viriles : Inflammation, gonflement douloureux et gangrène des parties génitales.

Règles : Règles trop hâtives et trop abondantes avec beaucoup de souffrances, ou supprimées avec douleurs au sacrum et aux épaules. — Flueurs blanches âcres, corrosives, épaisses et jaunâtres.

Larynx : Catarrhe avec enrouement, coryza et insomnie. — Mucosités tenaces dans le larynx et la poitrine. — Sensation de sécheresse et de brûlement au larynx. — Toux excitée par une sensation de constriction et d'étouffement au larynx, comme par la vapeur du soufre. — Toux sèche, quelquefois profonde et fatigante, principalement le soir, après s'être couché, ou la nuit, ou bien après avoir bu, ou étant à l'air libre et froid, ou en expirant, et souvent avec gêne de la respiration, étouffement, douleurs dans l'estomac, le ventre, les hypocondres, la poitrine. — Expectoration sanguinolente, ou difficile, peu abondante et écumeuse.

Poitrine : Haleine courte, gêne de la respiration, étouffement et accès de suffocation ; constriction spasmodique de la poitrine ou du larynx, angoisse, grande faiblesse, douleur au creux de l'estomac et accès de toux. — Respiration anxieuse, gémissante et sibilante. — Oppression de poitrine en toussant, marchant et montant l'escalier. — Élancements dans la poitrine et le sternum. — Frissonnement ou chaleur brûlante dans la poitrine. — Les souffrances de poitrine apparaissent principalement le soir au lit, ou la nuit étant couché, ou à la chaleur de la chambre, ou en s'habillant trop chaudement, et en se remuant. — Battements violents ou irréguliers du cœur, avec angoisse, surtout étant couché sur le dos.

Tronc et membres : Douleur violente et brûlante au dos, aggravée par le contact ; douleurs tractives, aiguës entre les omoplates, avec besoin de rester couché. — Douleurs tractives aiguës dans les bras et les hanches, se répandant dans tout le membre, avec inquiétude qui oblige constamment à le remuer. — Gonflement des membres avec pustules noirâtres, brûlantes. — Dartres au jarret. — Ulcères brûlants aux doigts et à la jambe.

N° 32. ELAPS CORALLINUS.

Symptômes généraux : Congestions et afflux du sang dans différents organes et parties du corps. — Hémorrhagies. — Disposition à tomber en syncope. — Défaillance avec sueurs. — Hémiplégie du côté droit. — Crampes, surtout du côté droit. — Tout changement de position est douloureux et aggrave fortement les souffrances ; on voudrait toujours rester assis, ou levé. — Lassitude de tous les membres. — Grande sensibilité au froid.

Peau : Cyanose, taches rougeâtres et jaunes. — Phlyctènes et exfoliation de l'épiderme. — Boutons rouges, pruriants ; boutons elliptiques pleins de sérosité, boutons suppurants, miliaires ; furoncles ; dartres furfuracées.

Sommeil : Cauchemar et congestion à la tête, la nuit, au lit. — Insomnie la nuit. — On se mord la main dans le sommeil. — Rêves anxieux, de morts, etc. — Somnolence et rêvasseries le jour.

Fièvre : Sueurs abondantes et froides.

Moral : Désir de la solitude et des ténèbres. — Remords de conscience. — Envie de crier. — Horreur extraordinaire de la pluie. — Ennui, découragement. — Anéantissement de la pensée.

Tête : Tête lourde, tombant en avant, avec vertige. — Douleur au front et à la nuque. — Pulsations à la nuque. — Violents maux de tête par la faim si l'on tarde à manger. — Démangeaison au cuir chevelu ; douleur à la racine des cheveux, surtout en les rebroussant.

Yeux : Élancements dans les angles des yeux et dans les paupières. — Besoin de fermer les yeux et difficulté de les ouvrir. — Douleurs pressives autour des yeux, avec éblouissements et taches rouges devant la vue. — Les yeux sont très-sensibles à l'eau froide. — Rougeur inflammatoire des yeux et des paupières. — Sensation de sable dans les yeux. — Hémorrhagie des yeux. — On voit tout rouge avec des points noirs. — Orgelet. — Cécité momentanée.

Oreilles : Démangeaison dans le conduit auditif. — Pincements aux oreilles. — Bourdonnement dans les oreilles. — Illusions de l'ouïe ; on croit toujours entendre des coups de sifflet. — Surdité prolongée. — Sécrétion de cérumen noir et dur ; saignement et écoulement d'un liquide jaune, verdâtre. — Eruption croûteuse aux oreilles. — Douleur des parotides.

Nez : Prurit au nez. — Gonflement de la cloison du nez, avec ardeur, élancements et douleur jusqu'à l'oreille. — Écoulement de mucosités blanches par le nez. — Obturation des narines. — Mauvaise odeur du nez. — Coryza par le moindre courant d'air.

Visage : Dartre qui s'étend de l'angle de la narine à la joue. — Couleur foncée, rougeâtre de la face.

Dents et bouche : Ébranlement des dents ; déchaussement profond des gencives. — Picotements dans les gencives et sur la langue. — Salive aqueuse et visqueuse abondante.

Appétit et estomac : Goût amer et salé. — Grande soif inextinguible ; désir d'eau froide, qui cependant donne le frisson et fait claquer les dents quand on a bu. — Faim et dégoût pour les aliments. — Les aliments descendent en tournant à hélice dans l'œsophage, et tombent lourdement dans l'estomac, qui tremble violemment. — Sensibilité au creux de l'estomac. — Digestion pénible. — Après le repas, étouffement, poids et gonflement de l'estomac, et tiraillement au scrobicule. — Vomissement des aliments et de bile.

Ventre et selles : Pression aux hypochondres. — Élancements à l'ombilic, aux aines, au pubis. — Étranglement des intestins ; inversion du mouvement péristaltique. — Coliques violentes, subites, avec diarrhée. — Borborygmes et vents bruyants ; diarrhée violente de matières noirâtres ; dyssenterie de sang noir ; chute du rectum, contraction spasmodique du sphinctère de l'anus. — Démangeaison violente à l'abdomen ; fourmillement à l'anus.

Urines : Urines rouges, épaisses, avec sédiment nuageux, ou rouge. — Douleurs dans l'urèthre en urinant ; écoulement de mucosités par l'urèthre.

Parties viriles : Faiblesse des fonctions génitales et impuissance. — Inflammation et épaississement du prépuce. — Excoriations sur le dos de la verge avec démangeaison prolongée. — Élancements et piqûres à la **verge**. — Poids et gonflement des testicules.

Règles : Règles hâtives. — Écoulement de sang hors le temps des règles. — Métrorrhagie. — Démangeaisons violentes aux parties. — Pesanteur sur la matrice aggravée par la marche.— Picotements et élancements dans la matrice et le vagin.

Voies aériennes : Enrouement. — Toux sèche, presque continuelle, fatigante. — Toux grasse. — Tiraillement dans la trachée-artère. — Crachement de sang. — Douleur sourde, élancements dans les poumons, qui provoquent un afflux de sang à la gorge. — Point de côté. — Essoufflement en montant l'escalier. — Sensation d'arrachement et d'écartement dans les poumons. — Sentiment de froid dans la poitrine après avoir bu.

Tronc : Violentes douleurs dans les lombes ; élancements dans les muscles postérieurs du tronc depuis l'occiput jusqu'au sacrum. — Pression entre les épaules ; serrement du thorax comme par un corset ; sensation d'une barre de fer appliquée sur les reins. — Douleur dans la moelle épinière. — Le cou reste tordu, quand on le tourne, avec constriction dans la thyroïde.

Membres : Grandes souffrances dans les membres et les extrémités jusque sous les ongles. — Douleurs aux articulations des membres comme dans une luxation, avec sensibilité au toucher. — Gonflement bleu et plaques rouges dans les extrémités. — Froid paralytique de la jambe droite. — Démangeaison sous la plante. — Crampes aux mollets.

FIN.

TABLE ALPHABÉTIQUE.

A

S

T

FIN.

Paris. — Imprimerie de Mme Vve Dondey-Dupré, rue St-Louis, 46, au Marais.

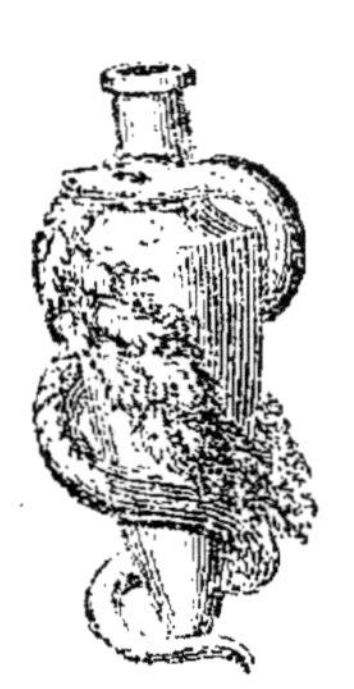

Paris. — Imp. de Mme Ve Dondey-Dupré, rue St-Louis, 46.